Handboek Positieve Gezondheid in de huisartspraktijk

Machteld Huber
Hans Peter Jung
Karolien van den Brekel-Dijkstra

Handboek Positieve Gezondheid in de huisartspraktijk

Samenwerken aan betekenisvolle zorg

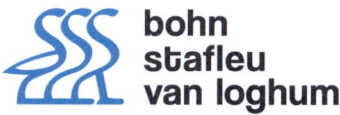

Houten 2021

Dr. Machteld Huber
Driebergen-Rijsenburg, Nederland

Dr. Hans Peter Jung
Afferden, Nederland

Dr. Karolien van den Brekel-Dijkstra
Utrecht, Nederland

ISBN 978-90-368-2652-5   ISBN 978-90-368-2653-2 (eBook)
https://doi.org/10.1007/978-90-368-2653-2

© Bohn Stafleu van Loghum is een imprint van Springer Media B.V., onderdeel van Springer Nature 2021
Alle rechten voorbehouden. Niets uit deze uitgave mag worden verveelvoudigd, opgeslagen in een geautomatiseerd gegevensbestand, of openbaar gemaakt, in enige vorm of op enige wijze, hetzij elektronisch, mechanisch, door fotokopieën of opnamen, hetzij op enige andere manier, zonder voorafgaande schriftelijke toestemming van de uitgever.

Voor zover het maken van kopieën uit deze uitgave is toegestaan op grond van artikel 16b Auteurswet j° het Besluit van 20 juni 1974, Stb. 351, zoals gewijzigd bij het Besluit van 23 augustus 1985, Stb. 471 en artikel 17 Auteurswet, dient men de daarvoor wettelijk verschuldigde vergoedingen te voldoen aan de Stichting Reprorecht (Postbus 3060, 2130 KB Hoofddorp). Voor het overnemen van (een) gedeelte(n) uit deze uitgave in bloemlezingen, readers en andere compilatiewerken (artikel 16 Auteurswet) dient men zich tot de uitgever te wenden.

Samensteller(s) en uitgever zijn zich volledig bewust van hun taak een betrouwbare uitgave te verzorgen. Niettemin kunnen zij geen aansprakelijkheid aanvaarden voor drukfouten en andere onjuistheden die eventueel in deze uitgave voorkomen. De uitgever blijft onpartijdig met betrekking tot juridische aanspraken op geografische aanwijzingen en gebiedsbeschrijvingen in de gepubliceerde landkaarten en institutionele adressen.

Met dank aan het Institute for Positive Health en Alles is Gezondheid, die de auteurs de ruimte boden om dit boek te schrijven en Tirza van Hengstum voor haar redactionele hulp.

NUR 863
Omslagontwerp: Agraphicsdesign
Basisontwerp omslag: Studio Bassa, Culemborg
Automatische opmaak: Scientific Publishing Services (P) Ltd., Chennai, India
Foto's artseneed: Gideon van Voornveld
Foto auteurs: Thomas Jung

Bohn Stafleu van Loghum
Walmolen 1
Postbus 246
3990 GA Houten

www.bsl.nl

Voorwoord

Razend staat hij aan de balie van de huisartspraktijk. 'Hoezo krijg ik geen slaappillen? Ben ik aan de telefoon niet duidelijk genoeg geweest?' Zijn huisarts weet hem uiteindelijk te kalmeren. Ze luistert naar zijn klachten en sluit enkele medische oorzaken uit. Slaappillen gaan zijn klachten niet verhelpen, vertelt ze hem. Wat zou voor hem wel het verschil maken op dit moment? Die vraag blijkt de opening om over zijn echte problemen te beginnen. Hij is sinds een half jaar werkloos, drinkt veel te veel en zijn relatie staat op knappen. Hij wil hulp, maar weet zelf niet hoe.

'De mens centraal stellen, niet de ziekte.' Is dat echt een vernieuwend uitgangspunt voor een huisarts, hoor ik u denken? Positieve Gezondheid kijkt breder dan alleen het medische, het beziet alle kanten van het leven die met gezondheid verband houden. De patiënt heeft daarbij de regie. Hoe voor de hand liggend dit ook mag klinken, het is in de dagelijkse praktijk van de medisch-analytische gezondheidszorg niet zomaar gedaan.

Dit handboek inspireert om aan de slag te gaan met een oplossingsgerichte aanpak die de patiënt samen met u laat vinden wat nu, op dit ogenblik, in zijn context werkt. Die werkwijze past bij de huisarts, maar ook bij de praktijkondersteuner en de doktersassistente. Uw kracht is dat u de patiënt kent, een band opbouwt en vertrouwen kweekt. Een stevige basis om samen tot een passend persoonlijk advies te komen. Een advies waarin ruimte is voor andersoortige hulp, buiten het medische domein. Zonder dat u die hulp vanuit de huisartspraktijk hoeft te organiseren.

Op het eerste oog lijkt het voeren van *het andere gesprek* een tijdrovende klus. Ik spreek ervaringsdeskundige huisartsen die juist erg verheugd zijn over de resultaten: patiënten leren dat ze niet voor elke klacht naar de huisarts hoeven en dat de huisarts er het meest is voor medische problemen. Positieve Gezondheid levert boeiender gesprekken op, meer creativiteit en tevredener patiënten. De andere werkwijze in combinatie met een verlengd consult laat in Limburg zelfs zien dat er minder medicatie wordt voorgeschreven en het aantal verwijzingen naar het ziekenhuis afneemt. Bovendien is het meer dan het goede gesprek alleen. Huisartsen en hun praktijkmedewerkers zien ook een gelijkwaardiger samenwerking met professionals in het sociale domein ontstaan, omdat vanuit elkaars expertise wordt gekeken naar het belang van de patiënt. Het is voor een huisarts heel normaal de specialisten in het ziekenhuis bij naam te kennen, met de nieuwe aanpak kent u de hulpverleners buiten het medische domein straks net zo goed.

Positieve Gezondheid is een stimulerende werkwijze om de problemen van patiënten in de huidige tijd te kunnen tackelen. En om het huisartsenvak voor nu en in de toekomst aantrekkelijk te houden. Ik spreek hier de wens uit dat het motiverende concept in de huisartsenzorg breed ingang kan vinden, zodat u met veel plezier uw mooie vak kunt blijven uitoefenen.

Ella Kalsbeek, voorzitter LHV,
Utrecht, Augustus 2020

Als je een schip wilt bouwen, moet je werklui niet opdragen hout te verzamelen, je moet niet het werk verdelen en orders geven. Leer in plaats daarvan mensen eerst te verlangen naar de eindeloze zee.

Antoine de Saint-Exupéry

Inhoud

I Deel I Achtergrond en ontstaan van Positieve Gezondheid in relatie tot de toekomst van de huisartsgeneeskunde

1 Inleiding 3
1.1 Waarom dit boek? 5
1.2 Van overleven en zo lang mogelijk leven naar betekenisvol leven 7
1.3 Wakker worden 13
1.4 Van een medisch-analytische werkwijze naar een ander gesprek 17
1.5 De veranderende rol van de huisarts 21
  Literatuur 22

2 De ontwikkeling van een nieuw begrip van gezondheid 25
2.1 Het begrip gezondheid door de eeuwen heen 26
2.2 Het ontstaan van de WHO en de definitie van gezondheid 29
2.3 Het initiatief tot een nieuw dynamisch concept van gezondheid 30
2.4 De wetenschappelijke onderbouwing van Positieve Gezondheid 32
2.5 Gezondheid als veerkracht 35
2.6 De T-vormige professional: de professional van de toekomst 37
2.7 Gezondheid als vertrekpunt: een paradigmashift in een ziektegericht systeem 38
  Literatuur 42

3 Positieve Gezondheid en de kernwaarden van de huisartsenzorg 45
3.1 Project Toekomst Huisartsenzorg 47
3.2 Trends in de huisartsenzorg 48
3.3 De nieuwe kernwaarden 51
3.4 De nieuwe kerntaken 52
3.5 Bijdrage Positieve Gezondheid aan de kernwaarden 52
3.6 Uitdagingen voor de toekomst van de huisartsenzorg 61
  Literatuur 69

II Deel II Toepassing van Positieve Gezondheid in de huisartspraktijk

4 Positieve Gezondheid in de spreekkamer 75
4.1 Positieve Gezondheid in de spreekkamer 77
4.2 Tools en materialen – Mijn Positieve Gezondheid 78
4.3 Zelf ervaren 81
4.4 Hoe voer je het andere gesprek? 82
4.5 Kerntaken en Positieve Gezondheid 99
4.6 Van spinnenweb naar actie 107
4.7 Positieve Gezondheid en gezonde leefstijl 109
  Literatuur 114

5	**Positieve Gezondheid in de praktijk**	119
5.1	Verlangen naar de eindeloze zee	121
5.2	Implementatie van Positieve Gezondheid in je praktijk. Hoe begin je?	123
5.3	De tijdmanagementmatrix	126
5.4	Hoe kennismaken met Positieve Gezondheid?	134
5.5	Hoe organiseer ik Positieve Gezondheid in mijn praktijk?	136
5.6	De praktijkmedewerkers	141
5.7	De fysieke werkplek	150
5.8	Hoe zorg ik dat mijn team gemotiveerd blijft?	152
	Literatuur	160
6	**Positieve Gezondheid in de wijk**	165
6.1	Blinde vlek	167
6.2	Waarom Positieve Gezondheid in de wijk?	168
6.3	De mens centraal, rol van de burger	168
6.4	Bewonersinitiatieven in de wijk	175
6.5	Uitwerking kernwaarde gezamenlijk en kerntaak zorgcoördinatie	179
6.6	Integrale samenwerking in de wijk	195
6.7	Preventie en leefstijl in de wijk	204
	Literatuur	209
7	**Positieve Gezondheid in breder perspectief**	215
7.1	De uitdagingen voor kanteling in de zorg	218
7.2	Institute for Positive Health (iPH)	225
7.3	Positieve Gezondheid in regionaal en (inter)nationaal beleid	226
7.4	Positieve Gezondheid in relatie tot andere gezondheidsconcepten en werkwijzen	234
7.5	Positieve Gezondheid: onderzoek en onderwijs	243
	Literatuur	250

Bijlagen

Praktische tips	254
Zeven tips voor het werken met Positieve Gezondheid in de huisartspraktijk	255
Dankwoord	257
Afkortingenlijst	258
Lijst met Casuïstiek	260
Definities van begrippen in sociaal en medisch domein (Addendum H.6)	261
Register	263

Leeswijzer

Na het behalen van de studie geneeskunde beloven of zweren aankomende artsen te zullen gaan werken volgens de waarden, zoals verwoord in de – wat gemoderniseerde versie van de – eed van Hippocrates. In de hal van de Domus Medica in Utrecht is *de artseneed* bij binnenkomst direct groot zichtbaar op de muur. Als arts beloof of zweer je onder andere gezondheid te bevorderen. Dit sluit net als de andere waarden uit de artseneed goed aan bij Positieve Gezondheid. Deze waarden uit het verleden zijn nog zo actueel dat ze als rode draad door ons boek lopen. Ook de toekomst van de huisartsenzorg staat centraal in dit boek. De Nederlandse huisarts anno nu staat onder druk, het is tijd voor een *wake-up call*. Positieve Gezondheid kan een goed antwoord zijn op de uitdagingen in de zorg van dit moment.

Door het boek met drie auteurs te schrijven wordt de toepassing van Positieve Gezondheid vanuit verschillende perspectieven en expertise belicht. Machteld Huber is voormalig huisarts, onderzoeker en grondlegger van Positieve Gezondheid. Hans Peter Jung is de grondlegger van de implementatie van Positieve Gezondheid in de huisartspraktijk. Karolien van den Brekel-Dijkstra heeft vooral haar expertise op het gebied van preventie, wijkgericht samenwerken en onderwijs ingebracht. Beide huisartsen zijn actief bezig om Positieve Gezondheid verder te brengen in de praktijk, Hans Peter vanuit de plattelandspraktijk en Karolien, vanuit een stedelijk gezondheidscentrum. Ondanks wellicht enkele verschillen in stijl hebben we geprobeerd het boek samenhang te geven. We realiseren ons goed dat er diversiteit zal zijn onder de lezers. Huisartsen, jong, oud, man, vrouw, werkend in verschillende praktijkvormen, medewerkers van huisartspraktijken, eerstelijnsmanagers, zorggroepen en studenten (huisarts)geneeskunde. We hopen jullie allen daar aan te spreken waar de behoefte ligt. Je kunt dit boek (of de digitale versie) van begin tot eind lezen, of per hoofdstuk. Je kunt je verdiepen per thema of niveau waarop Positieve Gezondheid wordt toegepast in de huisartspraktijk.

We hebben ons bij de indeling van dit handboek laten inspireren door het boek *Start with why* van Simon Sinek over succesvolle en duurzame gedragsveranderingen (Sinek 2009). De kern van het betoog in zijn boek is dat mensen pas echt dingen anders gaan doen als ze ervan overtuigd raken dat veranderingen aansluiten bij een diepgevoelde wens dat het echt anders moet. Bijvoorbeeld wanneer verandering zou kunnen leiden tot een betekenisvoller leven of werk. Hij noemt dit de *Why,* maar je zou dit ook *het verlangen naar de eindeloze zee* kunnen noemen (zie het motto van Saint-Exupéry aan het begin van ons boek). Sinek beargumenteert dat het heel belangrijk is dat je eerst het waarom goed uitlegt. We hebben als auteurs ieder op onze eigen wijze gemerkt wat Positieve Gezondheid heeft bijgedragen in ons werk en leven. Als pioniers in zowel de oorsprong van Positieve Gezondheid als de eerste toepassing daarvan in de huisartspraktijk, zien we de toegevoegde waarde die het voor de professionals zelf en voor de gezondheidszorg kan hebben. We hebben een duidelijke visie op de transformatie die nodig is voor wat nu vastloopt in de zorg. Dit willen we delen met de professionals in en om de Nederlandse huisartspraktijken, de professionals van de toekomst en alle andere geïnteresseerden. Na de *Why* is het in de ogen

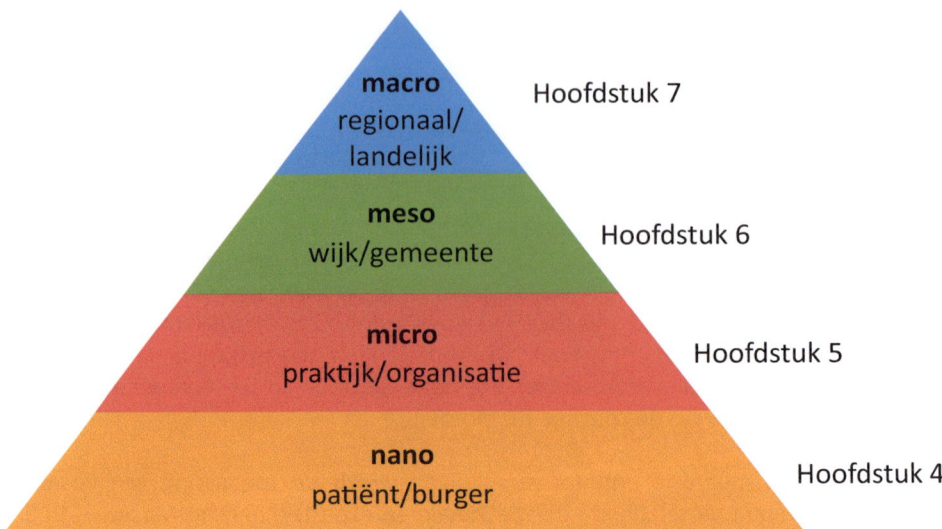

Figuur 1 Piramide implementatie Positieve Gezondheid op verschillende niveaus; indeling gebaseerd op niveaus gezondheidszorg van prof. Jan De Maeseneer, Universiteit van Gent, 2017. Bron: De Maeseneer (2017)

van Sinek pas zinvol om uit te gaan leggen *hoe (How)*, in ons geval, een *nieuw begrip van gezondheid* zou kunnen bijdragen aan die gewenste wezenlijke verandering. En pas als (h)erkend wordt dat het beantwoorden van de *hoe*-vraag daadwerkelijk leidt tot de gewenste wezenlijke verandering is het zinvol om uit te leggen *wat (What)* je daar dan precies voor moet doen.

Deel I (Achtergrond en ontstaan van Positieve Gezondheid in relatie tot de toekomst van de huisartsgeneeskunde), van ons handboek Positieve Gezondheid gaat dus eerst in op de *Why* en de *How* van Positieve Gezondheid en deel II (vanaf ▶ H. 4 en verder) beschrijft de *What*. In deel I is het ons doel om de lezer met een meer verhalende stijl mee te nemen en te inspireren om met een andere bril naar gezondheid en (de uitdagingen voor de toekomst van) het huisartsenvak te kijken.

In ▶ H. 1 gaan we in op *waarom* we denken dat het echt anders moet in de huisartsenzorg. In ▶ H. 2 leggen we uit *hoe* Positieve Gezondheid, als nieuw gezondheidsbegrip, hierbij zou kunnen helpen. In ▶ H. 3 werken we aan de hand van de recent herijkte kernwaarden en kerntaken uit *hoe* Positieve Gezondheid kan worden toegepast.

In deel II (Toepassing van Positieve Gezondheid in de huisartspraktijk) ▶ H. 4 tot en met 7 lees je *wat* er voor nodig is om met Positieve Gezondheid aan de slag te gaan, dus praktische handvatten. De ▶ H. 4 tot en met 7 volgen de niveaus van waarop je Positieve Gezondheid kunt toepassen. De hoofdstukken zijn gekoppeld aan de verschillende kleuren van de niveaus nano-micro-meso-macro in de piramide (zie ◘ fig. 1).

In ▶ H. 4 wordt Positieve Gezondheid op nano-niveau, of het niveau van mens tot mens toegelicht. Dit zijn de gesprekken die plaatsvinden in de spreekkamer. In een persoonsgericht gesprek wordt aan de hand van het spinnenweb besproken wat de patiënt belangrijk vindt. De essentie van het andere gesprek is om met aandacht te luisteren en de ander inzicht te geven in wat voor hem van waarde is. Gezamenlijk wordt besproken wat de patiënt zelf zou willen veranderen en wat hij daarvoor nodig heeft.

In ▶ H. 5 gaat het over de implementatie van Positieve Gezondheid op micro-niveau, het niveau van de praktijkorganisatie. Binnen de huisartsvoorziening ligt een taak met betrekking tot gezondheidsbevordering. Welke zaken je van Positieve Gezondheid het eerst wilt invoeren, hangt af van je missie, visie en strategie en je rol in de huisartspraktijk. Er is onderscheid tussen de kennismaking, het proces van implementeren en het verankeren van Positieve Gezondheid in je praktijk. Het is hierbij van belang aan al deze drie stappen ruime aandacht te besteden.

We beginnen in ▶ H. 6 met de burger zelf. In de piramide van De Maeseneer zie je dat het meso-niveau gaat over Positieve Gezondheid op het niveau van gemeente of wijk. Inzicht krijgen in wat de burger wil en kan is hierbij essentieel. Burgerinitiatieven, informele zorg en andere wijkinitiatieven kunnen voor de huisarts veel meer betekenen dan nu wordt gezien. De gemeente waarin de huisarts werkzaam is heeft ook een taak met betrekking tot het bevorderen van gezondheid en welzijn van de bewoners van een wijk of dorp. Voor goede samenwerking rondom de burger is het van belang dat de huisarts op de hoogte is van het lokale zorg- en leefstijlbegeleidingsaanbod en van sociaal-maatschappelijke activiteiten die binnen de gemeente of wijk beschikbaar zijn. Voorbeelden van waar integrale samenwerking tussen huisartsenzorg en het sociale domein goed zijn georganiseerd, zijn Positieve Gezondheidsnetwerken. Positieve Gezondheid is hierbij een vliegwiel om met elkaar aan de slag te gaan.

Het handboek wordt afgesloten met Positieve Gezondheid op macro-niveau, hiermee wordt zowel het regionale als landelijke niveau bedoeld (▶ H. 7). Voor een succesvolle organisatie van en samenwerking rondom de patiënt met Positieve Gezondheid is een goede wisselwerking tussen de verschillende niveaus cruciaal. Voor implementatie van Positieve Gezondheid zijn organisatorische en randvoorwaardelijke aspecten van belang. Hieronder vallen bijvoorbeeld afspraken over implementatie en financiering. Positieve Gezondheid wordt doorontwikkeld in landelijk beleid, onderzoek en onderwijs.

De ▶ H. 1, 3 en 5 zijn door Hans Peter Jung geschreven, ▶ H. 2 en 4 door Machteld Huber en ▶ H. 6 en 7 door Karolien van den Brekel-Dijkstra, waarbij we elkaar zo veel mogelijk hebben aangevuld:

Met praktijkvoorbeelden en casuïstiek illustreren we hoe Positieve Gezondheid toegepast kan worden in verschillende doelgroepen: mensen met sociale problemen, een chronische ziekte, een GGZ-probleem, een leefstijluitdaging, recidiverende somatische klachten, kwetsbare doelgroepen, kinderen (vanaf acht jaar), jongeren, (kwetsbare) ouderen en mensen met lagere gezondheidsvaardigheden. Positieve Gezondheid kan in de gehele levensloop van mensen ingezet worden. Ook kan het goed gebruikt worden bij een kennismaking, of in samenwerking met collega's in bijvoorbeeld een casuïstiekbespreking of multidisciplinair overleg. Om privacy-redenen zijn alle patiëntennamen in de voorbeelden van deze publicaties weggelaten, op een enkele casusbespreking na, in overleg met en na toestemming van de betreffende patiënt.

Vanwege de leesbaarheid gebruiken we steeds *hij* of *hem*, maar hier kan ook *zij* of *haar* gelezen worden. Vanuit het zorgperspectief wordt meestal de term *patiënt* gebruikt, binnen het sociaal domein *cliënt*, en bij activiteiten en participatie in de wijk *burger, bewoner of inwoner*. Ons boek richt zich primair op de huisartspraktijk, waar men gewend is de term patiënt te gebruiken. Wij gebruiken de term patiënt in dit boek daarom ook vaak. Hierbij realiseren we ons dat de term patiënt voor een in de huisartspraktijk ingeschreven inwoner een ziekte-georiënteerde lading heeft. Immers, de meeste bij een huisartspraktijk ingeschreven patiënten zijn *niet* ziek en zouden we daarom geen patiënt moeten noemen. Vanwege het algemeen gebruik van de term patiënt in de praktijk en de leesbaarheid van ons boek hebben we hier toch voor gekozen en willen benadrukken dat in dit boek voor patiënt ook cliënt, burger, bewoner, inwoner of mens gelezen kan worden. Ons boek richt zich primair op de huisartspraktijk, maar is ook goed toepasbaar in de hele eerste lijn en voor de (medische) professionals van de toekomst. Als de term huisarts is gebruikt, kan daar ook een andere medewerker van de huisartsvoorziening, zoals de praktijkondersteuner, doktersassistente of verpleegkundig specialist, of andere eerstelijnszorgverlener, bedoeld worden.

Er bestaan inmiddels talloze mooie voorbeelden, filmpjes en handreikingen die laten zien wat Positieve Gezondheid kan betekenen en hoe er in de praktijk mee wordt omgesprongen. Omdat wij onze pagina's niet willen vullen met url-codes, hebben wij ervoor gekozen onderaan elk hoofdstuk een QR-code te plaatsen. Wanneer je deze QR-code met je smartphone scant vind je handige links, tools en materialen die in het verlengde van het desbetreffende hoofdstuk liggen.

Achterin het boek vind je een register, zodat je gemakkelijk begrippen en auteurs kunt herleiden naar de hoofdstukken waarin zij zijn beschreven. We eindigen het boek met praktische tips, die je direct in praktijk kunt brengen.

We wensen iedereen veel leesplezier. Positieve Gezondheid heeft tot doel aan te sluiten bij wat de ander van waarde vindt. Met behulp van de praktische handvatten hopen we dat ieder zijn eigen volgende stap kan maken naar breder gezondheidsgericht werken. Hopelijk is dit handboek van waarde voor je eigen werkplezier en gezondheid en brengt het betekenis en meer gezondheid voor je patiënten.

Machteld Huber, Hans Peter Jung, Karolien van den Brekel-Dijkstra

Geraadpleegde literatuur

Blokhuis, P. (2020). Voorwoord. In M. De Vries, T. De Weijer (Eds.), *Handboek leefstijlgeneeskunde. De basis voor iedere praktijk* (p. V). Houten: Bohn Stafleu van Loghum.

De Maeseneer, J. (2017) *Family medicine and primary care. At the crossroads of societal change*. Lannoo Campus.

De Saint Exupéry, A. (2012). Citadelle, posthum, 1948. In A. Van der Kaap (Red.), *Het eindeloze verlangen naar de zee*. Histoforum didactiek. Het online tijdschrift voor geschiedenisdidactiek. Opgehaald van het web in augustus 2020 van ▶ http://histoforum.net/columns/column14.html.

De Vries, M., & De Weijer, T. (2020). *Handboek leefstijlgeneeskunde. De basis voor iedere praktijk*. Houten: Bohn Stafleu van Loghum.

Nederland Zorgt voor Elkaar. (2020). Opgehaald van het web in juni 2020 van ▶ https://www.nlzorgtvoorelkaar.nl/home/default.aspx.

Sinek, S. (2009). *Start with why*. New York: Penguin Books Ltd.

Over de auteurs

Machteld Huber

(1951) rondde haar studie geneeskunde in Utrecht in 1977 af. Na tweeënhalf jaar arts-assistentschappen deed ze een kandidaatsstudie filosofie en vervolgens de huisartsopleiding aan de VU. Het begin van haar loopbaan werd overschaduwd door een aantal ziekteperiodes. Om de ervaringen beter te verdragen besloot ze het patiënt zijn te bestuderen en onderzocht zij welke leefstijl- en andere factoren effect hadden en hoe dan. Dat bracht haar tot het inzicht dat een verbreding van het medisch denken over gezondheid, leefstijl en zingeving een verrijking van het vak zou betekenen. Hersteld rond haar 35^e besloot Machteld haar ervaringen te benutten en uit te werken voor de praktijk. Zij werd onderzoeker en werkte daarnaast met beschadigde mensen, zoals verslaafden en mensen met oorlogstrauma's. Haar onderzoek naar het bevorderen van veerkracht leidde tenslotte tot een vernieuwing van het begrip gezondheid en de uitwerking daarvan in Positieve Gezondheid. In 2012 kreeg zij hiervoor een ZonMw-Parel. In 2014 promoveerde zij in Maastricht, waarna zij in 2015 het Institute for Positive Health oprichtte. In de huidige fase van haar werk beleeft ze vooral dankbaarheid dat de destijds moeilijke jaren van ziekte zoveel vruchtbaars hebben opgeleverd.

Hans Peter Jung

(1963) studeerde geneeskunde in Nijmegen en is huisarts sinds 1995. Hij werkt in huisartspraktijk Afferden in Noord Limburg. In 1999 promoveerde hij op het onderwerp Kwaliteit van de Huisartsenzorg, gezien vanuit het perspectief van de patiënt. Hans Peter is getrouwd en kreeg drie kinderen, waarvan de middelste in 2010 op veertienjarige leeftijd overleed. In de zware periode na het overlijden van zijn dochter kwam het besef dat, wilde hij weer betekenis geven aan zijn leven, hij zich zo veel mogelijk moest bezighouden met dingen die hem energie geven, ook in het werk. Dat werk in de huisartspraktijk was in de loop van de jaren steeds drukker geworden en ging juist steeds meer energie ging vragen. Hij koos daarom voor een radicale wending: praktijkverkleining en consulten van vijftien minuten om weer echt tijd te hebben voor zijn patiënten, voor echte ontmoetingen: de reden waarom hij huisarts wilde worden. Het concept van Positieve Gezondheid hierbij bleek voor hem de sleutel in de zoektocht naar het herwinnen van het plezier in zijn werk. In 2017 ontving hij hiervoor de Nederlandse Compassieprijs met als thema: 'Wie zorgt voor de zorgverlener?' In 2020 ontving hij de internationale Value-Based Health Care Primary Care Excellence Award voor zijn 'Afferden initiative on Positive Health'.

Karolien van den Brekel-Dijkstra

(1968) studeerde in Groningen, volgde coschappen aan de VU in Amsterdam en volbracht haar huisartsopleiding in Utrecht (2001). Karolien deed promotieonderzoek aan de New York University, waarop ze in Utrecht bij gynaecologie en huisartsgeneeskunde promoveerde (Prediction of Preterm Delivery 2002). Ze werkte in huisartspraktijken in München en Ierland en volgde een internationale coachopleiding toen ze met haar gezin in Japan woonde. De periodes in het buitenland hebben haar, naast mooie nieuwe levenservaringen, veerkracht en een breed perspectief op gezondheid gegeven. Terug in Nederland is Karolien vanaf 2010 werkzaam als huisarts bij de stichting Leidsche Rijn Julius Gezondheidscentra. Ze werkt daar met veel plezier als huisarts en past Positieve Gezondheid dagelijks toe in de praktijk. Daarnaast is ze zowel lokaal, regionaal als landelijk actief op het gebied van preventie, gezonde wijksamenwerking en Positieve Gezondheid. Ze werkte voor het NHG aan het project Preventie in de buurt (2016–2018) en volgde het *Innovating Health for Tomorrow* programma aan de INSEAD. Met lezingen, webinars, workshops en trainingen aan huisartsen (in opleiding) en collega's in het zorgveld, in de rol van adviseur en gecertificeerd trainer bij iPH, hoopt ze bij te dragen aan de innovatie in de zorg in Nederland.

Ik zweer / beloof dat ik de geneeskunst zo goed als ik kan zal uitoefenen ten dienste van mijn medemens. Ik zal zorgen voor zieken, gezondheid bevorderen en lijden verlichten.

Ik stel het belang van de patiënt voorop en eerbiedig zijn opvattingen. Ik zal aan de patiënt geen schade doen. Ik luister en zal hem goed inlichten. Ik zal geheim houden wat mij is toevertrouwd.

Ik zal de geneeskundige kennis van mijzelf en anderen bevorderen. Ik erken de grenzen van mijn mogelijk-

heden. Ik zal mij open en toetsbaar opstellen, en ik ken mijn verantwoordelijkheid voor de samenleving. Ik zal de beschikbaarheid en toegankelijkheid van de gezondheidszorg bevorderen. Ik maak geen misbruik van mijn medische kennis, ook niet onder druk.

Ik zal zo het beroep van arts in ere houden.

Dat beloof ik.
of
Zo waarlijk helpe mij God almachtig.

Nederlandse artseneed, gebaseerd op de eed van Hippocrates, (Bron: Domus Medica Utrecht)

Deel I Achtergrond en ontstaan van Positieve Gezondheid in relatie tot de toekomst van de huisartsgeneeskunde

Hoofdstuk 1   Inleiding – 3

Hoofdstuk 2   De ontwikkeling van een nieuw begrip van gezondheid – 25

Hoofdstuk 3   Positieve Gezondheid en de kernwaarden van de huisartsenzorg – 45

Ik zweer / beloof dat ik de geneeskunst zo goed als ik kan zal uitoefenen ten dienste van mijn medemens. Ik zal zorgen voor zieken, gezondheid bevorderen en lijden verlichten.

Ik stel het belang van de patiënt voorop en eerbiedig zijn opvattingen. Ik zal aan de patiënt geen schade doen. Ik luister en zal hem goed inlichten. Ik zal geheim houden wat mij is toevertrouwd.

Ik bevorder de geneeskundige kennis van mijzelf en anderen. Ik erken de grenzen van mijn mogelijk-

Inleiding

1.1 Waarom dit boek? – 5

1.2 Van overleven en zo lang mogelijk leven naar betekenisvol leven – 7
1.2.1 Overleven – 7
1.2.2 Zo lang mogelijk leven – 8
1.2.3 En nu? – 9
1.2.4 Betekenisvol leven – 9
1.2.5 Positieve Gezondheid – 9
1.2.6 Het spinnenweb – 10
1.2.7 Positieve Gezondheid en de vergrijzing – 10

1.3 Wakker worden – 13
1.3.1 De crisis van de mismatch tussen aanbod en behoefte aan zorg – 14
1.3.2 De crisis van de mismatch tussen behoefte en géén aanbod (meer) – 15
1.3.3 De COVID-19-crisis – 16

1.4 Van een medisch-analytische werkwijze naar een ander gesprek – 17

1.5 De veranderende rol van de huisarts – 21
1.5.1 Samenvatting – 21

Literatuur – 22

© Bohn Stafleu van Loghum is een imprint van Springer Media B.V., onderdeel van Springer Nature 2021
M. Huber et al., *Handboek Positieve Gezondheid in de huisartspraktijk*,
https://doi.org/10.1007/978-90-368-2653-2_1

❯ Kernboodschappen H. 1
- In de eed van Hippocrates hebben we belangrijke waarden beloofd of gezworen aan onszelf, de ons toevertrouwde patiënten en de gemeenschap. Is dit haalbaar met de uitdagingen die zich in de nabije toekomst presenteren?
- Het moet en kan echt anders in de zorg
- Positieve Gezondheid kan daarbij een belangrijke katalysator zijn
- We bewegen van overleven, naar zo lang mogelijk leven, richting betekenisvol leven
- De rol van huisarts verandert hierbij van poortwachter naar die van gids

---

Casus nr. 1: Betekenisvol leven

Een dertigjarige man komt op spreekuur in verband met somberheidsklachten. Hij werkt in een magazijn op de vorkheftruc. Hij is niet tevreden met zijn geestdodende werk en het leven dat hij op dit moment leidt, het voelt als een sleur. Hij vraagt zich af waar hij het allemaal nog voor doet en vindt moeilijk aansluiting bij de andere mensen op de werkvloer. Vooral vanwege het feit dat de gesprekken meestentijds oppervlakkig zijn. In het weekend blijft hij ook steeds vaker langer in bed liggen. De vraag aan de huisarts is of hier medicatie voor is, zodat hij zich beter gaat voelen. De huisarts antwoordt dat hij veel hoort wat niet goed gaat en vraagt de man wat hij ervoor in de plaats zou willen hebben. Na even denken vertelt de man dat hij door een gebrek aan financiële middelen nooit een goede opleiding heeft kunnen volgen en dat hij dat wel graag zou willen. Dan zou hij misschien ook ander werk kunnen krijgen waar meer met 'het brein' gewerkt wordt. Daarnaast vertelt hij over zijn passie: darten. Dat hij daar goed in is en wel zou willen gaan voor een professionele carrière. Het valt de huisarts op dat na deze vraag mimiek en houding bij de man veranderen. Van een sombere en verdrietige uitstraling naar rechtop zitten en twinkelingen in zijn ogen. De huisarts spreekt dit ook uit, waarna de man de huisarts in vertrouwen neemt en vertelt dat hij het ook fijn vindt om teksten en gedichten te maken. Weinigen weten dit. Zijn omgeving zou dat misschien maar raar vinden. De huisarts vertelt hoe belangrijk het is om iets in het leven te hebben waarvoor je je bed uit wilt komen en spreekt uit dat hij blij is te horen dat de man kan vertellen wat voor hem betekenisvol zou kunnen zijn. De huisarts vertelt kort wat over het belang van zingeving in het leven en vertelt dat hij hoopt dat er kansen gaan komen voor de man om zijn hart te kunnen volgen. In het gesprek valt het woord Positieve Gezondheid en de man vraagt wat daar precies mee bedoeld wordt. De huisarts geeft hierover uitleg. Het gesprek nadert zijn einde en de huisarts komt terug op de vraag om eventuele medicatie. De man zegt dat hij erg blij is met dit gesprek, dat het hem aan het denken heeft gezet en dat hij het idee heeft dat hij het ook wel zonder medicatie zou kunnen proberen, zelfs een vervolgafspraak is wat hem betreft niet nodig. De huisarts is blij verrast en bij het afscheid vraagt hij in een opwelling of het misschien mogelijk is om een keer een gedicht van hem te lezen. De man moet even nadenken en stemt toe. 'Ik zal een gedicht opsturen dat past bij het gesprek dat wij hebben gehad.' Enkele dagen later krijgt de huisarts per mail het gedicht, dat sindsdien in de wachtkamer van de praktijk aan de muur hangt (zie ◘ fig. 1.1).

> **Positive Health**
>
> This is the place where the lights turn of
> It can be seen, all this nightmare stuff
> You've been here before, you recognize it all
> It all becomes black, right before you fall
> But now it makes sense and your mind is clear
> The road ahead, is what you've always feared
> Make place for the positive vibes
> Let's make something out of this live
> No time for standing still anymore
> Ask yourself "Did I even move before?"
> You just can't seem to remember
> Wake yourself up, because it's almost September
> You needed a reason, maybe even two
> But all those reasons help to pull through
> Give it some space, give it some room
> And I promise, it will all be better soon
>
> J.K, august 2018

Figuur 1.1 Gedicht van patiënt dat hangt in de wachtkamer van huisartsenpraktijk Afferden

1.1 Waarom dit boek?

Bij de feestelijke afronding van de studie geneeskunde beloven of zweren aankomende artsen om te gaan werken volgens de waarden van de – wat gemoderniseerde versie van de – eed van Hippocrates. De eed van Hippocrates start met de woorden: 'Ik zweer/beloof dat ik de geneeskunst zo goed als ik kan zal uitoefenen ten dienste van mijn medemens.' Hoe verhoudt zich dat tot de uitdagingen die de huisarts ervaart en die steeds omvangrijker worden? Ons aanbod van zorg en de zorgbehoefte lijken niet goed (meer) op elkaar te zijn afgestemd. De huisartsengeneeskunde staat hierdoor onder druk. Er lijkt sprake van een crisis. De belangrijkste organisaties in de huisartsenzorg[1] probeerden de politiek middels een hartenkreet al wakker te schudden (Skipr 2019; Kleijne 2020), omdat 'Het zorghuis wankelt' (Houben 2020). Terecht! Maar tegelijkertijd zijn wij, huisartsen, zo druk bezig met overal brandjes te blussen, dat we niet meer voldoende bezig kunnen zijn met de achterliggende oorzaken van de problemen en hulpvragen waar onze patiënten ons mee confronteren. Hierdoor lukt het soms minder goed die medemens werkelijk centraal te stellen. Dat is een gemiste kans voor die patiënt die tegenover ons in de spreekkamer zit. Maar dat is ook jammer voor onszelf, want daarmee houden we problemen in stand. Soms zijn we daardoor zelfs onderdeel van het probleem in plaats van een deel van de oplossing. Ook voor de huisartsen zelf dus tijd om wakker te worden! (fig. 1.2).

---

[1] InEen, Interfacultair Overleg Huisartsen (hoogleraren huisartsgeneeskunde), Het Roer Moet Om, Huisartsopleiding Nederland, Landelijke Huisartsen Vereniging, Landelijke Organisatie van Aspirant Huisartsen, Nederlands Huisartsen Genootschap, Vereniging Praktijkhoudende Huisartsen.

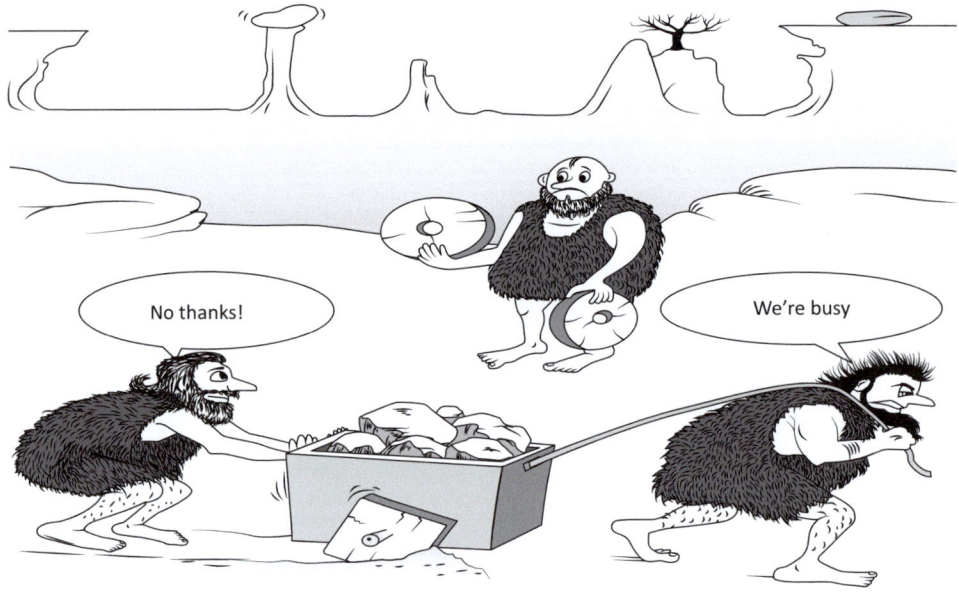

■ Figuur 1.2 Soms zijn we onderdeel van het probleem in plaats van een deel van de oplossing.

Het door één van de auteurs, Machteld Huber, in 2012 geïntroduceerde concept van Positieve Gezondheid (Huber et al. 2011, 2016) dat in ▶ H. 2 uitgebreid aan bod komt, geeft de mogelijkheid om met een andere bril naar gezondheid en ziekte te kijken. Dit Handboek Positieve Gezondheid in de huisartspraktijk laat zien *wat* dit zou kunnen betekenen voor de alledaagse huisartspraktijk. Het geeft concrete en praktische handvatten *hoe* Positieve Gezondheid te implementeren in de praktijkvoering. Het kan een antwoord bieden op het massaal door huisartsen ervaren gevoel dat het zo niet verder kan en dat het anders moet (Het Roer Moet Om 2019). Maar hoe dan? Voordat we antwoord geven op deze vraag, willen we in dit inleidend hoofdstuk eerst uitleggen *waarom* het echt anders moet en kan in de gezondheidszorg, en dat Positieve Gezondheid hierbij een belangrijke katalysator kan zijn.

In 2019 heeft de Landelijke Huisartsen Vereniging, samen met het Nederlands Huisartsen Genootschap, de Vereniging Praktijkhoudende Huisartsen, InEen en de beroepsgroep zelf, de kern van de huisartsgeneeskunde opnieuw scherp gesteld en afgebakend. Een paar duizend huisartsen hebben meegedacht in denksessies en ruim 3500 huisartsen hebben een vragenlijst ingevuld over waar huisartsen voor willen staan. In de Woudschoten-conferentie zijn zo de kernwaarden en kerntaken voor de Toekomstvisie 2022 geformuleerd (Toekomst Huisartsenzorg 2020a).

De oude kernwaarden (uit 1959, persoonsgericht, generalistisch en continu) blijken nog te staan als een huis, maar wel met een duidelijke aanscherping en update naar de uitdagingen van deze tijd. Dit is veranderd:

- Binnen de kernwaarde *persoonsgericht* is de inbreng van de patiënt zelf nadrukkelijker benoemd.
- De term *generalistisch* is aangescherpt tot *medisch-generalistisch*. De huisarts is de medisch-generalistisch expert, gericht op lichamelijke en psychische klachten en passende medische zorg.

- Huisartsen vormen een constante factor in de medische zorg voor patiënten, waarbij verduidelijkt is dat huisartsenzorg (maar niet per definitie de huisarts zelf) *continu* beschikbaar is voor klachten die snel een medische beoordeling vereisen.
- De nieuwe kernwaarde *gezamenlijk* is toegevoegd. Deze is fundamenteel voor de uitvoering van de andere drie kernwaarden. De huisarts is een teamspeler, zoekt de gezamenlijke aanpak, met de patiënt, met anderen binnen de huisartsenzorg en daarbuiten met andere zorgverleners.

Dit handboek laat de relatie zien van het concept van Positieve Gezondheid met de (nieuwe) kernwaarden en kerntaken van de huisartsgeneeskunde, met name ▶ H. 3 van het handboek gaat daar dieper op in. Het handboek laat ook zien hoe Positieve Gezondheid een antwoord kan geven op de huidige zorgen van het knellende systeem waar de gezondheidszorg op dit moment in vastzit. Een belangrijke verandering van de rol van de huisarts, die wij voorstaan, is de beweging van huisartsen, van *poortwachter* naar de tweede lijn naar de rol van *coach*, *gids* of *bruggenbouwer* in de zorg- en hulpverlening. Deze gidsfunctie heeft een belangrijke maatschappelijke waarde, draagt bij aan optimale en doelmatige zorg en wordt door patiënten in hoge mate gewaardeerd (Toekomst Huisartsenzorg 2020b; Brabers et al. 2019).

Het handboek geeft inzicht in hoe Positieve Gezondheid een gezamenlijke taal kan bieden, die het samenwerken met andere disciplines in zorg en welzijn (zie addendum ▶ H. 6, voor de in ons boek gehanteerde omschrijving van de disciplines) en met burgers kan vergemakkelijken en geeft antwoord op de vraag hoe de gezondheidszorg er dan uit zou kunnen zien. Vanuit de context van de huisartsgeneeskunde, geschreven door drie huisartsen. Het laat zien hoe Positieve Gezondheid kan bijdragen aan de gezondheid van burgers en tegelijkertijd aan het werkplezier van de huisarts en de andere praktijkmedewerkers. Een laagdrempelig praktisch handboek voor de professional in de praktijk en ook het (para)medisch onderwijs. Voordat we daar dieper op ingaan, eerst een schets van de ontwikkeling van de huisartsenzorg in zijn context, in verleden, heden en toekomst (Jung 2020).

1.2 Van overleven en zo lang mogelijk leven naar betekenisvol leven

1.2.1 Overleven

De eerste huisarts in het dorp Afferden in Limburg, waar auteur Hans Peter Jung nu huisarts is, was dokter Versélewel de Witt Hamer, die direct na de Tweede Wereldoorlog zijn praktijk vestigde. Door de inwoners, vanwege de (te) lange achternaam, maar dokter 'Snuf' genoemd, zoals iedereen in het dorp een bijnaam had. Volgens de overlevering omdat hij tijdens het spreekuur vaak zijn neus ophaalde (Kreuzer 2008). Illustratief verhaal dat hoogbejaarde patiënten nog steeds vertellen is dat zijn apotheek bestond uit twee donkerbruine glazen flessen die achter hem in de kast stonden. Als je geluk had reikte zijn hand naar achter en werd er uitgedeeld uit een van de twee flessen. Een poeder of een tablet. Veel meer farmaceutische zorg was er niet in Afferden. Betekende dat dat de rol van de huisarts onbetekenend was? Verre van dat. Het naoorlogse Afferden kampte met grote problemen. Er was geen (leiding)drinkwater (pas in 1964 beschikbaar!), geen riolering en de woonomstandigheden waren erbarmelijk. De gemiddelde levensverwachting begin jaren '50 was 55 jaar. Er woonden jaren mensen

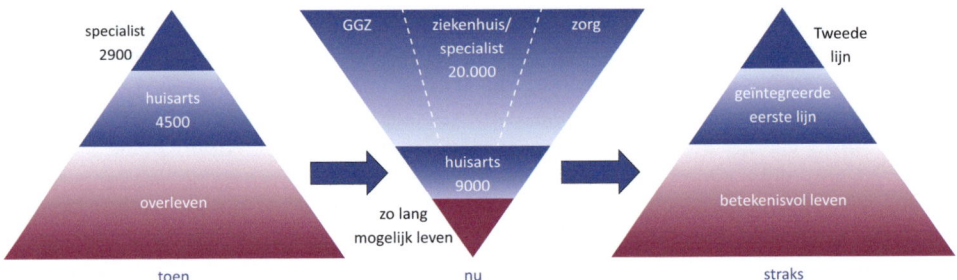

Figuur 1.3 Ontwikkelingen in de gezondheidszorg 1950 – toekomst. Blauw symboliseert hier de (kosten van de) zorg en roze de (kosten van de) gezondheidsbevordering. Aantal specialisten en huisartsen in de middelste driehoek van cijfers uit 2010 (Eekhof 2017) (Bron: vrij naar Bas Leerink, destijds Menzis)

in kippenhokken, in betonnen kelders en zelfs in holen onder de grond op de hei. De huisarts speelde een belangrijke rol bij het aanpakken van deze problemen en vroeg hiervoor aandacht bij de bisschop van Roermond, Mgr. Lemmens. Hij ging zelfs op bezoek bij minister-president Beel (Elseviers Weekblad 1946). Toen stelde de gezondheidszorg medisch technisch niet zo veel voor. Er waren begin jaren '50 in Nederland 2900 specialisten en 4500 huisartsen (Eekhof 2017). Gezondheid werd in die tijd gezien als de afwezigheid van ziekte en de tijdgeest zou gekarakteriseerd kunnen worden door *overleven*. Het was daarom niet zozeer de gezondheidszorg maar de rooms-katholieke kerk, in de jaren '50 op de top van haar invloed (Palm 2012; Mak 1996), die in deze streek warmte, zekerheid en bescherming bood (Luyten 2015). Charitas en gemeenschapskracht speelden een belangrijke rol in het sociale domein en in de gezondheidszorg (ziekenhuizen en GGZ-instellingen) en was veel belangrijker dan de inbreng van de overheid en de reguliere zorg. Dokter 'Snuf' had dit goed in de gaten door kerk en politiek in te schakelen voor het belang van de samenleving.

1.2.2 Zo lang mogelijk leven

Op 1 juli 1965 werd huisartspraktijk Afferden overgenomen door dokter Gerrits. Gezondheid kreeg toen een andere connotatie, waarvoor de Wereldgezondheidsorganisatie (WHO) in 1948 al een voorzet deed: *Een toestand van compleet welbevinden op fysiek, mentaal en sociaal niveau, en niet alleen (meer) de afwezigheid van ziekte* (WHO 2006). De samenleving hoefde niet meer te overleven, maar wilde vooral zo lang mogelijk leven. Zo kon dokter Gerrits een arsenaal aan medicatie voorschrijven. Ook werd er een streekziekenhuis opgericht en de financiële mogelijkheden leken ongelimiteerd. Daarmee nam ook de invloed van de gezondheidszorg in de samenleving toe. Een goed voorbeeld daarvan is de introductie van de anticonceptiepil; als symbool voor de kanteling van de macht van de kerk naar de macht van de zorg. Hoewel het aantal specialisten groeide van 2.900 (1950) naar 20.000 (2010) en het aantal huisartsen van 4.500 (1950) naar 9000 (2010) (Eekhof 2017) (zie fig. 1.3), werkten met name de huisartsen steeds meer parttime. Zo betekende een toename in professionals voor de huisartsen uiteindelijk geen duidelijke toename in capaciteit. Gezondheidszorg had wel een grote vinger in de pap in de samenleving. En met het vertrouwen in de geneeskunst, nam ook de levensverwachting van de Nederlanders exponentieel toe naar 82 jaar; een stijging van 50 % (RIVM 2020)!

1.2.3 En nu?

Waar de huisartsenzorg in de jaren na de Tweede Wereldoorlog een enorme evolutie doormaakte, lijkt de zorg die we nu leveren nog veel op de zorg uit het tijdperk van dokter Gerrits. De zorg focust nog steeds op het diagnosticeren en behandelen van *ziektes* en het inzetten van *zorg* (ZZ). Zorg heeft nog onvoldoende oog voor *gezondheid* en *gedrag* (GG) en *mens en maatschappij* (MM) (zie ▶ par. 1.3 voor meer uitleg over deze begrippen).

◘ Fig. 1.3 laat de evolutie van zorg zien door de jaren heen. In de jaren '50 van de vorige eeuw lag de focus op *overleven*. Men zocht houvast in het geloof (roze). Dat in die periode dan ook het grootste draagvlak had. Naarmate de welvaart toenam en de invloed van de kerk en charitas verminderde, nam het draagvlak voor gezondheidszorg toe. In de tweede driehoek zien we die transitie, waarbij de samenredzaamheid van de gemeenschap door de overheid werd overgenomen (blauw). De samenleving werd gemedicaliseerd. De focus lag op het behandelen en verhelpen van ziekten en *zo lang mogelijk leven*. In de toekomst kantelt de driehoek door naar de derde variant. De figuur staat dan weer op een brede basis van *betekenisvol* leven. De gezondheid van de burger wordt dan niet vergroot door de kerk en charitas (toen) of de overheid (nu), maar door de burger zelf (straks).

1.2.4 Betekenisvol leven

Werd gezondheid eerst simpelweg gedefinieerd als *afwezigheid van ziekte* met *overleven* als basiswaarde; bij de nieuwe definitie van gezondheid van de WHO uit 1948 past *zo lang mogelijk leven* als basiswaarde. Het gedachtegoed van Positieve Gezondheid richt de aandacht op gezondheidsbevordering en *betekenisvol leven*. Op datgene waarvoor je je bed uit wilt komen. Het benadrukt dat gezondheid meer is dan afwezigheid van ziekte en zo lang mogelijk leven. De focus op ziekte verschuift daarmee naar het bevorderen van veerkracht, naast uiteraard het goed behandelen van ziekte. Hoe is het concept van Positieve Gezondheid ontstaan en wat is de kern ervan? In ▶ H. 2 wordt daar dieper op in gegaan, maar hier alvast een korte introductie.

1.2.5 Positieve Gezondheid

Toen Machteld Huber begin dertig meermaals zelf ziek werd, ervoer ze aan den lijve hoe je zelf herstel kan bevorderen. Gedreven en geïnspireerd door die eigen ervaring, wilde zij op basis van haar ervaringen de zorg verbreden. Wanneer kennis over het bevorderen van veerkracht toegevoegd zou worden aan de scholing van artsen – nu vooral gericht op ziekte en nauwelijks op gezondheid – zou naar haar mening een wereld gewonnen kunnen worden. In het huidige medisch-analytisch denkmodel wachten we tot iemand ziek is en dan behandelen we die ziekte zo goed mogelijk. Door breder te kijken en te denken kunnen we veel ziektes voorkomen en bovendien kan, bij het optreden van ziekte, het herstel en de omgang met ziekte sterk verbeterd worden. Ze besefte dat deze bevindingen een paradigmaverschuiving in het medisch denken zouden betekenen en koos om die reden de route van de wetenschap. Zonder een goed fundament zou er niet veel veranderen. In haar onderzoek stuitte ze op het probleem dat ze *veerkracht* geen *gezondheid* mocht noemen, op basis van de definitie van gezondheid van de WHO uit 1948. Die stelt: *Gezondheid is een toestand van compleet welbevinden, lichamelijk, psychisch en sociaal en niet de afwezigheid van ziekte en gebreken*. Met deze definitie is bijna niemand gezond te noemen; een staat van compleet welbevinden is zelden haalbaar. Onbedoeld droeg de definitie dan ook bij aan medicalisering, waar de zeer hoge doelstelling van de definitie én de sterk toegenomen diagnostische mogelijkheden debet aan waren. Wanneer *iets* gevonden werd, moest er ook behandeld worden. Gezondheid werd in de praktijk al snel opgevat *als de afwezigheid van ziekte*. Huber constateerde dat de idealistische maar statische definitie van de WHO uit 1948 geen relatie heeft met zoiets dynamisch als veerkracht. De Gezondheidsraad en ZonMw deelden deze bedenkingen bij de definitie. In 2009 vond er een internationale conferentie plaats, waar het mogelijke alternatief voor de statische formulering werd voorgelegd. Daaruit ontstond tenslotte de meer dynamische omschrijving *Gezondheid als het vermogen je aan te passen en je eigen regie te voeren, in het licht van de sociale, fysieke en emotionele uitdagingen van het leven* (Huber et al. 2011).

In opdracht van ZonMw onderzocht Huber vervolgens het draagvlak voor deze formulering en een stap richting een operationalisering ervan. Het draagvlak bleek groot en het onderzoek naar de operationalisering leidde tot de uitwerking in zes dimensies, die gezamenlijk *Positieve Gezondheid* werden genoemd (Huber 2014; Huber et al. 2016). In ▶ H. 2 wordt hier uitgebreider op ingegaan.

1.2.6 Het spinnenweb

De dimensies van Positieve Gezondheid worden geplaatst in een *spinnenweb*, met langs de assen een nummering van 0–10 (◘ fig. 1.4). Mensen bleken het leuk te vinden zichzelf te beoordelen op de verschillende dimensies. Het bevordert zelfreflectie.

In het onderzoek voor ZonMw kreeg Huber diverse malen de aanbeveling om meer rekening te gaan houden met *betekenisvol leven*. Uit die aanbeveling komt de praktische uitwerking voort om, nádat de patiënt het spinnenweb heeft ingevuld, als professional *een ander gesprek* over de resultaten te voeren. Over *het andere gesprek* meer in ▶ par. 1.4 en ▶ H. 4. Daarbij is het belangrijk niet te spreken over een thema waarop iemand zichzelf 'laag scoort', maar open vragen te stellen. Wat vind je van het spinnenweb? Zou je iets willen veranderen? En zo ja, wat en hoe dan? Uit onze ervaringen blijkt dat mensen dan vrij snel gaan spreken over wat op dit moment voor hen het meest betekenisvol is. Wanneer je als professional dan geen advies geeft, maar de patiënt de vraag stelt waar hij zelf aan denkt als mogelijk te ondernemen actie, levert dat vaak verrassende antwoorden op. Dit vraagt van de professional *een coachende rol* en vooral goed te luisteren zonder het direct voor de ander op te willen lossen. Het blijkt dat patiënten bij deze benadering vaak zelf actief worden en verantwoordelijkheid nemen. De essentie is te komen *van moeten naar willen*.

1.2.7 Positieve Gezondheid en de vergrijzing

Terug naar de derde driehoek van ◘ fig. 1.3: hoe geven we in Nederland op een betekenisvolle manier invulling aan de gemiddeld 50 % extra levensjaren die we geschonken hebben gekregen? Dit in het besef dat deze levensjaren er aan het einde van ons leven

1.2 · Van overleven en zo lang mogelijk leven naar betekenisvol leven

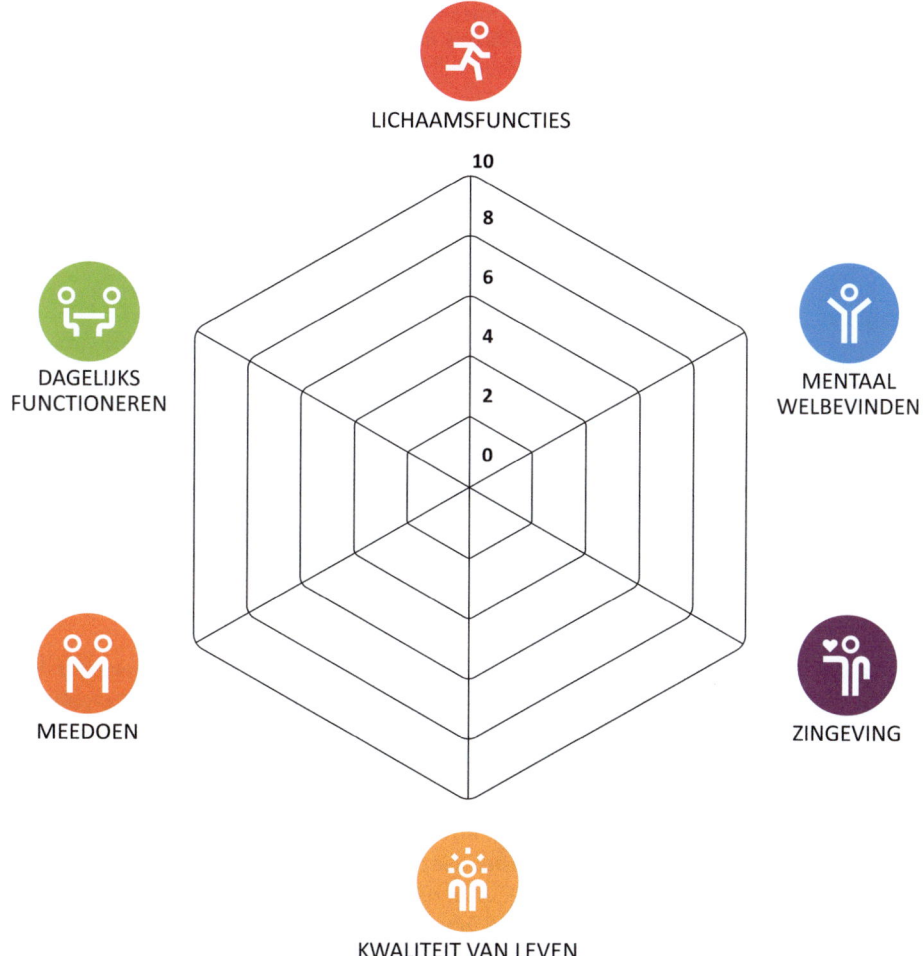

■ **Figuur 1.4** Het spinnenweb Positieve Gezondheid met de zes dimensies. Bron: Huber et al. (2014)

bijkomen, in de levensfase waarin ook levenskwaliteit verminderende morbiditeit meer voor zal komen. We leven met zijn allen wel langer, maar de laatste jaren van ons leven hebben we in toenemende mate te maken met gezondheidsbeperkingen. Deze beperkingen leiden tot minder mee kunnen doen met de samenleving en een toename van eenzaamheid op oudere leeftijd (Rijksoverheid 2018). En het aantal jaren met gezondheidsbeperkingen lijkt toe te nemen (Deeg en Nusselder 2020).

Die aandoeningen lijken paradoxaal, gezien het succes van de geneeskunde, maar ze zijn een residu van ons gebrek aan focus op een gezonde leefstijl. Daardoor worden we ouder, maar eerder ziek dan vroeger. Door de medisch-technische mogelijkheden kunnen we de gevolgen van een ongezonde leefstijl wel beperken, maar we leven daardoor wel langer mét deze beperkingen. Het verwachte aantal ongezonde jaren is van 1981 (22 jaar) tot 2019 (38 jaar) met zestien jaar toegenomen (zie ■ fig. 1.5). De levensverwachting is in diezelfde periode met zes jaar toegenomen (van 76 naar 82 jaar), maar de levensverwachting *zonder* chronische ziekten is in dezelfde periode met tien jaar *afgenomen* (van 54 naar 44 jaar).

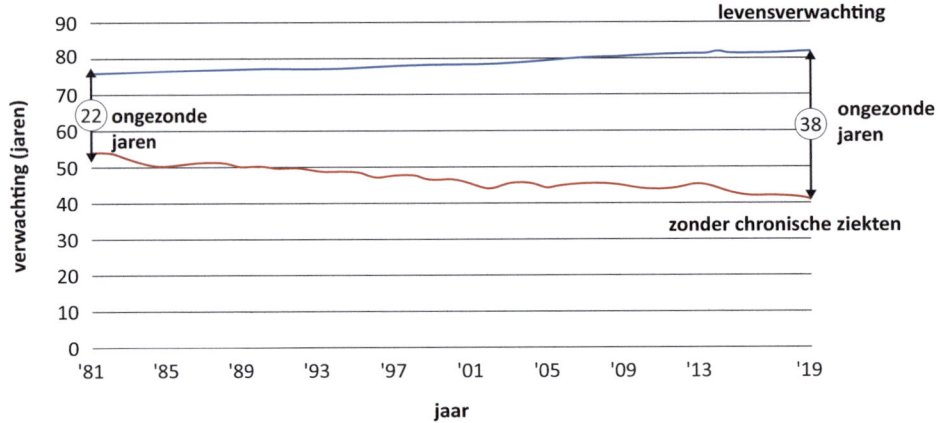

◘ **Figuur 1.5** Gezonde levensverwachting voor Nederlanders. Bron: CBS (2020)

Dus we leven gemiddeld in Nederland zes jaar langer, maar zijn van dat leven gemiddeld tien jaar langer chronisch ziek en dus gemiddeld jonger chronisch ziek dan vroeger. Dat is niet alleen duur, maar de verdeling van de ziektelast is ook onrechtvaardig. Het eerdergenoemde verschil in gezonde levensverwachting is bij lager opgeleiden namelijk nog groter en lager opgeleiden leven daarnaast ook nog eens gemiddeld zes jaar korter dan hoger opgeleiden (CBS 2016).

Met het toevoegen van Positieve Gezondheid aan onze hoogontwikkelde medisch-analytisch georiënteerde zorg, kan naar onze mening de kwaliteit van deze extra levensjaren daadwerkelijk verhoogd worden en bijdragen aan betekenisvol leven.

De huidige gezondheidszorg staat voor een grote opgave, wat mede door de COVID-19-crisis die in 2020 plots opdook heel zichtbaar werd. Wat kan Positieve Gezondheid daarvoor betekenen?

> **Casus nr. 2: Het gaat zo niet langer**
> Een vrouw van 85 jaar met pijnklachten aan het been wordt door de huisarts gediagnostiseerd met een slijmbeursontsteking. Ze vertoont claimend gedrag naar haar kinderen, die vaak bij haar moeten gaan kijken. De kinderen vinden de situatie niet langer houdbaar en willen dat moeder in het ziekenhuis wordt opgenomen.
> De huisarts organiseert een familiegesprek met moeder en de kinderen. Tijdens het gesprek wordt een vragenlijstje ingevuld die haar tevredenheid meet op de zes dimensies van gezondheid van het spinnenweb van Positieve Gezondheid. Na het invullen laat de huisarts haar vertellen over haar resultaten en wat deze voor haar betekenen. Hij maakt haar gezondheidsoppervlak visueel door haar scores in het Positieve Gezondheid-spinnenweb te tekenen en vraagt haar bij welke score ze graag verandering zou zien, wat die verandering haar zou opleveren en wat een eerste stap zou kunnen zijn. Ze zegt dat ze graag minder pijn in haar been wil. Dit zou haar opleveren dat ze weer in de moestuin kan werken.

Daarnaast zou ze dan ook weer kunnen fietsen, zodat ze meer onder de mensen kan zijn. Het wordt duidelijk dat er belangrijke zingevingsvragen en eenzaamheid spelen. Het doet de dame zichtbaar goed dat dit onderwerp op tafel is gekomen. Door het open gesprek voelt de vrouw ook gelegenheid om andere strubbelingen te bespreken. Zo blijkt mevrouw een panische angst te hebben voor de maandelijkse injecties in het oog in verband met maculadegeneratie. Ook vindt ze de jaarlijkse controle in verband met borstkanker eerder in haar leven beangstigend. Het beheerst haar leven. Zou ze als eerste stap ervoor mogen kiezen om met deze controles te stoppen? Daarmee verliest ze haar angst en neemt ze voor lief dat ze dan korter zou kunnen leven. De vrouw zegt ook dat ze wil stoppen met tamoxifen, omdat ze het idee heeft dat die haar somber maakt.

In onderling overleg wordt ervoor gekozen de behandeling bij de oogarts en de controle bij de chirurg te beëindigen en de tamoxifen te staken. In overleg met het sociaal team van de gemeente wordt gezocht naar een daginvulling voor mevrouw. Er wordt niet meer gesproken over een eventuele opname en wanneer mevrouw zich niet meer forceert in de tuin, verdwijnt de pijn in haar heup meer naar de achtergrond. Fietsen blijkt toch niet meer te lukken, maar de aanschaf van een scootmobiel zorgt ervoor dat ze hiermee een aantal keren per week naar de dagopvang kan en toch mobiel kan blijven. Dit blijkt een goed alternatief. In plaats van een expliciete focus op ziekte en zorg (heup, ogen en borst), verschoof het accent in het familiegesprek naar gezondheid en gedrag (onder de mensen zijn en zich kunnen verplaatsen, zonder afhankelijk te zijn van anderen). Met het verdwijnen van de pijn in de heup verdwijnt ook het claimend gedrag tegenover de kinderen. Alhoewel ze bij tijd en wijle nog weleens een sombere periode doormaakte werd de huisarts niet meer geraadpleegd voor deze klachten. Zoals ze zelf zei: ze kon haar ei wel kwijt op de dagopvang waar ze zich ontfermde over een buurtgenoot met dementie, die erger af was dan zij.

Drieënhalf jaar later ontdekt mevrouw een harde schijf van 10 centimeter in haar oksel. Een recidief van haar borstkanker. Ze blijft consequent in haar keuze af te zien van verdere behandeling, wel zou ze graag een dag extra naar de dagopvang willen. Een half jaar later gaat ze snel achteruit, ze berust hierin en temidden van al haar kinderen en kleinkinderen overlijdt ze thuis.

Reflectie: werken vanuit het concept van Positieve Gezondheid leidde er in deze casus toe dat onderliggende thema's als angst en eenzaamheid bespreekbaar werden. Een gesprek kon hierdoor op gang komen over wat er voor deze patiënt werkelijk toe deed, wat haar leven betekenis kon geven. Aandacht voor betekenisvol leven vormt een rode draad door dit boek.

1.3 Wakker worden

Kan het brede gezondheidsgerichte concept van Positieve Gezondheid een oplossing zijn voor wat vastzit in de zorg?

Om op die vraag een antwoord te geven, is het goed dat we ons als huisartsen echt wakker laten schudden. Niet voor niets ontstond Het Roer Gaat Om, een actiegroep van bezorgde huisartsen die vanaf 2015 knelpunten in de huisartsenzorg benoemt en wil dat er maatregelen komen voor een betere samenhang in het zorgsysteem. Laten we eerst nog eens kijken naar onze huidige gezondheidszorg. Nederland zit in een crisis als het gaat om de houdbaarheid van ons gezondheidszorgsysteem. Deze crisis gluurde al om de hoek, maar met de uitbraak van COVID-19 liet hij zich in al zijn hevigheid zien.

Een *crisis* is een zware noodsituatie waarbij het functioneren van een stelsel (van welke aard dan ook) ernstig verstoord raakt. Het is dus tijd om wakker te worden.

De huidige crisis wordt veroorzaakt door de mismatch tussen aanbod en behoefte aan zorg en welzijn. Daar wordt al veel over gepraat en er zijn concrete voorstellen hoe met deze mismatch om te gaan (Kaljouw en Van Vliet 2015). Toch lijkt deze discussie het zicht te ontnemen op de nog veel grotere crisis die gaat komen, namelijk die van de mismatch tussen behoefte en *géén* aanbod (meer). In de periode van COVID-19 bleek hiervan de impact op de samenleving.

De crises worden versterkt door (1) onze huidige medisch-analytische werkwijze en (2) het verwaarlozen van de kracht van het individu en de gemeenschap, beide gezien in het licht van de demografische ontwikkelingen in ons land. Laten we eerst wat dieper ingaan op de crises en daarna op het huidige medisch-analytische denkmodel.

1.3.1 De crisis van de mismatch tussen aanbod en behoefte aan zorg

Het huisartsenactiecomité Het Roer Moet Om omschrijft de huidige mismatch tussen aanbod en behoefte aan zorg en welzijn als *de stille ramp* en noemt als oorzaak het gebrek aan samenhang (Het Roer Moet Om 2019). Er is de afgelopen decennia een enorme toename van de werkdruk in de huisartspraktijk (LHV 2017; Van den Brekel et al. 2020). 40 % van de huisartsen heeft (in het verleden) een burn-out(gevoel) gehad (LHV 2018). De langdurige verzuimcijfers onder de beroepsgroep huisartsen zijn aan het stijgen, hetzelfde is zichtbaar bij verzorgende beroepen (verpleging, thuiszorg) (Blitterswijk 2020).

Er is daarnaast een exploderende zorg-bureaucratie met afvinklijstjes en perverse financiële prikkels. Er is een enorme toename van het aantal chronisch zieken en een overheveling van chronische zorg van ziekenhuis en instituties naar de huisartspraktijk en de wijk. Ziekte staat centraal en niet de patiënt. Er is een overdracht geweest van zorg van zorgverzekeraar en rijk naar gemeenten (decentralisering). Als een bezuiniging en niet met een gelijke overdracht van de financiën die hierbij nodig zijn. Hierdoor ontstonden overal tekorten op gemeentelijke begrotingen, met name bij de jeugdzorg. De kosten van de zorg blijven daarnaast almaar toenemen. Een bijkomend probleem is dat de voordelen van vooruitgang van de medisch-technische geneeskunde in de vorige eeuw niet voor iedereen gelijk verdeeld bleken. Het verschil in *gezonde* levensverwachting tussen laag- en hoogopgeleiden nam toe en bedraagt nu achttien jaar (CBS 2016). Landelijk blijkt eenzaamheid een groot probleem met name bij ouderen, mensen met een beperking of gezondheidsproblemen, lager opgeleiden en niet-westerse migranten (Movisie 2020). Internationale studies laten zien dat eenzaamheid een grotere risicofactor is op overlijden dan roken (Holt-Lunstad et al. 2010)! De veranderingen in de gezondheidszorg lijken de gezondheidsverschillen in de gemeenschap te hebben vergroot. Het aanbod sluit dus niet meer aan bij de behoefte aan zorg en welzijn. Marktwerking en concurrentie in de zorg worden als belangrijke oorzaak gezien van het gebrek aan samenhang in de zorg en de mismatch tussen behoefte en aanbod. Of zoals Het Roer Moet Om het formuleert: 'Decennia van concurrentie- en productiegericht denken hebben de noodzaak van samenwerking weggedrukt.' Met name de kwetsbare groepen in de samenleving en de zorgprofessionals zelf lijken hier het meest onder te lijden.

Het lijkt evident dat het huidige aanbod van gezondheidszorg aan een herijking toe is. De kosten stijgen, de zorg wordt (te) duur en voorziet niet in de behoefte om het verschil in gezonde levensverwachting tussen bevolkingsgroepen te verminderen. Het leidt daarbij tot overbelasting bij een belangrijke groep zorgverleners. Tegelijkertijd lijkt de huidige gezondheidszorg niet een adequaat antwoord te hebben op de behoefte een *betekenisvol leven* te leiden in het sinds vorige eeuw met 50 % toegenomen verwachte aantal levensjaren, gezien het vóórkomen van eenzaamheid in onze samenleving.

De nadruk ligt nog steeds op *zo lang mogelijk leven* en de definitie van gezondheid van de WHO uit 1948 die stelt dat dat leven alleen gezond genoemd kan worden bij een toestand van compleet welbevinden. Dit is olie op het vuur voor een medisch-analytische werkwijze. De zorg lijkt nog steeds gefocust op het diagnosticeren en behandelen van ziektes en inzetten van zorg (ZZ) en te weinig op gezondheid en gedrag (GG) en mens en maatschappij (MM) (Polder en Van de Lucht 2020; Overgoor et al. 2006). De Commissie Innovatie Zorgberoepen & Opleidingen adviseert dat zorgprofessionals een dynamisch continuüm van bekwaamheden zouden moeten hebben, afgestemd op de zorg die mensen in staat stelt zo veel mogelijk zelfstandig en in hun eigen leefomgeving te kunnen functioneren. Daartoe is een omslag in de zorg noodzakelijk. Niet de ziekte of aandoening, maar het functioneren, de veerkracht en de eigen regie van de burger staan dan centraal. Niet het bestaande aanbod aan zorg, beroepen en opleidingen is dan het uitgangspunt, maar de toekomstige vraag naar zorg. Hierbij ligt de focus op wat nodig is en niet op wat kan (Kaljouw en Van Vliet 2015).

1.3.2 De crisis van de mismatch tussen behoefte en géén aanbod (meer)

Bovenstaande worsteling met betrekking tot de crisis van de mismatch tussen aanbod en behoefte aan zorg en welzijn is al ernstig genoeg. Niet alleen vanwege de beschreven problematiek en het gebrek aan oplossingen op dit moment, maar ook omdat het ertoe leidt dat de professionals in zorg en welzijn hierdoor gedemoraliseerd en cynisch dreigen te raken. Hierdoor is er geen ruimte en energie meer om bezig te zijn met zich voor te bereiden op een nog veel grotere crisis die er aan zit te komen. Eén die nog veel ontwrichtender voor de samenleving zal zijn, namelijk de crisis van de mismatch tussen behoefte en *géén* aanbod meer. Dat zou een nachtmerrie zijn. Deze crisis begint al zichtbaar te worden in de perifere gebieden in Nederland (Groningen, Zeeland, Noord-Limburg) en heeft te maken met vergrijzing en krimp. Als voorbeeld wederom het Noord-Limburgse dorp Afferden, waar Hans Peter Jung sinds 1997 huisarts is. Gelegen in een krimpregio (sterkst krimpende regio van de provincie Limburg, derde meest vergrijzende regio van Nederland). Vergrijzing en krimp leiden tot een toename van de zogenaamde grijze druk. In 2000 waren er nog vijf werkenden per 65^{+}'er in Afferden, in 2040 zal er nog maar één werkende per 65^{+}'er zijn (zie ◘ fig. 1.6).

Het aantal beroepskrachten zal in de provincie Limburg de komende twintig jaar met 25 % afnemen. De verwachting is dat het aantal beroepskrachten in de zorg, gezien de toename van de werkdruk in huisartsgeneeskunde en thuiszorg, met een nog groter percentage zal afnemen. Nu werkt één op de zeven mensen in de zorg. Als we het blijven organiseren zoals we dat nu doen, dan zou in 2040 één op de vier mensen in de zorg moeten werken. Dat is dus niet haalbaar in Limburg, maar ook niet in de

grijze druk

In 2000 waren er nog vijf werkenden voor elke 65-plusser in Afferden

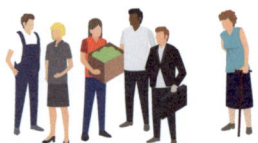

In 2040 zal er in Afferden per 65-plusser nog maar één werkende zijn

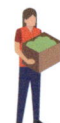 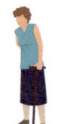

◘ **Figuur 1.6** Grijze druk. Bron: Lekkerkerker en Pelzer (2017)

rest van Nederland (Rapport Taskforce De juiste zorg op de juiste plek 2017), tegelijkertijd zal het aantal zorgbehoevenden in dezelfde tijd in Limburg door de vergrijzing meer dan verdubbelen. Het lijkt nu al een toenemend probleem om nieuwe huisartsen en thuiszorgmedewerkers voor de regio Noord-Limburg te vinden (Seuren 2015). Daarbovenop blijven de kosten van de zorg maar toenemen. Besteedt een modaal gezin nu al een kwart van zijn inkomen aan zorgpremies, in 2040 kan dat oplopen tot tussen de 30 en 45 % van het inkomen (Centraal Plan Bureau 2011). De conclusie is dat we, ook al zouden we dat willen en zélfs al zouden we daar het geld voor hebben, dit niet kunnen oplossen. Er bestaan misschien nog wel ziekenhuizen, verpleeghuizen, verzorgingstehuizen en huisartspraktijken als gebouw, maar er zullen (te) weinig professionals in rondlopen en dit heeft een ontwrichtende invloed op de samenleving en op de nog overblijvende professionals.

1.3.3 De COVID-19-crisis

Een voorproefje wat de maatschappij en de zorg te wachten staat hebben we misschien kunnen ervaren door de lockdown die ons land overviel in 2020. De huisartspraktijken in Nederland gingen grotendeels op slot. Huisartsen in Nederland hadden vanaf 12 maart tot en met 10 april 2020 naar schatting 360.000 minder verwijzingen naar een medisch specialist dan de jaren ervoor in dezelfde periode (Nederlandse Zorgautoriteit 2020). De COVID-crisis maakte pijnlijk zichtbaar dat er een tijd minder huisartsen- en ziekenhuiscapaciteit beschikbaar was. De Nederlandse Zorg Autoriteit (NZa) maakt zich zorgen over een stuwmeer aan uitgestelde en onvervulde zorg die dit zou kunnen opleveren. De anderhalvemetereconomie zorgt ervoor dat huisartsen- en ziekenhuiszorg zo georganiseerd moeten worden dat patiënten, letterlijk en figuurlijk, waar dat kan zo veel mogelijk op afstand worden gehouden tot er een vaccin gevonden is en dat breed wordt toegepast. Aan de andere kant maakt huisarts Barnhoorn zich juist zorgen over het gebruik van 'oorlogstaal' als vechtmetaforiek (We zijn in staat van oorlog! Samen ten strijde tegen corona!) in het 'gevecht' tegen corona en het gevaar dat dat ten koste gaat van *het goede gesprek* met de patiënt. Oorlogsmetaforiek werkt, volgens Barnhoorn, in de hand dat helpen door dokters vaker wordt begrepen als behandelen (Barnhoorn 2020). Hierdoor ligt de focus op het virus en minder op wat voor consequenties dit op andere fronten heeft.

De Sociaal Economische Raad (SER 2020) schreef aan de minister van Volksgezondheid, Welzijn en Sport in haar verkenning *Zorg voor de toekomst* dat de COVID-crisis bovenal de noodzaak illustreert om onze gezondheidszorg nog meer toekomstbestendig te maken. De COVID-crisis confronteert ons met de constatering dat het niet vanzelfsprekend is dat voldoende gekwalificeerd personeel beschikbaar is om iedereen zorg van hoge kwaliteit te geven. Het dwingt ons om anders na te gaan denken over de buffers die we in onze gezondheidszorg nodig hebben. Het laat daarnaast zien dat bepaalde groepen extra kwetsbaar zijn voor gezondheidsrisico's die het gevolg zijn van uitstel van reguliere zorg en de sociale en mentale effecten van de lockdown, met als risico dat dat tot verdere gezondheidsschade leidt. De COVID-crisis doet een uitzonderlijk zwaar beroep op alle mensen die in de zorg werken. Het ziekteverzuim in deze groep is al hoog en werd door de crisis verder verhoogd. Daarbovenop stagneren stages en opleidingen in de zorg, wat weer consequenties zal hebben voor de instroom van nieuwe mensen in de zorg. Tot slot constateert de SER dat de COVID-crisis de digitale transformatie van de zorg fors heeft versneld. Ze verwacht dat de zorg zich ontwikkelt richting meer digitale zorg op afstand (SER 2020).

Zoals hierboven al opgemerkt zijn de crises versterkt door onze huidige medisch-analytische werkwijze. Positieve Gezondheid kan een antwoord geven op de vraag hoe om te gaan met deze crises en de gezondheidszorg toekomstbestendiger te maken. Het levert een werkwijze op waarin het mogelijk is om uit het medisch-analytische denkmodel te stappen. Hiermee worden individuen en gemeenschappen in hun kracht gezet om zo weerbaarder te zijn voor crises. De vraag is: hoe dan?

1.4 Van een medisch-analytische werkwijze naar een ander gesprek

In de kern worden medisch studenten in het basiscurriculum, coschappen en huisartsgeneeskunde opgeleid volgens het medisch-analytische denkmodel. Ze leren welke medische symptomen en klachten er zijn, welke ziektebeelden passen bij de gepresenteerde klachten en hoe deze behandeld dienen te worden. Ook wel diagnose-receptmodel genoemd. Karakteristiek voorbeeld van deze manier van werken is een start van het contact met de patiënt die met het verzoek komt om hulp om ergens van af te komen. Bijvoorbeeld de patiënt die af wil van zijn vervelende hoest met koorts, die na analyse gediagnosticeerd wordt als een longontsteking, wat een antibioticum als behandeling oplevert, waardoor de patiënt weer herstelt. Het probleem is echter dat tot 40 % van de lichamelijke klachten (hoofdpijn, buikpijn), die door patiënten in de huisartspraktijk worden gepresenteerd, geen vindbare lichamelijke oorzaak hebben (Olde Hartman et al. 2013; Rosendal et al. 2016; Kroenke 2014). In de tweede lijn is op sommige poli's (interne geneeskunde, gynaecologie) dit percentage nog hoger (60–70 %) (Nimnuan et al. 2001). Als bij deze klachten vastgehouden wordt aan een medisch-analytische werkwijze, zal er meer analyse volgen en ligt inschakelen door de huisarts van medisch-specialistische zorg voor de hand (het feit dat het percentage onverklaarde medische klachten bij de specialist nog hoger is dan bij de huisarts, is een aanwijzing dat dit dus ook gebeurt). Dit geeft kans op iatrogene schade van invasieve diagnostiek of fout-positieve diagnostische onderzoeken. Dit heeft nog weer meer analyse tot gevolg, die niet tot een verklarende diagnose zal leiden en de patiënt en de zorgverlener in een wurggreep houdt. Daarnaast is uit de literatuur bekend dat 75 % van deze gepresenteerde lichamelijke klachten na enkele weken tot maanden weer verdwenen zijn (Kroenke 2014).

Een medisch-analytische werkwijze op deze self-limiting klachten toepassen betekent nadere diagnostiek om te kunnen geruststellen, terwijl geruststellen via een niet-medisch denkmodel misschien een veel passender optie is. Van de 25 % van deze gepresenteerde klachten die wel langer duren zal een klein gedeelte (prevalentie 2,5 %) leiden tot langdurige ernstige somatisch onbegrepen lichamelijke klachten (SOLK) (Olde Hartman et al. 2013). Zeer belastend voor de patiënt, een uitdaging voor de dokter, maar een medisch-analytische werkwijze past hier niet. Voor een groot gedeelte van de 60 % van de lichamelijke klachten waar wel een vindbare lichamelijke oorzaak voor is, is een medisch-analytische werkwijze prima geschikt, maar een gedeelte van deze klachten betreft (het begin) van een ernstige chronische ziekte. We kunnen deze ziektes (bijvoorbeeld dementie, diabetes) wel opsporen, maar niet met het medisch-analytische denkmodel oplossen. Veeleer zal het bij deze patiënten en mantelzorgers gaan om gesprekken over en begeleiding in hoe met deze ziekte betekenisvol om te gaan (dementie). Of is de rol van leefstijl, gedrag en therapietrouw van de patiënt bepalender voor de uitkomst op langere termijn (diabetes) dan de medische interventies.

Voor de meerderheid van de gepresenteerde klachten in de huisartspraktijk is de medisch-analytische werkwijze daarom dus niet geschikt. Onze op ziekte gerichte zorg is echter met name ingericht ten faveure van deze medisch-analytische werkwijze. Artsen benaderen de meeste klachten met dit model en de financiering van de zorg is erop gericht te komen tot diagnoses en behandelingen. Honderd miljard euro wordt er jaarlijks uitgegeven aan zorg waarin deze medisch-analytische werkwijze in optima forma kan floreren, aan huisartsenzorg wordt maar 4 % van dat bedrag geïnvesteerd (CBS 2019) en aan preventie nog minder. Exacte cijfers over preventie ontbreken, maar gevraagd naar de uitgaven aan preventie noemde staatssecretaris Blokhuis van het ministerie van Volksgezondheid, Welzijn en Sport (VWS) in een algemeen overleg een bedrag van slechts 2 miljard euro, 2 % dus van het jaarlijks aan zorg uitgegeven bedrag (Kamerstuk Preventief gezondheidsbeleid 2018).

Wat kan Positieve Gezondheid hierin betekenen? Het kan tegenwicht bieden aan deze verkokerde wijze waarop wij de gepresenteerde klachten van patiënten benaderen, die je *'hoe kom ik ergens vanaf'-geneeskunde* zou kunnen noemen. Vanuit Positieve Gezondheid kan naar de gepresenteerde klachten op een oplossingsgerichte manier gekeken worden als: *'waar wil je naartoe'-geneeskunde*, treffend beschreven door Bannink & McCarthy met de metafoor van de taxichauffeur.

> **Casus nr. 3: De taxichauffeur en een motorcross**
> Oplossingsgericht werken is vergelijkbaar met het werk van een taxichauffeur. Patiënten bepalen de bestemming van de rit (het doel) en het is de verantwoordelijkheid van de oplossingsgerichte behandelaar om hen daar veilig te brengen, via de kortst mogelijke route, zo comfortabel mogelijk en tegen de laagst mogelijke kosten. De eerste vraag die de taxichauffeur je stelt als je instapt is: 'Waar wilt u naar toe?' en niet: 'Waar wilt u vandaan of vanaf?' Als patiënten dan antwoorden: 'Niet naar het vliegveld' ('Dit probleem wil ik niet' of 'Dat ik van mijn hoofdpijn af ben'), vraagt de oplossingsgerichte behandelaar waar ze dan wel naartoe willen (Bannink en McCarthy 2014).

De motorcross

Een achttienjarige jongen kreeg drie jaar geleden een ernstig ongeluk bij een motorcross, waarbij een levensbedreigend epiduraal hematoom ontstond bij een impressiefractuur van de schedel en een hersencontusie. Een succesvolle spoedoperatie volgde waarbij het beschadigde stuk van de schedel vervangen werd door een metalen plaatje. Na een korte periode van blijdschap vanwege het overleven van het ongeval wordt ook duidelijk dat hij erg moe blijft en overdag extra moet slapen. Hij heeft er moeite mee om dingen te onthouden en zich gedurende langere tijd te concentreren. Ook heeft hij veel last van hoofdpijn. Neurocognitief onderzoek laat zien dat er met name problemen zijn met prikkelverwerking en uitvoeren van dubbeltaken. Er wordt een niet-aangeboren hersenletsel geconstateerd en omdat hij niet meer mee kan komen op school wordt gezocht naar 'passend onderwijs'. Het meeste verdriet geeft echter dat hij zijn hobby (motorcross) niet meer mag uitoefenen vanwege het plaatje in zijn hoofd. Een half jaar na het ongeval volgt een gesprek met de huisarts vanwege hoofdpijn, depressieve klachten, concentratie- en slaapproblemen. Hij worstelt met de beperkingen en datgene wat hij niet meer kan in zijn leven. De metafoor van de taxichauffeur wordt besproken en hem wordt gevraagd of hij zou willen nadenken over wat hij, gezien de omstandigheden, nog wel zou kunnen en waar hij mee bezig zou willen zijn. Hij is hiertoe bereid en er volgen twee gesprekken met de praktijkondersteuner GGZ, waarin nagedacht wordt over nieuwe hobby's en daginvulling. Na twee gesprekken vertelt hij al dat hij voldoende aanknopingspunten heeft om mee aan de slag te gaan. Twee jaar later spreekt de huisarts hem weer voor een andere klacht. De huisarts vraagt hoe het hem vergaan is. Hij vertelt dat het heel goed met hem gaat. Heeft een nieuwe hobby opgepakt: vissen. Is er daarnaast trots op dat hij is gestopt met roken en hij is als vrijwilliger gaan werken in een verzorgingsinstelling en vandaaruit gestart met een beroepsbegeleidende leerweg in de zorg. Op de vraag van de huisarts hoe hij dat voor elkaar heeft gekregen zegt hij: 'Goed naar jezelf leren luisteren en rekening houden met wat je lijf je vertelt. Daarnaast niet iets nastreven dat niet haalbaar is, reële doelen in je leven ervoor in de plaats nemen. Zoals die taxichauffeur, waar je over vertelde!' Hij straalt als hij dit vertelt en sluit af met: 'Deze wijze lessen heb ik aan mijn ongeval te danken, ook dat kan ik nu een plek geven. En ik heb echt veel minder last van mijn concentratieprobleem en hoofdpijn, ik slaap weer goed en heb weer een doel in mijn leven!'

In het voorbeeld van de taxichauffeur en de motorcross (kader) zie je wat een ander gesprek kan toevoegen in je praktijk. Niet alleen voor de patiënt, maar ook voor jou als huisarts. Deze oplossingsgerichte benadering kan consequent worden toegepast in de huisartspraktijk. Het biedt andere vervolgstappen en oplossingen voor de meerderheid van de gepresenteerde klachten. Voor een groot gedeelte vallen die buiten de medisch-specialistische gezondheidszorg, maar in het sociale domein. Soms ook kunnen klachten door zelfhulp of samen in de gemeenschap worden opgelost.

Het andere gesprek is niet nieuw in de huisartsenzorg en niet exclusief verbonden aan Positieve Gezondheid. Het sluit naadloos aan op de kernwaarde persoonsgerichte zorg van het huisartsenvak, waarover meer in ▶ H. 3. De nuances die het brede gezondheidsgerichte gedachtegoed van Positieve Gezondheid en het andere gesprek je kunnen opleveren is de basis voor dit boek. Het Nederlands Huisartsen Genoot-

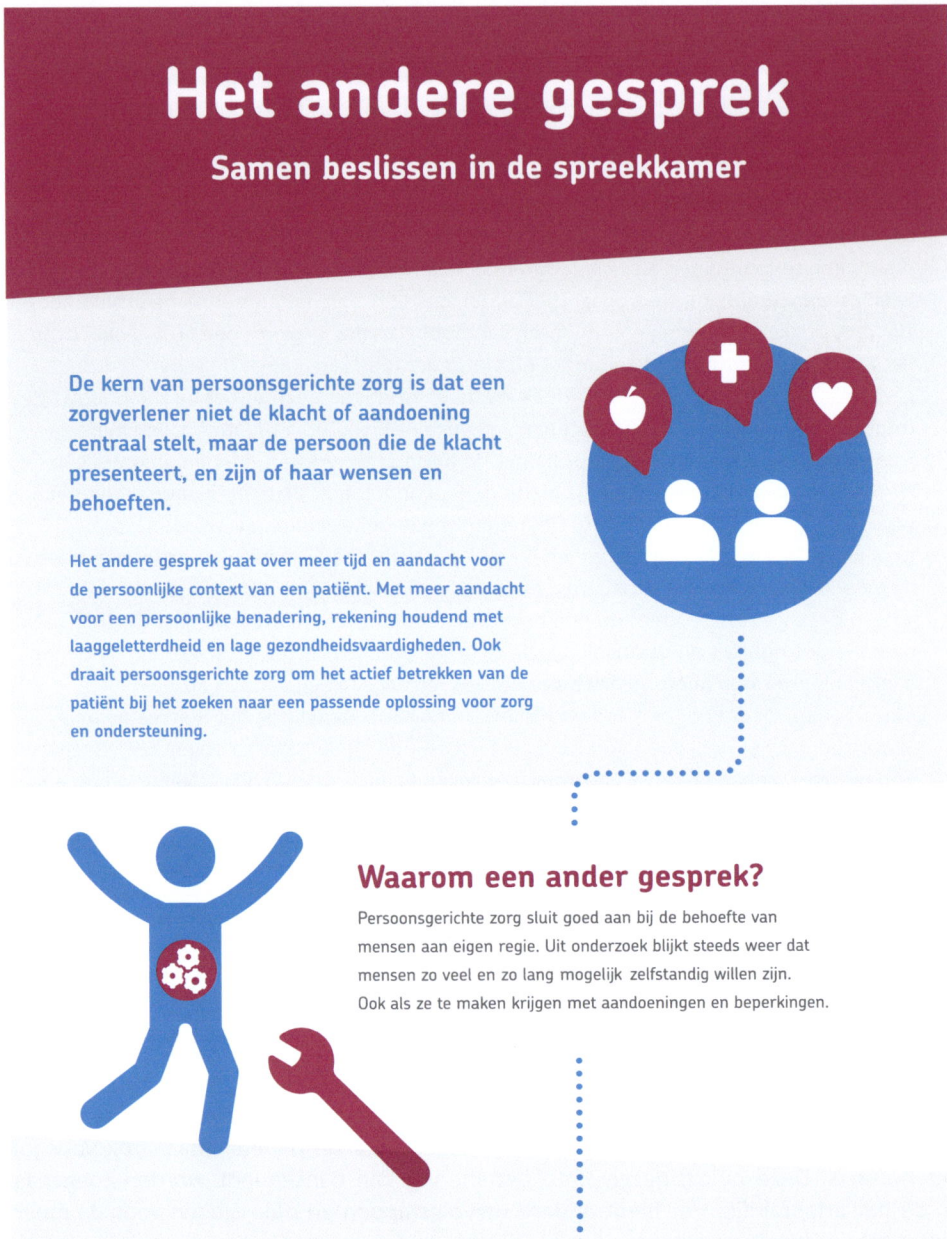

■ Figuur 1.7 Het andere gesprek. Infographic Persoonsgerichte zorg. Bron: InEen (2019)

schap maakte er samen met InEen en Zelfzorg Ondersteund! een infographic over, die de brede toepasbaarheid van persoonsgerichte zorg in het algemeen, en het andere gesprek in het bijzonder schetst (■ fig. 1.7) (InEen 2019).

Hoe *het andere gesprek* onder de verschillende beroepsgroepen wordt gestimuleerd en aangeboden wordt in de verschillende links vanuit de infographic persoonsgerichte zorg duidelijk gemaakt. Gedurende het hele boek zal met voorbeelden en casuïstiek worden geïllustreerd wat de toegevoegde waarde is van het voeren van *het andere gesprek*. In ▶ H. 4. krijg je vele handvatten voor hoe je zelf kunt starten met het voeren van *het andere gesprek* met Positieve Gezondheid. Ook kun je lezen wanneer en met wie een Positieve Gezondheid-gesprek kan worden gevoerd. Maar wat betekent deze werkwijze voor de rol van de huisarts?

1.5 De veranderende rol van de huisarts

Wat betekenen de huidige ontwikkelingen voor de toekomst van de huisartsen en hoe verhoudt Positieve Gezondheid zich hiertoe? In het licht van de uitdagingen die onze maatschappij te wachten staan is het goed dat huisartsen een van de kernwaarden hebben aangescherpt van *generalistisch* naar *medisch-generalistisch* (Toekomst huisartsenzorg 2020a). Al is het maar om aan te geven dat wij, huisartsen, niet (alleen) verantwoordelijk zijn voor het roze gedeelte van de driehoek (◘ fig. 1.3). Het concept van Positieve Gezondheid laat zien dat burgers gezondheid zien als veel breder dan alleen lichamelijke en geestelijke problemen en dat burgers aangesproken kunnen worden op de kracht en eigen regie van individu en gemeenschap. Positieve Gezondheid ontstijgt daarmee het domein van alleen de zorgprofessional. Het geeft huisartsen mogelijkheden om patiënten oplossingen aan te laten dragen die met leefstijl (Sayburn 2018) te maken hebben of niet in het strikte medisch-analytische denkmodel liggen. Het signaleren en bespreekbaar maken van psychosociale en welzijnsproblematiek is een taak van de huisarts. Het praktisch organiseren van niet-medische vervolgzorg gericht op deze problematiek is echter geen taak van de huisarts. (Toekomst Huisartsenzorg 2020b). Dat maakt dat de rol van *poortwachter* (naar de tweede lijn) kan verschuiven naar die van *gids, bruggenbouwer of coach*. Soms zul je als huisarts doorverwijzen naar een specialist voor medische diagnostiek en behandeling. Echter veel meer dan nu het geval is, kan er met het gedachtegoed van Positieve Gezondheid voor andere oplossingen worden gekozen. Deze liggen bijvoorbeeld in het sociaal-maatschappelijke domein. Het is gericht op wat iemand nog wel kan, met nadruk op leefstijl en gezondheidsbevordering en meer op oplossingen dan op beperkingen. Hoe? Met wetenschappelijk onderzoek is gevonden dat de brede blik op gezondheid aansluit bij de zienswijze van de mensen zelf. Hierover kun je in ▶ H. 2 lezen, waarin wordt ingegaan op de ontstaansgeschiedenis van het concept Positieve Gezondheid.

1.5.1 Samenvatting

De huisartsgeneeskunde staat onder druk. Hoe lang blijft de geleverde zorg op deze manier nog houdbaar? In de toekomst zal het nog schrijnender worden. Er is een mismatch, met een gebrek aan zorgprofessionals en te hoge kosten van de zorg bij een toenemende vergrijzing van de bevolking. Het concept van Positieve Gezondheid geeft de mogelijkheid om met een andere bril naar ziekte en gezondheid te kijken. Positieve Gezondheid leidt tot een ander gesprek dat meer oplossingsgericht is en zelfregie stimuleert. Het richt zich op betekenisgeving in plaats van de nu meer overheersende medisch-analytische benadering van patiënten. Het kan een oplossing bieden voor wat er nu vastloopt in de zorg. Aandacht voor leefstijl, betekenisvol leven en burgerinitiatieven die verbinding en zelfredzaamheid bevorderen spelen een belangrijke rol in de toepassing van Positieve Gezondheid in de huisartspraktijk.

Voor meer informatie, achtergrond of filmpjes over dit hoofdstuk zie QR scan.

Literatuur

Bannink, F., & McCarthy, J. (2014). The solution-focussed taxi. *Counseling today*. Opgehaald van het web in juni 2020 van ▶ https://ct.counseling.org/2014/05/the-solution-focused-taxi/.

Barnhoorn, P. (2020). Stop de oorlogstaal en ga het gesprek aan. *Medisch Contact, 75,* 20–21.

Blitterswijk, L. (2020). Ziekteverzuim in zorgsector het hoogst. *Medisch Ondernemen*. Opgehaald van het web in juni 2020 van ▶ https://www.medischondernemen.nl/medisch-ondernemen/ziekteverzuim-in-zorgsector-het-hoogst.

Brabers, A., De Wit, N., Meijman, B., & De Jong, J. (2019). Burgers over kernwaarden en kerntaken huisarts. *Huisarts en Wetenschap, 62*(10), 23–28.

Centraal Bureau voor Statistiek (2016). Gezonde levensverwachting naar opleidingsniveau. Opgehaald van het web in juni 2020 op ▶ http://statline.cbs.nl/Statweb/publication/?DM=SLNL&PA=71885ned&D1=0-4&D2=a&D3=0,14&D4=a&D5=0&D6=l&VW=T.

Centraal Bureau voor Statistiek (2019). Zorguitgaven stijgen in 2018 met 3,1 procent. Opgehaald van het web in juni 2020 op ▶ https://www.cbs.nl/nl-nl/nieuws/2019/25/zorguitgaven-stijgen-in-2018-met-3-1-procent.

Centraal Bureau voor Statistiek (2020). Statline. Gezonde levensverwachting; vanaf 1981. Opgehaald van het web in september 2020 van ▶ https://opendata.cbs.nl/statline/#/CBS/nl/dataset/71950ned/line?ts=1599276583411.

Centraal Plan Bureau (2011). Trends in gezondheid en zorg. Opgehaald van het web in juni 2020 van ▶ https://www.cpb.nl/publicatie/trends-in-gezondheid-en-zorg#.

Deeg, D., & Nusselder, W. (2020). Is langer leven ook gezonder leven? *Demos: Bulletin Over Bevolking en Samenleving, 36*(1), 4–7. ▶ https://nidi.nl/demos/is-langer-leven-ook-gezonder-leven/.

Eekhof, J. (2017). Het aanzien van de huisarts. *Huisarts en Wetenschap, 60,* 430.

Elseviers Weekblad, Anoniem (1946, 26 oktober). Mgr. Lemmens sprak: "Wij kunnen, wij mogen niet zwijgen" Nood in Noord-Limburg. *Elseviers Weekblad*, p. 1.

Het Roer Moet Om (2019). Persbericht. Opgehaald van het web in juni 2020 van ▶ https://www.hetroermoetom.nu/pdf/Persbericht-HETROERMOETOM-Aanbieding-boekje-enquete-tweede-kamer-20191125.pdf.

Holt-Lunstad, J., Smith, T. B., & Bradley Layton, J. (2010). Social relationships and mortality risk: A meta-analytic review. *PLoS*. ▶ https://doi.org/10.1371/journal.pmed.1000316.

Houben, N. (2020). Boodschap huisartsenorganisaties aan politieke partijen. Het zorghuis wankelt. *De Eerstelijns, 12*(6), 10–11.

Huber, M., Knottnerus, J. A., Green, L., et al. (2011). How should we define health? *BMJ, 343*(4163), 235–237.

Huber, M. (2014). *Towards a new, dynamic concept of Health. Its operationalisation and use in public health and healthcare, and in evaluating the health effects of food.* Maastricht: Thesis Maastricht University. ISBN 978-94-6259-471-5.

Huber, M., Van Vliet, M., Giezenberg, M., et al. (2016). Towards a 'patient-centred' operationalisation of the new dynamic concept of health: A mixed methods study. *BMJ Open, 2016*(5), e010091.

InEen (2019). Infographic Persoonsgerichte zorg. Opgehaald van het web in oktober 2020 van ▶ https://ineen.nl/wp-content/uploads/2020/02/InEen-Nhg-ZO-Infographic-Persoonsgerichte-zorg.pdf.

Jung, H. P. (2020). Overleven, zo lang mogelijk leven, betekenisvol leven. Kantelingen in de zorg aan de hand van de ervaringen van een plattelandsdokter. *Tijdschrift voor Geneeskunde en Ethiek, 30*(4), 118–122.

Literatuur

Kaljouw, M., & Van Vliet, K. (2015). *Naar nieuwe zorg en zorgberoepen: de contouren*. Zorginstituut Nederland: Diemen.

Kamerstuk Preventief Gezondheidsbeleid (2018). Overheid.nl. Staatsecretaris Paul Blokhuis in Kamerstuk 11-06-2018 11:18. Tweede Kamer der Staten Generaal 2017–2018, 32793 nr. 312.

Kleijne, I. (2020). Huisartsen geven wake up call in Den Haag. (2020). Opgehaald van het web in juni 2020 van ► https://www.medischcontact.nl/nieuws/laatste-nieuws/nieuwsartikel/huisartsen-geven-wake-up-call-in-den-haag.htm.

Kreuzer, A. (2008). *Afferdse bijnamen en de verhalen eromheen*. Afferden: Minoprint.

Kroenke, K. (2014). A practical and evidence-based approach to common symptoms: A narrative review. *Annals of Internal Medicine, 161*(8), 579–586.

Landelijke Huisartsen Vereniging (2017). *De huisarts kan meer voor minder patiënten betekenen*. Factsheet.

Landelijke Huisartsen Vereniging (2018). *Meer tijd voor de patiënt. Uitkomsten onderzoek. LHV 15 maart 2018*. Utrecht: Newcom Research & Consultancy B.V.

Lekkerkerker, J., & Pelzer, P. (2017). Trendverkenning demografische transitie Noord-Limburg. Drukkerij Printvisie, Venlo. Opgehaald van het web in januari 2021 van ► https://www.retailinsiders.nl/docs/e364729d-e97b-43a6-8c71-2808ea73a7df.pdf.

Luyten, M. (2015). *Het geluk van Limburg*. Amsterdam: De Bezige Bij.

Mak, G. (1996). *Hoe God verdween uit Jorwerd*. Amsterdam: Uitgeverij Atlas.

Movisie. Wat werkt bij de aanpak van eenzaamheid. (2020). Opgehaald van het web in juni 2020 van ► https://www.movisie.nl/publicaties/wat-werkt-aanpak-eenzaamheid.

Nederlandse Zorg Autoriteit. (2020). Opgehaald van het web in juni 2020 van ► https://www.nza.nl/actueel/nieuws/2020/04/20/reguliere-zorg-komt-gefaseerd-weer-op-gang.

Nimnuan, C., Hotopf, M., & Wessely, S. (2001). Medically unexplained symptoms: An epidemiological study in seven specialities. *Journal of Psychosomatic Research, 51*, 361–367. ► https://doi.org/10.1016/S0022-3999(01)00223-9.

Olde Hartman, T. C., Blankenstein, A. H., Molenaar, A. O., Bentz van den Berg, D., Van der Horst, H. E., Arnold, I. A., et al. (2013). NHG-Standaard Somatisch Onvoldoende verklaarde Lichamelijke Klachten (SOLK). *Huisarts en Wetenschap, 56*(5), 222–230.

Overgoor, L., Aalders, M., & Muller, I. S. (2006). Big! Move, beweging in gedrag van patiënt en huisarts. *Huisarts en Wetenschap, 49*(1), 50–55. ► https://doi.org/10.1007/BF03084600.

Palm, J. (2012). *De moederkerk. De ondergang van rooms Nederland*. Amsterdam: Contact.

Polder, J., & Van der Lucht, F. (2020). Leefstijlgeneeskunde als maatschappelijk medicijn. In M. De Vries, T. De Weijer (Eds.), *Handboek leefstijlgeneeskunde. De basis voor iedere praktijk* (pp. 319–325). Houten: Bohn Stafleu van Loghum.

Rapport Taskforce De juiste zorg op de juiste plek (2017). Opgehaald van het web in juni 2020 van ► https://www.rijksoverheid.nl/documenten/rapporten/2018/04/01/de-juiste-zorg-op-de-juiste-plek.

RIVM Volksgezondheid en zorg (2020). Opgehaald van het web in juni 2020 van ► https://www.volksgezondheidenzorg.info/onderwerp/levensverwachting.

Rosendal, M., Carlsen, A. H., & Rask, M. T. (2016). Symptoms as the main problem: A cross-sectional study of patient experience in primary care. *BMC Family Practice, 17*(1), 29.

Rijksoverheid (2018). Aanpak eenzaamheid onder ouderen. Opgehaald van het web in augustus 2020 van ► https://www.rijksoverheid.nl/onderwerpen/eenzaamheid/aanpak-eenzaamheid.

Sayburn, A. (2018). Lifestyle medicine: A new medical speciality? *BMJ, 363*, k4442.

Seuren, E. (2015, 30 oktober). Tekort aan huisartsen dreigt in Noord-Limburg. *Dagblad De Limburger*. Opgehaald van het web in juni 2020 van ► https://www.1limburg.nl/tekort-aan-huisartsen-dreigt-noord-limburg.

Skipr redactie (2019). Huisartsenzorg komt in de knel. Opgehaald van het web in juni 2020 van ► https://www.skipr.nl/nieuws/huisartsenzorg-komt-in-de-knel/.

Sociaal-Economische Raad (SER) (2020). Zorg voor de toekomst. Over de toekomstbestendigheid van de zorg. Opgehaald van het web in juli 2020 van ► https://www.ser.nl/-/media/ser/downloads/adviezen/2020/zorg-voor-de-toekomst.pdf.

Toekomst huisartsenzorg (2020a). Opgehaald van het web in juni 2020 van ► https://toekomsthuisartsenzorg.nl/.

Toekomst huisartsenzorg (2020b). Opgehaald van het web in oktober 2020 van ► https://toekomsthuisartsenzorg.nl/kerntaken-in-de-praktijk/.

Van den Brekel-Dijkstra, K., Cornelissen, M., & Van der Jagt, L. (2020). De dokter gevloerd. Hoe voorkomen we burn-out bij huisartsen? *Huisarts en Wetenschap, 63*(7), 40–43. ► https://doi.org/10.1007/s12445-020-0765-8.

WHO (2006). Constitution of the World Health Organization 2006. Opgehaald van het web in juli 2020 van ► https://www.who.int/governance/eb/who_constitution_en.pdf.

Ik zweer / beloof dat ik de geneeskunst zo goed als ik kan zal uitoefenen ten dienste van mijn medemens. Ik zal zorgen voor zieken, gezondheid bevorderen en lijden verlichten.

Ik stel het belang van de patiënt voorop en eerbiedig zijn opvattingen. Ik zal aan de patiënt geen schade doen. Ik luister en zal hem goed inlichten. Ik zal geheim houden wat mij is toevertrouwd.

Ik zal de geneeskundige kennis van mijzelf en anderen bevorderen. Ik erken de grenzen van mijn mogelijk-

De ontwikkeling van een nieuw begrip van gezondheid

2.1 Het begrip gezondheid door de eeuwen heen – 26

2.2 Het ontstaan van de WHO en de definitie van gezondheid – 29
2.2.1 De operationaliseringen van de WHO-definitie – 30

2.3 Het initiatief tot een nieuw dynamisch concept van gezondheid – 30

2.4 De wetenschappelijke onderbouwing van Positieve Gezondheid – 32
2.4.1 Positieve Gezondheid – 34

2.5 Gezondheid als veerkracht – 35

2.6 De T-vormige professional: de professional van de toekomst – 37

2.7 Gezondheid als vertrekpunt: een paradigmashift in een ziektegericht systeem – 38
2.7.1 Samenvatting – 41

Literatuur – 42

© Bohn Stafleu van Loghum is een imprint van Springer Media B.V., onderdeel van Springer Nature 2021
M. Huber et al., *Handboek Positieve Gezondheid in de huisartspraktijk*,
https://doi.org/10.1007/978-90-368-2653-2_2

> **Kernboodschappen H. 2**
> - Artsen beloven gezondheid te bevorderen, maar wat is gezondheid?
> - Het medisch-analytische denkmodel is pas twee eeuwen oud
> - De definitie van gezondheid van de Wereldgezondheidsorganisatie is statisch, een nieuwe omschrijving is dynamisch en gaat om veerkracht
> - Patiënten zien gezondheid breed, die visie heeft geleid tot Positieve Gezondheid
> - De professional van de toekomst is vakbekwaam en ziet de hele mens
> - Positieve Gezondheid betekent een paradigmashift in ons denken, van ziektegericht denken naar gezondheid als vertrekpunt

Bij de feestelijke afronding van de studie geneeskunde beloven of zweren aankomende artsen om te gaan werken volgens de waarden van de – wat gemoderniseerde versie van – de eed van Hippocrates. Daarin zeggen zij ook toe om 'gezondheid te zullen bevorderen'.

Eerlijk gezegd zijn wij, de auteurs, ons van deze frase – en dus deze taak – in de artseneed lange tijd niet echt bewust geweest. Destijds kregen wij in onze hele studie maximaal vier tot zes uur college over voeding. Veel meer leerden we in onze opleiding niet over *gezondheid bevorderen*. Het leren kennen en herkennen van ziektes en hoe die te behandelen had prioriteit. Inmiddels is de verhouding tussen kennis over ziekte en over gezondheidsbevordering wel wat opgeschoven. In het nieuwe Raamplan 2020 voor het medisch curriculum wordt het belang van onderwijs in *preventie en gezondheidsbevordering* zelfs expliciet genoemd (Raamplan NFU 2020). Zie ook ▶ H. 7.

Hoe komt het dat het medisch denken zo sterk op ziekte is gericht? Deze eed die kersverse artsen afleggen is ontleend aan Hippocrates. Een arts die zeker niet alleen aan ziekte dacht. Aan hem wordt de uitspraak toegeschreven 'Laat uw voeding uw medicijn zijn en uw medicijn uw voeding'. Hoezeer we Hippocrates ook waarderen als de vader van de westerse geneeskunde – hij observeerde en onderzocht patiënten goed en dacht rationeel na over ziekte en gezondheid – toch kijken we over het algemeen met enige meewarigheid naar onze voorgangers. En we wanen ons met onze huidige kennis soms behoorlijk superieur aan hen. Maar is dat wel helemaal terecht? Het is waardevol om enige kennis te hebben van de historie van de geneeskunde en het denken over gezondheid. Ook in het verleden waren er waardevolle inzichten, die ook nu nog kunnen inspireren bij het streven naar meer balans tussen ziekte- en gezondheidsdenken. Het helpt ook om de essentie van Positieve Gezondheid beter te begrijpen. Daarom beginnen we dit hoofdstuk met een schets van de historische ontwikkeling van het medisch denken.

2.1 Het begrip gezondheid door de eeuwen heen

In de loop der jaren maakt de benadering van gezondheid een enorme transitie door. Van een holistische benadering, naar een smalle medicaliserende. In deze huidige tijd zien we weer een kanteling naar een bredere benadering ontstaan. De verandering door de jaren heen hebben wij weergegeven in een tijdlijn (zie ◘ fig. 2.1). Al in de vroegste bronnen over de mens wordt het verschil beschreven tussen ziekte en een toestand van 'goede gezondheid'. Het woord 'gezondheid' lijkt terug te voeren op het oud-middelnederlandse 'gesont' dat 'behouden en ongeschonden' betekent

2.1 · Het begrip gezondheid door de eeuwen heen

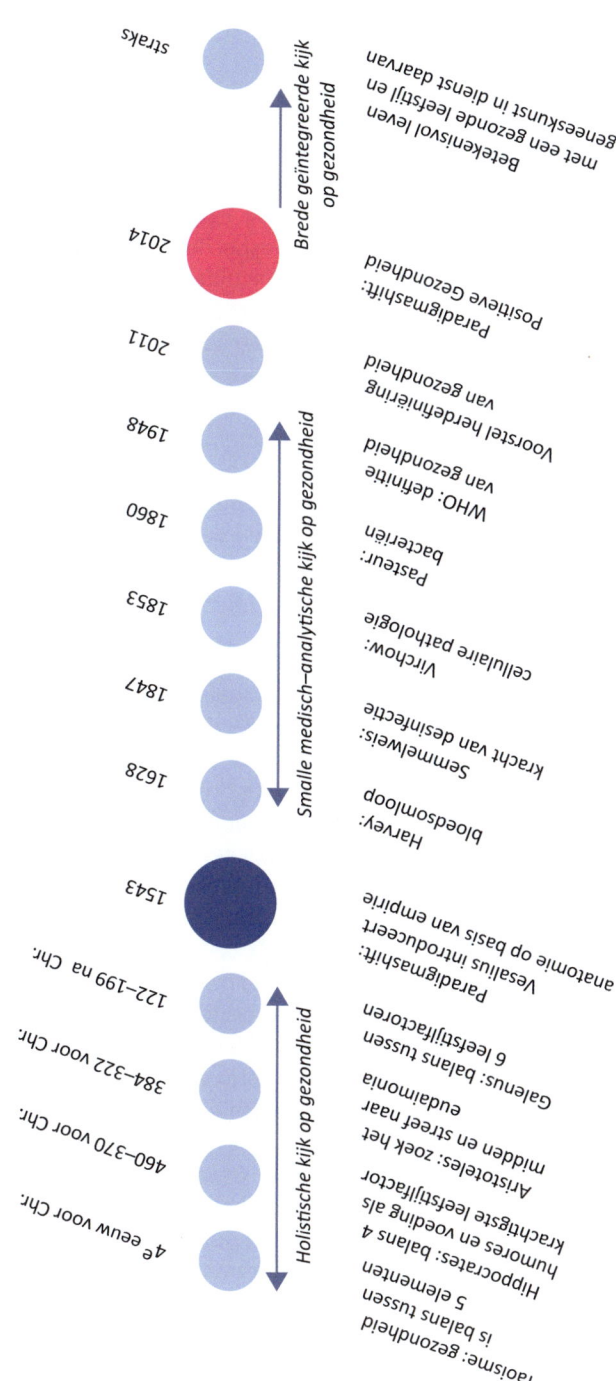

Figuur 2.1 Het begrip gezondheid door de eeuwen heen

(Van Veen en Van der Sijs 1997). 'Health', het Engelse woord voor gezondheid, betekent etymologisch heelheid, compleet zijn. Genezen, 'to heal', vinden wij nog terug in ons 'helen' en in 'heelmeesters'. De oorsprong daarvan zou liggen in het Germaanse 'hailiz', wat ook voor heelheid staat (Lindeboom 1982).

In verschillende visies in de oudheid werd gezondheid gezien als een balans tussen een aantal 'elementen', die diverse kwaliteiten representeren. In het Chinese taoïsme (vierde eeuw v. Chr.) zijn dat vijf elementen en de kwaliteiten Yin en Yang. De Griekse geneeskunde onderscheidde vier humores, gerelateerd aan de vier elementen. Deze waren gebaseerd op kennis uit het oude Egypte en Mesopotamië en werden door de Griekse arts Hippocrates verder gespecificeerd. Hippocrates (460–370 v. Chr.) beschouwde voeding als de krachtigste leefstijlfactor waarmee verstoringen in de balans tussen de elementen hersteld konden worden. Zijn (bijna-)tijdgenoot Aristoteles (384–322 v. Chr.), de invloedrijke Griekse 'vader van de westerse filosofie', stelde vanuit zijn visie op de mens dat het behouden van een goede balans, 'het midden', een deugd is en dat extremen vermeden moeten worden. Hij beschouwde een toestand van 'eudaimonia' (geluk of gelukzaligheid) als het uiteindelijke doel van het menselijke bestaan. Eudaimonia is geen statische toestand maar een continu proces om je persoonlijk potentieel tot ontplooiing te brengen en als mens tot bloei te komen. Door een dergelijke zelfverwerkelijking gaat een mens geluk en persoonlijk welbevinden ervaren, aldus Aristoteles. Overigens wordt in de huidige stroming van de positieve psychologie het begrip 'eudaimonia' weer als een na te streven doel beschreven (Bohlmeijer et al. 2015).

De Grieks-Romeinse arts Galenus (129–199 n. Chr.) verfijnde de op leefstijl gerichte therapieën van Hippocrates en beschreef zelfs zes leefstijlfactoren die in balans moeten zijn om een goede gezondheid te behouden. Gedurende vijftien eeuwen bleven deze gezichtspunten over het menselijk vermogen om, mede via leefstijlfactoren, een balans te scheppen en om zichzelf tot ontplooiing te brengen, van grote invloed op het denken in de westerse geneeskunde. Vanaf de zestiende eeuw begint een nieuw paradigma in de geneeskunde te ontstaan. In 1543 publiceerde Vesalius zijn studies over de anatomie van het menselijke lichaam op basis van secties op overledenen. Hij introduceerde met zijn werkwijze een nieuwe onderzoeksmethode in de geneeskunde, gebaseerd op empirie. Een eeuw later (1628) beschrijft William Harvey de bloedsomloop, in 1858 verschijnt de publicatie van Virchow over de cellulaire pathologie, Semmelweis ontdekt de kracht van desinfectie en Pasteur beschrijft het bestaan van bacteriën die hij onder zijn microscoop ziet. Met deze ontdekkingen verdwijnt de leer van de balans tussen de humores uit het medisch denken en wordt het paradigma van de celfysiologie, de microbiologie en de pathologische anatomie de dominante visie binnen de geneeskunde. Ziekten zijn geen verstoring meer van een balans, maar worden begrepen vanuit een fysieke basis en ook zo behandeld. Gezondheid wordt afwezigheid van ziekte. Ook komt in deze tijd de publieke gezondheidszorg op, in de snelgroeiende steden tijdens de industriële revolutie. Met een betere voeding, schoon drinkwater, riolering, afvalafvoer en de eerste vaccinatieprogramma's worden infectieziekten als cholera, tyfus en pokken teruggedrongen en tenslotte uitgeroeid.

De kennis is analytisch en natuurwetenschappelijk geworden, verder in dit boek beschreven als medisch-analytisch, en daarmee zijn inmiddels grote hoogten van medisch kunnen bereikt. Wat we gaandeweg zijn kwijtgeraakt met dit paradigma is het vermogen om de mens nog als *geheel* te zien en *gezondheid als een situatie van balans*, zoals onze voorgangers in de (westerse) geneeskunde dat konden. Toch beloven we met de eed van Hippocrates om ook gezondheid te bevorderen. Het is de doelstelling van Positieve Gezondheid om hier in een moderne vorm weer aan bij te dragen. Mede omdat patiënten zichzelf nog steeds als een geheel ervaren en ook graag zo gezien willen worden (zie ▶ par. 2.4).

2.2 Het ontstaan van de WHO en de definitie van gezondheid

Na de Eerste Wereldoorlog (WO I) waren er al enige initiatieven ontstaan om tot een internationale samenwerking te komen op het gebied van gezondheidszorg, maar WO II gaf daar een nog sterkere impuls aan. Toen in 1945 vijftig landen bijeenwaren in San Francisco om tot een samenwerking te komen die de wereldvrede zou bevorderen – resulterend in de Verenigde Naties (VN) – waren onder de aanwezigen drie artsen, afkomstig uit Noorwegen, Brazilië en China. Zij besloten te proberen om ook tot één wereldwijde medische organisatie te komen. Het lukte hen om het woord 'health' opgenomen te krijgen in de Charter van de VN en de aanbeveling te krijgen van de VN-vergadering om een 'WHO', een World Health Organization, op te richten. Het duurde van 1945 tot 1948 voor er consensus was over alle regelingen, formuleringen en vestiging. Op 7 april 1948 werd in Genève de eerste World Health Assemblee gehouden en trad de *WHO Constitutie* in werking. Deze constitutie begint met de principes waarop de WHO zich baseert.

Direct aan het begin van de constitutie presenteert de WHO haar *WHO-definitie van gezondheid*:

> *Health is a state of complete physical, mental and social well-being and not merely the absence of disease or infirmity.*

De definitie wordt vertaald als *Gezondheid is een toestand van volledig lichamelijk, mentaal en sociaal welbevinden en niet alleen de afwezigheid van ziekten of gebreken.* Bij de formulering waren enkele psychiaters betrokken, die erop hadden aangedrongen om de definitie breder te maken dan 'gezondheid als afwezigheid van ziekte'. In de notulen van de voorbereidingen staat beschreven 'Micro-organismen zijn niet langer de grootste vijanden van de mens ...' – er zijn immers sinds WO II antibiotica beschikbaar – 'maar het onvermogen van de mens om in harmonie met zichzelf te leven, is de grootste oorzaak van ziekten' (WHO 1946). Daar wil de WHO zich op richten en dat is de achtergrond van deze brede en heel idealistische definitie.

2.2.1 De operationaliseringen van de WHO-definitie

De WHO ziet het als één van haar taken om de gezondheid van de wereldbevolking in kaart te brengen, maar erkent zelf dat haar definitie niet makkelijk geoperationaliseerd kan worden.

Sinds 1948 zijn verschillende meetsystemen ontwikkeld, die gezamenlijk de WHO Family of International Classifications (WHO-FIC) genoemd worden (WHO update 2012). In eerste instantie ligt de focus op mortaliteit, diagnose en morbiditeit, maar gaandeweg ontstaat de behoefte om in relatie tot gezondheid meer in kaart te brengen. Dit komt tot uiting in de ICF. In de ICF worden zes domeinen onderscheiden:
- ziekte en aandoeningen
- functies en anatomische eigenschappen
- activiteiten en de beperkingen daarin
- participatie
- externe factoren
- persoonlijke factoren

De International Classification of Functioning (ICF) is *een classificatie* die voorziet in een standaard terminologie voor functioneren en externe factoren en een *schema* dat het conceptuele model van gezondheid representeert. Voor functies, anatomische eigenschappen, activiteiten, participatie en externe factoren zijn circa 1.500 categorieën uitgewerkt. Voor *persoonlijke factoren* is (nog) geen classificatie beschikbaar.

De ICF heeft een verwantschap met Positieve Gezondheid; de overeenkomsten en verschillen tussen de ICF en Positieve Gezondheid komen in ▶ H. 7 aan bod.

De diverse beschreven classificaties met hun gedefinieerde eenheden kunnen als basis dienen voor onderzoek. Daarnaast ontwikkelde de WHO ook WHO-vragenlijsten die bijvoorbeeld Quality of Life and Well-being en Health-related Quality of Life meten, alsmede de instrumenten voor de Quality Adjusted Life Years (QALY), de jaren die iemand in goede gezondheid leeft, en de Disability Adjusted Life Years (DALY), het aantal jaren dat iemand leeft met beperkingen door een ziekte. De DALY geeft een verlies van levensduur en kwaliteit van leven weer en de QALY juist een winst.

2.3 Het initiatief tot een nieuw dynamisch concept van gezondheid

Met een aantal zaken had de WHO geen rekening gehouden toen zij koos voor deze definitie van gezondheid. Ten eerste is een *definitie* een demarcatie, een *afbakening*. Dat betekent dat dus iedereen die niet aan deze omschrijving voldoet niet gezond is. Ten tweede kende men in de tijd dat de definitie werd geïntroduceerd vooral infectieziekten. Men meende, zoals hierboven beschreven, dat deze infectieziekte de wereld uit geholpen zouden worden met de zojuist beschikbaar gekomen antibiotica. Er was geen vermoeden dat enkele decennia later het de non-communicable diseases (NCD), de chronische ziektes, zouden zijn waarmee de mensheid vooral geconfronteerd wordt.

2.3 · Het initiatief tot een nieuw dynamisch concept van gezondheid

Sinds 1948 hebben vele denkers – van binnen en buiten de medische professie – zich beziggehouden met definities en concepten van gezondheid, naast die van de WHO (zie hiervoor Huber 2014).

Ondanks al dit denkwerk bleef de WHO-definitie onveranderd en is de definitie vandaag de dag nog steeds dé standaard. Samengevat komt de kritiek op de WHO-definitie vooral neer op het woord *complete* of *volledig* als de toestand van welbevinden op drie levensdomeinen, wat een vrijwel onbereikbare situatie is voor mensen. Met de toename van chronische ziekten, in combinatie met de voortgaande ontwikkeling van de medische technologie en diagnostiek is – in het perspectief van gezondheid als 'een toestand van volledig welbevinden' – vrijwel niemand meer gezond te noemen. Met deze formulering is bijna iedereen een patiënt die doorlopend behandeling dan wel medicatie nodig heeft. Onbedoeld wordt zo dus medicalisering bevorderd en wordt in de praktijk gezondheid toch gezien als afwezigheid van ziekte.

In 2008 werd in de *British Medical Journal* opgeroepen tot een wereldwijde discussie over hoe gezondheid gedefinieerd zou moeten worden (Jadad en O'Grady 2008). In Nederland herkennen de Gezondheidsraad en ZonMw de problematiek rond de WHO-definitie en namen zij het initiatief om in 2009 een internationale *invitational conference* te organiseren. Het doel was om van een statische definitie naar een meer dynamische en functionele definitie te komen. Eind 2009 kwamen 38 experts van diverse achtergronden gedurende twee dagen bijeen op de conferentie met de titel 'Is health a state or an ability? Towards a new dynamic concept of health'. Veel gezichtspunten kwamen aan bod in de discussies en deze zijn beschreven in een rapport (Gezondheidsraad en ZonMw 2010). Uiteindelijk is een nieuw dynamisch concept van gezondheid voorgesteld:

> *Health as the ability to adapt and self manage in the face of social, physical and emotional challenges (Huber et al. 2011).*

Bij de nieuwe formulering, gebaseerd op de conferentie, zijn de drie domeinen van de WHO-definitie aangehouden: lichamelijk, psychisch en sociaal. In het *lichamelijke domein* gaat het om het vermogen van het organisme om homeostase te handhaven, of onder veranderde omstandigheden en fysiologische stress (mits die niet té sterk is) via *allostase* naar een nieuw evenwicht te komen. Op het *psychische domein* werd aangesloten bij Antonovsky die de *sense of coherence* beschrijft als het fundament van mentale veerkracht (Antonovsky 1979). Op het *sociale domein* werd benadrukt dat mensen, ondanks een verminderd lichamelijk functioneren, succesvol kunnen leren hun leven zelf te managen en daarbij een hoge kwaliteit van leven ervaren. Uiteraard is dit *vermogen* leeftijdgerelateerd bedoeld. Een zuigeling kan dat niet op eenzelfde manier waarmaken als een volwassene en voor iemand in de laatste levensfase heeft dit ook weer een andere vorm. Toch is het vanuit deze visie mogelijk om op iedere leeftijd zo 'gezond' mogelijk te leven en dus zelfs 'gezond te sterven', op de jouw passende manier.

De conferentie had destijds als insteek om een nieuwe definitie te formuleren, maar het was de aanwezige hoogleraar sociale wetenschappen Paul Schnabel die wees op de beperkingen die de term *definitie* met zich meebrengt, namelijk een *afbakening*. Het doel van de conferentie was echter niet om te zorgen voor een afbakening, maar om een *werkrichting* aan te geven. Op grond van dit advies wordt er nu gesproken over een nieuw *concept* van gezondheid, bedoeld als een *karakterisering* (Blumer 1969).

2.4 De wetenschappelijke onderbouwing van Positieve Gezondheid

De formulering van het dynamische concept van gezondheid *Health as the ability to adapt and self manage in the face of social, physical and emotional challenges* was een eerste stap. Vaak wordt dit concept al *Positieve Gezondheid* genoemd, maar dat is niet correct. Dat begrip ontstond pas later, als resultaat van het vervolgonderzoek, en is een van de mogelijke uitwerkingen van het concept.

Nadat het concept in 2011 was gepubliceerd gaf ZonMw de opdracht om het *draagvlak* van het concept te onderzoeken en een aanzet te geven tot *operationalisering* ervan. Daartoe werd een *kwalitatief* en *kwantitatief* onderzoek verricht onder *zeven groepen* betrokkenen: patiënten met een diverse chronische aandoening, behandelaren (medisch specialisten & huisartsen, fysiotherapeuten en verplegenden & verzorgenden), beleidsmakers, zorgverzekeraars, gezondheidsvoorlichters, burgers en onderzoekers. Het eerste, *kwalitatieve deel* van het onderzoek bestond uit 50 interviews met in totaal 140 mensen, individueel of in focusgroepen. Uit de interviews bleek een groot draagvlak voor het concept.

Geïnterviewden vonden het *positief* in deze formulering 'dat de mens centraal staat en niet de ziekte'. Patiënten melden 'zich aangesproken te voelen in hun kracht en niet hun zwakte'. Gezondheid, zoals nu omschreven, biedt ook een mogelijkheid tot versterking van die gezondheid. Spontaan vertelden diverse respondenten 'dat gezondheid geen *doel* op zich zou moeten zijn, maar een *middel* om betekenisvol te kunnen leven'. Daar zou het in de huidige tijd om moeten gaan, nu chronische ziekten vaak goed te behandelen zijn en mensen daar vaak nog jaren mee leven. Geïnterviewden vonden het *negatief* en dus een aandachtspunt dat dit vermogen nogal wat van mensen vraagt: 'Is iedereen daar wel toe in staat?' Begeleiding op maat is dus nodig. Wat verder opviel was dat ziekte niet genoemd wordt in het nieuwe concept. De vraag ontstond of ziekte er dan niet meer toe doet. Dat is niet het geval. De auteurs van dit boek stellen hier uitdrukkelijk dat ziekte goed behandeld moet worden. Ziekte wordt gezien als 'een lichamelijke of geestelijke uitdaging van het leven'. Het is aan de patiënt om te bepalen wat voor hem belangrijk is. De behandeling zou daar dan zo mogelijk op moeten aansluiten (zie ▶ par. 2.6 en ▶ H. 4).

In het onderzoek werden ook de vragen gesteld (1) wat iemand beschouwt als *indicatoren van gezondheid* ('Waar leest u gezondheid aan af?') en (2) of de geïnterviewde vindt dat zijn indicatoren *bij het concept passen*. De eerste vraag resulteerde in *556 indicatoren* van gezondheid met een zeer brede inhoud. Daarbij viel op dat patiënten, anders dan de andere geïnterviewden, begrippen die met kwaliteit van leven te maken hadden, een zeer belangrijk onderdeel van gezondheid vonden. De onderzoekers categoriseerden de 556 indicatoren van gezondheid en in een consensusproces van twee

2.4 · De wetenschappelijke onderbouwing van Positieve Gezondheid

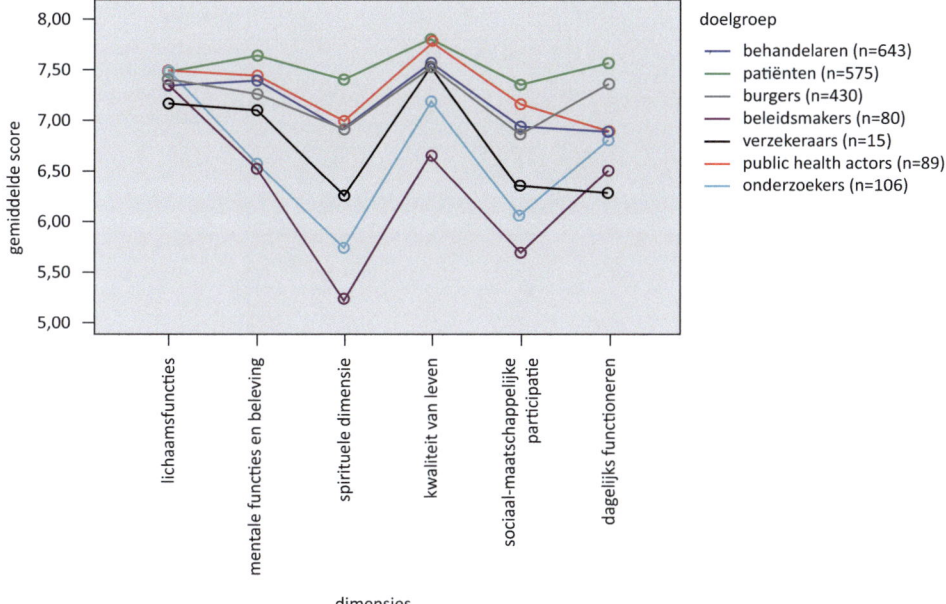

◘ **Figuur 2.2** Gemiddelde score per dimensie voor de verschillende deelnemende groepen. (Bron: Huber 2014)

onderzoeksinstituten werden deze begrippen verder geordend tot *zes hoofddimensies* met *32 onderliggende aspecten*. Deze hoofddimensies heetten aanvankelijk: *lichaamsfuncties, mentale functies en beleving, spirituele (of spiritueel-existentiële) dimensie, kwaliteit van leven, sociaal-maatschappelijke participatie en dagelijks functioneren*.

Op de tweede vraag ('Passen uw indicatoren bij het concept?') waren de antwoorden opmerkelijk. De geïnterviewden noemden zeer verschillende soorten begrippen. Toch vond de overgrote meerderheid dat hun keus van indicatoren wel goed bij het concept paste en daar dus een operationalisering van was.

In het tweede, *kwantitatieve deel* van het onderzoek werden de hierboven beschreven uitkomsten in een vragenlijst verwerkt en ter toetsing voorgelegd aan een veel grotere vertegenwoordiging van de zeven groepen betrokkenen. Hieraan deden 1938 respondenten mee.

De hierboven beschreven positieve en negatieve standpunten werden volledig gedeeld, dus er was veel draagvlak en de negatieve standpunten werden als waarschuwingen meegenomen. De deelnemers moesten vervolgens aangeven, op een schaal van 1 tot 9, in hoeverre ze de 32 indicatoren van gezondheid (aspecten genoemd) die onder de zes hoofddimensies vallen, bij 'gezondheid' vonden horen. De meningen tussen de diverse groepen bleken sterk te verschillen (◘ fig. 2.2).

Bij de dimensie *lichaamsfuncties* was iedereen het erover eens dat deze bij gezondheid hoort. Over de andere dimensies lagen de meningen uiteen. Patiënten scoorden alle dimensies hoog en toonden daarmee een *brede opvatting* over de invulling van gezondheid. Beleidsmakers en onderzoekers daarentegen scoorden alleen hoog op de

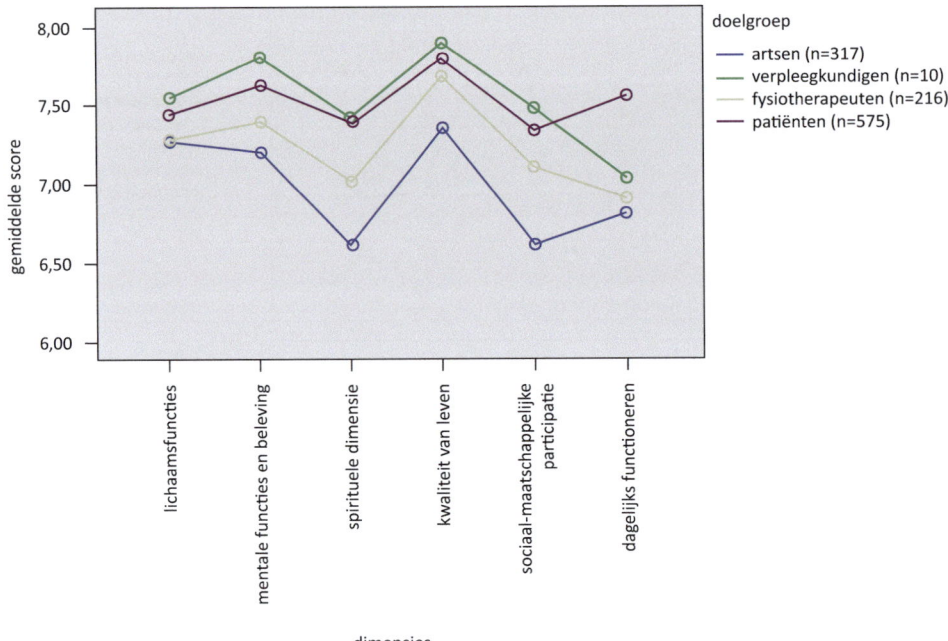

Figuur 2.3 Gemiddelde score per dimensie voor patiënten en diverse behandelaren. (Bron: Huber 2014)

dimensie *lichaamsfuncties* en enigszins bij *kwaliteit van leven*; zij hebben een *smalle, vooral medisch-analytisch gerichte opvatting* en volgen grotendeels de opvatting 'gezondheid is afwezigheid van ziekte'.

Verdere uitsplitsing van de behandelaren in artsen (medisch specialisten en huisartsen), fysiotherapeuten en verplegenden (en verzorgenden), naast patiënten, leverde het beeld in fig. 2.3 op. De verpleegkundigen (groen) bleken in hun denkwijze zeer dicht bij de patiënten (paars) te scoren. De fysiotherapeuten (beige) onderscheidden zich hier significant van, terwijl de artsen (blauw) zich daar weer significant van onderscheidden. Bij uitsplitsing van de artsen in medisch specialisten (50 %) en huisartsen (50 %) bleken deze groepen identiek te scoren.

Grote invloed op de scores bleek een universitaire opleiding te hebben, die leidde merendeels tot een smalle opvatting. Zelf een ziekte hebben of doorgemaakt hebben leidde – ook bij academici – tot een bredere opvatting over wat gezondheid inhoudt. Alleen bij de fysiotherapeuten werd dit effect van ziekte niet gevonden, een effect dat de onderzoekers niet konden verklaren. Ook leeftijd bleek van invloed: hoe ouder, hoe breder men denkt over gezondheid.

2.4.1 Positieve Gezondheid

Uit het onderzoek bleek dat het nieuwe concept van gezondheid breed werd omarmd. Echter, de *operationalisering* ervan met indicatoren leverde een probleem op. Er bleken tegenstellingen tussen opvattingen van de verschillende groepen, met *een smalle of een brede interpretatie.* De verschillen in interpretatie bleken zo groot, dat het bij het gebruiken van het woord *gezondheid* nodig is de vraag te gaan stellen 'Wat voor soort gezondheid bedoel je?' De uitweg uit dit dilemma was het besluit om de trend te volgen die in de zorg op dit moment algemeen herkend kan worden, namelijk dat men *de patiënt centraal wil stellen*.

In het kader van dit streven is het goed om te beseffen hoe patiënten over het algemeen denken, namelijk dat patiënten, zoals hierboven werd aangetoond, een brede opvatting over gezondheid hebben. Besloten werd deze brede opvatting te volgen. Om uit een eventuele spraakverwarring te komen werd voor de brede uitwerking van het concept de term *Positieve Gezondheid* gekozen, als werkbegrip. De keuze voor deze term heeft twee redenen. Ten eerste heeft de brede inhoud veel raakvlakken met de positieve psychologie. Maar bovendien bleek uit de notulen van de oprichting van de WHO dat men overwogen heeft om de term *positive health* te gaan gebruiken. Uiteindelijk ging dat niet door, maar na deze ontdekking werd gekozen voor de term Positieve Gezondheid, omdat deze dus in lijn blijkt te zijn met de intenties van de WHO. Onvermijdelijk roept dit begrip de vraag op of er ook zoiets als *negatieve gezondheid* bestaat? Dat begrip kun je zien als een aanduiding van *gezondheid per exclusionem*, een gezondheidsbegrip waarmee de oudere artsen onder ons nog zijn opgeleid.

De reden om het concept van gezondheid 'health as the ability to adapt and self manage in the face of social, physical and emotional challenges' niet ook Positieve Gezondheid te noemen is, dat dat concept ook anders uitgewerkt kan worden dan in dit onderzoek gebeurde. Een voorbeeld hiervan is het werk van Alex Jadad in Canada, die het concept uitwerkte op het gebied van samenwerkingsvormen die gezondheidsbevordering tot doel hebben, onder het begrip trusted networks (Jadad et al. 2018). Waar Positieve Gezondheid op individueel niveau de *zingeving* als centraal begrip heeft, is bij de uitwerking van Jadad op gemeenschapsniveau het *vertrouwen*. Beide uitwerkingen vullen elkaar aan.

De term Positieve Gezondheid wordt met hoofdletters geschreven, omdat de term al eerder in de literatuur gebruikt werd, maar met andere invullingen (Seligman 2008; Walburg 2016). Met de hoofdletters P en G wordt de uitwerking van het concept van gezondheid in de zes dimensies aangegeven (iPH 2020).

Dus wat is Positieve Gezondheid? *De brede uitwerking in zes dimensies van het concept 'gezondheid als het vermogen om je aan te passen en je eigen regie te voeren in het licht van de sociale, fysieke en emotionele uitdagingen van het leven'.*

Toen deze benadering veel enthousiasme bleek op te roepen is in 2015 de stichting 'Institute for Positive Health' opgericht, het iPH, dat vanaf 2016 actief helpt om Positieve Gezondheid te implementeren in de praktijk. De zes dimensies werden uitgewerkt tot *het spinnenweb* Positieve Gezondheid. Voor meer informatie, kijk ook op
▶ www.iph.nl.

2.5 Gezondheid als veerkracht

Al deze onderzoeksactiviteiten en de daaropvolgende ontwikkeling van instrumenten hebben tot doel een verandering van focus tot stand te brengen in het zorgsysteem: van een focus op ziekte en gezondheid als afwezigheid van ziekte, naar aandacht voor de veerkracht van mensen en de versterking van die veerkracht. Welke gezichtspunten zijn er ten aanzien van veerkracht, waar wij op kunnen aansluiten?

De naam van Antonovsky is in relatie tot veerkracht van groot belang. Antonovsky was een aanvankelijk Amerikaans en later Israëlisch medisch socioloog die zich veel heeft beziggehouden met wat mensen gezond maakt. Van hem is het begrip *salutogenese*, de kennis over het ontstaan van gezondheid, die hij plaatste naast de *pathogenese*, de kennis over het ontstaan van ziekte. Antonovsky werkte als onderzoeker in een ziekenhuis in Tel Aviv. Daar zag hij veel patiënten passeren die overlevenden waren van concentratiekampen in WO II en nadien naar Israël waren geëmigreerd. Veel van deze mensen waren getraumatiseerd, maar wat hem opviel was dat er onder de mensen met deze ervaringen een kleine groep was die hetzelfde had meegemaakt maar niet was getraumatiseerd. Hij vroeg zich af wat deze mensen typeerde dat hen zo veerkrachtig maakte dat zij deze vreselijke ervaringen goed hadden doorstaan. Hij vond drie eigenschappen, die hij gezamenlijk de *sense of coherence* noemde, te vertalen als *gevoel van samenhang*. De drie eigenschappen noemde hij, comprehensibility, manageability and meaningfulness.

— *Comprehensibility* staat voor het begrijpen van je situatie, tot op zekere hoogte uiteraard. We begrijpen nooit alles, maar het gaat erom dat je niet in verwarring bent.
— *Manageability* gaat over de mogelijkheid iets te dóen, om zelf keuzes te maken in je leven. Het gaat erom dat je je niet (compleet) machteloos voelt, geen slachtoffer.
— En tot slot gaat *meaningfulness* over een vorm van persoonlijke zingeving hebben in het leven. Volgens Antonovsky is de zingeving van deze drie eigenschappen de krachtigste (Antonovsky 1979).

Een andere bron van kennis over gezondheid zijn de gegevens over de *Blue Zones* in de wereld. Gebieden verspreid over diverse werelddelen waar mensen heel oud worden, vaak over de honderd, grotendeels zonder chronische ziekten en zonder mentale aftakeling. Wanneer de mensen sterven is dat meestal zonder een zwaar en lang ziekbed. De term *Blue Zones* komt van Dan Buettner (Buettner 2012), een journalist van de National Geographic (die op een wereldkaart met een blauwe viltstift de gezonde gebieden omcirkelde), die samen met anderen de leefstijlfactoren van de mensen in deze gebieden in kaart bracht. In totaal zijn zeven regio's geïdentificeerd: in Zuid-Japan, meerdere eilanden in het Middellandse Zeegebied, in Zuid-Zweden en in Midden- en West-Amerika. De vier belangrijkste leefstijlfactoren die al deze gebieden gemeen hebben zijn:
— *Voeding*: grotendeels plantaardig, weinig dierlijke eiwitten en men stopt met eten wanneer er verzadiging is en niet 'pas wanneer er niets meer bij kan'.
— *Bewegen*: de mensen bewegen veel, maar 'gewoon', tot op hoge leeftijd. Zonder sportscholen of stappentellers.
— *Zingeving*: mensen hebben een leven en bezigheden die zij als zinvol ervaren en zij blijven tot op hoge leeftijd daarmee actief. Pensionering en stoppen met werk kent men vaak niet, wel doet men wat rustiger aan.
— *Sociale inbedding*: mensen maken deel uit van een sociale gemeenschap. Dat kan een dorpsgemeenschap zijn, een familieverband of een spirituele gemeenschap, maar het belangrijkste is dat ze niet eenzaam zijn. Het is bekend dat eenzaamheid zeer schadelijk is voor de gezondheid (Holt-Lunstad 2010).

Wat opvalt is dat zowel bij de sense of coherence als bij de blue zones, *zingeving* een belangrijke factor is. Het belang van zingeving is ook benadrukt door de psychiater Viktor Frankl, die zelf drie jaar concentratiekampen overleefde (Frankl 2006). Na zijn kampervaringen was Frankl ervan overtuigd dat het de diepste behoefte en drijfveer van de mens is zijn eigen zingeving te vinden. En dat deze zingeving tevens de sterkste bron van kracht is waaruit een mens kan putten om moeilijke omstandigheden te doorstaan. Hij verwoordt dat als *Wie een reden heeft gevonden om voor te leven kan bijna alles aan*. Hij ontwikkelde een specifiek daarop gerichte therapie, de *Logotherapie*, om mensen te helpen hun persoonlijke zingeving te vinden. Een toegankelijke beschrijving van dit thema is het boek *De keuze* van Edith Eger (Eger 2017).

Bij het uitwerken van Positieve Gezondheid en het spinnenweb waren deze gegevens mede een inspiratie. In de werkwijze die wij met Positieve Gezondheid verbinden komen de drie elementen van de *Sence of Coherence* aan de orde, in een net iets andere volgorde:

- De eerste stap is om iemand te helpen meer overzicht over en vervolgens inzicht in zijn leven te krijgen door het invullen van het spinnenweb, zoals in ▶ H. 4 staat beschreven. Er ontstaat *comprehensibility*.
- Het gesprek dat bij de methodiek hoort, beoogt primair dat de persoon zich afvraagt wat hij zou willen veranderen, waar hij op hoopt of van droomt. De vraag naar de persoonlijke zingeving wordt aangeraakt: de *meaningfulness*.
- En wanneer dan gezocht wordt naar het eerste kleine stapje dat in die richting gezet kan worden, krijgt iemand iets in handen wat hij zelf kan doen. Ook al is daarnaast nog steun van anderen nodig. De *manageability* wordt geactiveerd.

In ▶ H. 4 is de praktische toepassing hiervan te lezen.

De leefstijlfactoren van de *Blue Zones* komen allemaal voor in het spinnenweb en kunnen ter sprake worden gebracht als daar behoefte aan is.

2.6 De T-vormige professional: de professional van de toekomst

De demografische opbouw van de bevolking, met een babyboomgeneratie die zich de komende jaren tot een ware zilveren tsunami zal ontwikkelen, vraagt om bezinning op de inrichting van de gezondheidszorg. Wanneer de ouderen massaal chronische ziekten krijgen en tenslotte hulpbehoeftig worden en dit opgevangen moet worden door een jongere generatie die veel minder omvangrijk is, zijn er problemen te voorzien, zoals werd beschreven in ▶ H. 1.

De overheid heeft op dit vraagstuk actie ondernomen en de *Adviescommissie Innovatie Zorgberoepen & Opleidingen* heeft twee rapporten gepubliceerd over de professionals van de toekomst (Zorginstituut 2015, 2016).

In deze rapporten wordt de professional van de toekomst omschreven als de zogenaamde *T-shaped* of ook wel *T-vormige professional* genoemd. Omdat dit begrip zo duidelijk de plaats en rol weergeeft die Positieve Gezondheid kan hebben voor de professional, bespreken we de *T-vormige professional* hier kort (zie ◘ fig. 2.4).

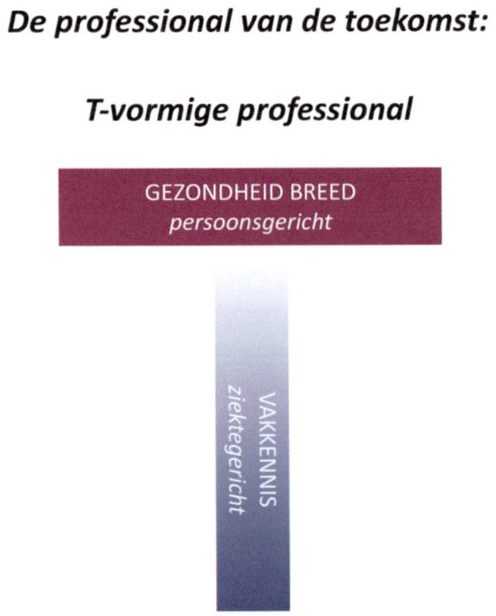

De professional van de toekomst:

T-vormige professional

GEZONDHEID BREED
persoonsgericht

VAKKENNIS
ziektegericht

◘ **Figuur 2.4** De professional van de toekomst in beeld gebracht. Twee soorten vaardigheden: enerzijds vak- en ziektespecifiek en anderzijds persoonsgericht en gezondheidbevorderend. (Bron: Zorginstituut 2017; aangepast)

De verticale poot van de T staat voor de beroepspecifieke ziektegerichte deskundigheid van bijvoorbeeld de arts, verpleegkundige of fysiotherapeut. In de horizontale poot van de T zijn de kennis en vaardigheden niet beroepspecifiek, maar zullen alle professionals van de toekomst deze delen. Hier gaat het om de algemeen menselijke, persoonsgerichte benadering van de patiënt en het bevorderen van de gezondheid in brede zin, ook als er ziekte speelt. Hier gaat het dus om het bevorderen van veerkracht. Dit is het gebied van de Positieve Gezondheid. In de beroepsopleidingen worden inmiddels de curricula hier stap voor stap op aangepast.

2.7 Gezondheid als vertrekpunt: een paradigmashift in een ziektegericht systeem

Wanneer het bevorderen van gezondheid aan de basis van ons medisch handelen komt te liggen betekent dit een behoorlijke verandering in ons medisch denken en ook in ons zorgsysteem.

De afbeelding in ▶ H. 1 van de kantelende driehoeken (◘ fig. 1.3) geeft deze verandering in het systeem weer. Voor de noodzakelijke verandering in ons denken kan ◘ fig. 2.5 illustratief zijn.

Deze afbeeldingen komen uit de ecologie en geven twee vormen van evenwichtstoestanden weer, op heel verschillende wijze tot stand gebracht. De Wageningse hoogleraar Martin Scheffer (Scheffer 2009) ontwikkelde wiskundige modellen waarmee de stabiliteit van een evenwichtssituatie berekend kan worden en tevens onder welke

2.7 · Gezondheid als vertrekpunt: een paradigmashift in een ziektegericht systeem

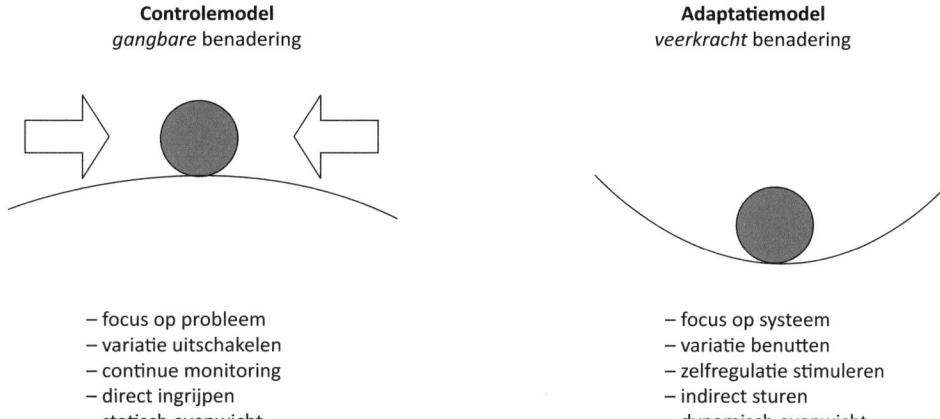

■ Figuur 2.5   Twee verschillende denkmodellen over *gezondheid* in beeld gebracht. (Bron: Ten Napel et al. 2006)

omstandigheden de stabiliteit van een systeem een omslagpunt, een zogenaamd tipping point, bereikt en een systeemverstoring optreedt. In de linker afbeelding is het systeem instabiel. Het moet door maatregelen van buiten onder controle gehouden worden; er is sprake van een statisch evenwicht. In de rechter afbeelding is het systeem stabiel door de intrinsieke inrichting ervan, die per definitie multifactorieel is; er is sprake van een dynamisch evenwicht. Het bestaan van veerkracht hangt samen met de rechter situatie. In die situatie is sprake van het bestaan van aanpassingsvermogen.

In onze medische opleidingen tot nu toe wordt vooral opgeleid in denken volgens het linker model. Met geneesmiddelen kunnen we zeer ge-*target* ingrijpen en situaties onder controle houden. Dat is de vrucht van een hoogontwikkelde medisch-analytische wetenschap, die veel goeds heeft voortgebracht. Het denken volgens het rechter model is ook wetenschappelijk, maar staat nog aan het begin van zijn ontwikkeling. Het wordt overigens inmiddels ook toegepast in het medisch domein (Gijzel 2020). Om veerkracht te willen bevorderen bij patiënten zullen artsen dus breder en multifactorieel moeten gaan denken en daar sluit Positieve Gezondheid, en in het verlengde daarvan overigens ook leefstijlgeneeskunde met veel handelingsperspectieven, bij uitstek op aan. Maar dit betekent een paradigmashift, die overigens al gaande is.

Het volgende hoofdstuk gaat over de relatie van Positieve Gezondheid met de recent vastgestelde kernwaarden van de huisartsenzorg.

Casus nr. 4: Hervonden levensenergie door de fotocamera

Theo Hermsen, nu 67 jaar, was 25 jaar in dienst bij zijn werkgever en besloot van het jubileumgeschenk een fototoestel te kopen. Dat was in een best moeilijke periode. 25 jaar een wisselend rooster met veel nachtdiensten eisten zijn tol. Slecht slapen, vroeg wakker, pijnklachten in de schouder, rugklachten en zorgen over werk en een ernstig gehandicapt kleinkind. Hij kwam vaak voor zijn problemen bij de huisarts. Het invullen van het spinnenweb Positieve Gezondheid scoorden alleen een voldoende met een 6 voor 'het contact met andere mensen' en een 7 voor 'ik kan goed voor mezelf zorgen'. Er werd overwogen een antidepressivum in te zetten en Theo ging in overleg met het werk vervroegd met pensioen. Zijn slechte slapen herstelde zich niet. Van de nood een deugd makend besloot Theo, in plaats van in bed te blijven piekeren, dagelijks om 4 uur op te staan en met zijn fototoestel de natuur in te trekken. Hij kan zich nog goed herinneren dat hij bij natuurreservaat het Quin, gelegen in het Nationaal Park de Maasduinen bij Afferden, een soort geluksmoment ervoer toen de zon boven de bomen en de mist verscheen (◘ fig. 2.6). Het werd een soort kantelmoment voor hem. Hij leerde dat hij door het oog van de camera kijkend, voortdurend kleine geluksmomenten kon ervaren. De camera liet hem ontdekken hoe fijn het is van kleine dingen te kunnen genieten. 'Door mijn camera zie ik de mooie dingen beter.' Hij vertelt dat het eerste dat hij doet als hij opstaat is kijken of er dauw op de auto ligt. Is dat zo 'dan ben ik al blij', want dat betekent kans op mist en kans op een mooie zonsopgang. 'Eerst was het een probleem dat ik niet kon slapen, nu werd het een voordeel!' Hij en zijn partner merkten dat hij veel rustiger werd door zijn nieuwe hobby. 'Wandelen in de natuur geeft me rust, dat houd ik de hele dag vast. Als ik reeën zie, kan ik er gerust driekwartier naar kijken. Vroeger lukte

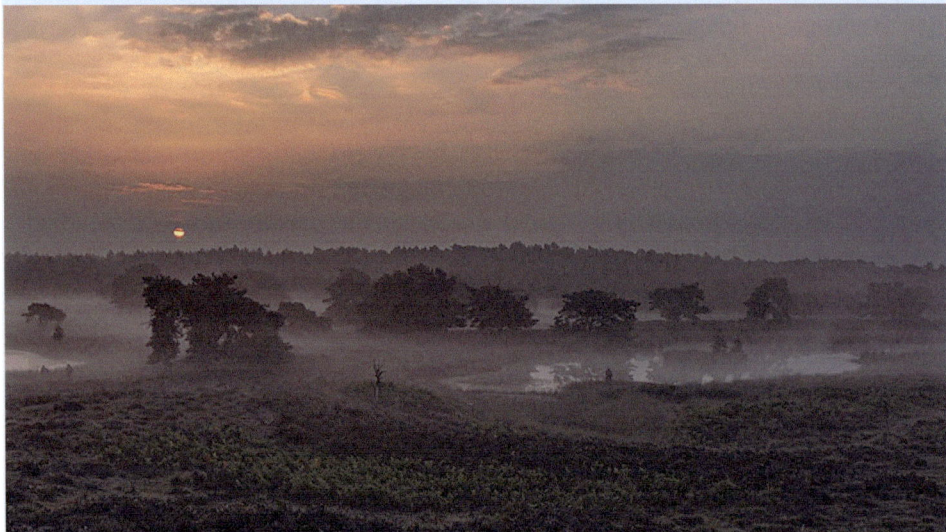

◘ **Figuur 2.6** Geluksmoment toen de zon boven de bomen en de mist verscheen. (Bron: Hermsen ▶ www.youpic.com 2020)

me dat echt niet. Journaal en kranten bekijk ik niet meer, ik bekijk de wereld liever door mijn lens.' Vaak gaat hij 's middags nog een keer op pad. Dan samen met zijn vrouw, die door zijn hobby ook anders naar de natuur is gaan kijken. En Theo zo goed kent dat ze aan de foto's kan zien in wat voor stemming hij verkeerde bij het maken van de foto. Zo kon ze de verbetering van zijn stemming aan zijn foto's volgen. Een antidepressivum werd niet voorgeschreven en de huisartspraktijk bezocht hij veel minder. 'Ik voel me goed, waarom zou ik dan naar de dokter gaan? Mijn rugklachten zijn helemaal over, ik loop niet meer krom, letterlijk en figuurlijk. Als ik buiten ben, denk ik alleen maar aan mooie dingen. Ik geniet van de stilte, de rust. Mijn beeld van de wereld is er echt door veranderd. Ik ben milder geworden.' Een nieuw ingevuld spinnenweb anno 2020 laat geen onvoldoendes meer zien, met zelfs een 9 voor 'ik geniet van mijn leven' en een 9 voor 'ik heb goed contact met andere mensen'. Dat laatste vraagt nog om een toelichting.

Hij kreeg mooie reacties van zijn omgeving op zijn foto's en mensen adviseerden hem zijn foto's te delen op internet. Dat heeft hij gedaan en geweten. Zijn foto's zijn te zien op youpic. Hij heeft inmiddels 26.000 volgers, zijn foto's zijn op YouTube 1,2 miljoen keer geliket en Facebook en Youpic bij elkaar opgeteld zo'n 25 miljoen keer bekeken. Uit reacties blijkt dat hij met name wordt gewaardeerd vanwege de warmte en de sfeer die zijn foto's oproepen. Mensen uit de hele wereld blijken op vakantie te gaan naar Noord-Limburg om het Quin te zien vanwege zijn foto's. Ook topfotografen bezoeken zijn site en complimenteren hem met zijn werk. 'Dat doet wat met je, daar ben ik best trots op. Mensen spreken me zomaar aan op straat en herkennen me. Ze zijn blij met wat ik doe.' Een ander moment van trots was toen een van de grootste consumenten- en bedrijvenbeurzen van Nederland (het Hiltho in Horst) een 150 meter lange fotocollage van zijn foto's presenteerde, waar de bezoekers langs konden fietsen om zo kennis te maken met Nationaal Park de Maasduinen. Een foto (◘ fig. 2.6) die hij maakte bij het Quin op die ochtend die zoveel indruk maakte op Theo, bleek terugkijkend de start te zijn van zijn hervonden levensenergie.

2.7.1 Samenvatting

In dit hoofdstuk werd de historische ontwikkeling van het denken over gezondheid beschreven. Waar men vroeger dacht in termen als *balans*, kwam daar het *medisch-analytisch denken* voor in de plaats. In de huidige tijd verbreedt het denken zich weer, onder andere uitgedrukt in de definitie van gezondheid van de Wereldgezondheidsorganisatie uit 1948. Die is echter statisch geformuleerd. Uit een Nederlands initiatief is een voorstel voor een nieuwe omschrijving van gezondheid ontstaan, gebaseerd op veerkracht en eigen regie. Deze formulering is verder uitgewerkt als *Positieve Gezondheid met zes dimensies*, wat aansluit bij hoe patiënten gezondheid zien. Betekenisvol leven staat daarbij centraal. De professional van de toekomst wordt opgeleid als een *T-vormige professional*. Hij combineert kennis over ziekte (verticale as van de T) met een brede gezondheidsgerichte visie (horizontale as van de T) op de mens. Een *paradigmashift* treedt op in het denken in de gezondheidszorg: van controle naar denken in veerkracht.

Voor meer informatie, achtergrond of filmpjes over dit hoofdstuk zie QR scan.

Literatuur

Antonovsky, A. (1979). *Health, stress and coping*. San Francisco: Jossey-Bass Publishers.
Blumer, H. (1969) *Symbolic interactionism: Perspective and method*. Upper Saddle River, New Jersey: Prentice Hall.
Bohlmeijer, E., et al. (2015). *Handboek positieve psychologie. Theorie, onderzoek en toepassingen*. Amsterdam: Boom Uitgevers. Herziene versie verwacht in 2020.
Buettner, D. (2012) *The Blue Zones. 9 Lessons for living longer from the people who've lived the longest*. Washington: National-Geographic-Society.
Eger, E. E. (2017). *De keuze*. Levboeken: Leven in vrijheid.
Frankl, V. (2006) *Man's search for meaning. Part one, experiences in a concentration camp*. New York City: Pocket Books.
Gezondheidsraad & ZonMw (2010). *Invitational conference 'Is health a state or an ability? Towards a dynamic concept of health'*. Report of the meeting of December 10-11-2009.
Gijzel, S. (2020). *Bouncing back. Using a complex dynamical systems approach to measure physical resilience in older adults*. Nijmegen: Thesis Radboud Universiteit. ISBN 978-94-028-1891-8.
Holt-Lunstad, J. et al. (2010). Social relationships and mortality risk: A meta-analytic Review. *PLoS*. ▶ https://doi.org/10.1371/journal.pmed.1000316.
Hermsen, T. (2020). *Foto opgehaald van web in oktober 2020 van* ▶ www.youpic.com (▶ https://youpic.com/photographer/theohermsen3/).
Huber, M. (2014). *Towards a new, dynamic concept of health. Its operationalisation and use in public health and healthcare, and in evaluating health effects of food*. Maastricht: Thesis Maastricht University. ISBN 978-94-6259-471-5.
Huber, M., Knottnerus, J. A., Green, L., et al. (2011). How should we define health? *BMJ, 343*(4163), 235–237.
Huber, M., Van Vliet, M., Giezenberg, M., & Knottnerus, A. (2013). *Towards a conceptual framework relating to 'Health as the ability to adapt and to self manage'. Operationalisering gezondheidsconcept*. In opdracht van ZonMw. Louis Bolk Instituut, Rapport 2013-001 VG.
Huber, M., Van Vliet, M., Giezenberg, M., et al. (2016). Towards a 'patient-centred' operationalisation of the new dynamic concept of health: A mixed methods study. *British Medical Journal Open, 5*, e010091.
iPH (2020). Opgehaald van het web augustus 2020. ▶ https://iph.nl.
ICPC-International Classification of Health Problem in Primary Care (ICHPPC-2-d) (1976, 1983) Opgehaald van het web augustus 2020. ▶ http://www.ph3c.org/PH3C/docs/27/000150/0000103.pdf.
Jadad, A. R., & O'Grady, L. (2008) How should health be defined? Join a global conversation at blogs.bmj.com/bmj. *BMJ, 337*, a2900, 1361–1364.
Jadad, A. R., et al. (2018) *Trusted networks: The key to achieve world-class health outcomes on a shoestring*. Toronto: Beati Inc.

Literatuur

Lamberts, H., & Wood, M. (1993). *ICPC in the European Community*. Oxford: University Press.

Lamberts, H., & Wood, M. (2002). The birth of the International Classification of Primary Care (ICPC). Serendipity at the border of Lac Léman. *Family Practice, 19,* 433–435.

Lindeboom, G. (1982). *Begrippen in de Geneeskunde* (pag. 33–41). Amsterdam: Editions Rodopi.

Raamplan (2020). Opgehaald van het web augustus 2020. ► https://www.nfu.nl/sites/default/files/2020-08/20.1577_Raamplan_Artsenopleiding_-_maart_2020.pdf.

Scheffer, M. (2009) *Critical transitions in nature and society*. Princeton: Princeton-university-press.

Seligman, M. (2008) Positive health. Opgehaald van het web augustus 2020. ► https://doi.org/10.1111/j.1464-0597.2008.00351.x.

Ten Napel, J., Bianchi, F. J. J. A., & Bestman, M. W. P. (2006). Utilising intrinsic robustness in agricultural production systems. *Invention for a sustainable development of agriculture* (pag. 32–54). Zoetermeer: TransForum.

Van Veen, P., & Van der Sijs, N. (1997). *Etymologisch woordenboek: De herkomst van onze woorden* (2nd ed.). Utrecht/Antwerpen: Van Dale Lexicografie.

Walburg, J. A. (2016). *Positieve gezondheid*. Naar een bloeiende samenleving: Bohn Stafleu van Loghum.

World Health Organisation. (1946). *Minutes of the technical preparatory committee for the international health conference*. Paris: Official Records of the World Health Organization.

WHO-FIC (2020). Opgehaald van het web augustus 2020. ► https://www.who.int/standards/classifications/international-classification-of-functioning-disability-and-health.

Zorginstituut (2017). ► https://www.zorginstituutnederland.nl/binaries/zinl/documenten/adviezen/2016/11/17/anders-kijken-anders-leren-anders-doen-grensoverstijgend-leren-en-opleiden-inzorg-en-welzijn-in-het-digitaletijdperk/Anders+kijken%2C+anders+leren%2C+anders+doen+%28Grensoverstijgend+leren+en+opleiden+in+zorg+en+welzijn+in+het+digitale+tijdperk%29.pdf.

Zorginstituut Opgehaald van het web augustus 2020 ► https://www.zorginstituutnederland.nl/publicaties/adviezen/2015/04/10/naar-nieuwe-zorg-en-zorgberoepen-de-contouren.

Zorginstituut Opgehaald van het web augustus 2020. ► https://www.zorginstituutnederland.nl/publicaties/adviezen/2016/11/17/anders-kijken-anders-leren-anders-doen-grensoverstijgend-leren-en-opleiden-in-zorg-en-welzijn-in-het-digitale-tijdperk.

Ik zweer / beloof dat ik de geneeskunst zo goed als ik kan zal uitoefenen ten dienste van mijn medemens. Ik zal zorgen voor zieken, gezondheid bevorderen en lijden verlichten.

==Ik stel het belang van de patiënt voorop en eerbiedig zijn opvattingen.== Ik zal aan de patiënt geen schade doen. Ik luister en zal hem goed inlichten. Ik zal geheim houden wat mij is toevertrouwd.

Ik zal de geneeskundige kennis van mijzelf en anderen bevorderen. Ik erken de grenzen van mijn mogelijk-

Positieve Gezondheid en de kernwaarden van de huisartsenzorg

3.1 Project Toekomst Huisartsenzorg – 47

3.2 Trends in de huisartsenzorg – 48
3.2.1 Veranderingen in continuïteit en persoonsgerichtheid – 48
3.2.2 Toename van werkdruk – 50

3.3 De nieuwe kernwaarden – 51

3.4 De nieuwe kerntaken – 52

3.5 Bijdrage Positieve Gezondheid aan de kernwaarden – 52
3.5.1 De kernwaarde persoonsgericht – 55
3.5.2 De kernwaarde medisch-generalistisch – 56
3.5.3 De kernwaarde continu – 59
3.5.4 De kernwaarde gezamenlijk – 60

3.6 Uitdagingen voor de toekomst van de huisartsenzorg – 61
3.6.1 Samenvatting – 63

Literatuur – 69

© Bohn Stafleu van Loghum is een imprint van Springer Media B.V., onderdeel van Springer Nature 2021
M. Huber et al., Handboek Positieve Gezondheid in de huisartspraktijk,
https://doi.org/10.1007/978-90-368-2653-2_3

Kernboodschappen H. 3
- In het project Toekomst Huisartsenzorg heeft de beroepsgroep haar vier kernwaarden geformuleerd: persoonsgericht, medisch-generalistisch, continu en gezamenlijk
- Aan al deze kernwaarden kan Positieve Gezondheid een wezenlijke bijdrage leveren
- Positieve Gezondheid sluit goed aan bij de door het project Toekomst Huisartsenzorg beschreven trends en factoren in de huisartsenzorg.

Casus nr. 5: De kernwaarden van de huisartsenzorg en hepatitis C

De (herijkte) kernwaarden van de huisartsenzorg, zoals geformuleerd door het project *Toekomst Huisartsenzorg, zijn: continu, medisch-generalistisch, gezamenlijk en persoonsgericht* (Toekomsthuisartsenzorg.nl 2019a).

Een vitale vrouw van 73 jaar, sinds haar geboorte **continu** ingeschreven geweest bij dezelfde huisartspraktijk, die ze maar sporadisch bezoekt maar waarmee ze wel vertrouwd is, is vanwege haar werkverleden ook verzekerd in Duitsland. Ze komt op spreekuur voor een verwijsbrief naar een Nederlandse internist. Haar internist uit Duitsland adviseerde haar namelijk een dure behandeling met ledipasvir en sofosbuvir tegen hepatitis C die zij waarschijnlijk in 1970 had opgelopen na een bloedtransfusie. De behandeling wordt voor haar in Duitsland niet vergoed, maar in Nederland wel. Kosten ruim €50.000. De huisarts zegt dat hij haar al lang niet meer heeft gezien en dat hij, alvorens hij haar de door haar verzochte verwijsbrief zal geven, graag eerst eens wil weten hoe het met haar gaat. Hij vraagt haar of ze het goedvindt samen met hem een vragenlijstje in te vullen die haar tevredenheid meet op de zes dimensies van gezondheid. Dit verrast haar, maar ze stemt daarin toe. Na het invullen laat hij haar vertellen over haar scores en wat deze voor haar betekenen. Hij maakt haar gezondheidsdraagvlak visueel door haar scores in het Positieve Gezondheid-spinnenweb te tekenen en vraagt haar bij welke score ze graag verandering zou zien, wat die verandering haar zou opleveren en wat een eerste stap zou kunnen zijn. Ze blijkt een (in haar ogen) zeer betekenisvol leven te leiden en is erg tevreden met wat ze kan. Ze blijkt zelfs nog te werken in het bedrijf van haar man. Ze heeft geen lichamelijke klachten en zou eigenlijk niets willen veranderen en dus ook geen extra behandelingen willen krijgen. In het gesprek blijkt dat de internist haar bang heeft gemaakt voor de consequenties van niet behandelen (levercirrose, leverkanker). Zelf is ze juist bang voor de eventuele bijwerkingen van behandeling; het gaat nu goed met haar, als ze last krijgt van de behandeling is ze in haar ogen slechter af. In een uitgebreid gesprek voelt ze zich gesteund om de huidige status quo te handhaven en ziet daarom van behandeling en dus verwijzing af.

Bij een tweede bezoek aan dezelfde internist legt hij uit dat zij zichzelf hiermee tekort doet. De kans op bijwerkingen van behandeling van hepatitis C is gering (< 10 %) en de kans op genezing groot (> 90 %). Dit brengt haar toch weer aan het twijfelen en ze maakt een nieuwe afspraak bij haar huisarts. In dit tweede contact blijkt opnieuw dat zij zelf geen beperkingen ervaart, maar dat het medisch advies van de internist haar doet twijfelen ('Die zegt dat toch niet voor niets? Wat moet ik nu doen?'). Om de patiënt zélf de regie te kunnen laten voeren, op basis van feiten de verschillende keuzes weloverwogen te kunnen overwegen en op basis daarvan te beslissen, moest de noodzaak van behandeling beter uitgezocht worden.

De huisarts legt in begrijpelijke woorden uit dat hij een **medisch-generalist** is. Dat hij daardoor goed in staat is met de patiënt helder te krijgen welke antwoorden zij precies nodig heeft om een keuze voor wel of niet behandelen te maken. Maar dat hij onvoldoende kennis over hepatitis C heeft om zelf ook de antwoorden op die vragen te geven. Dat daar het advies van een medisch specialist voor nodig is. In **gezamenlijk** overleg wordt besloten dat de huisarts hiervoor een Nederlandse maag-, darm en leverarts van het academisch ziekenhuis zal raadplegen. Deze bevestigt de zienswijze van de Duitse internist, maar stelt voor dat gezien de duur van de besmetting (bijna vijftig jaar geleden) er eerst gekeken zou kunnen worden naar of er sprake is van leverfibrose middels een fibroscan (Grintjes-Huisman en Tjwa 2018). Als er geen sprake is van leverfibrose, dan zou de kans dat er ooit nog cirrose en daarna eventueel leverkanker op gaat treden verwaarloosbaar klein zijn en dan kan de patiënt als zij dat wil afwachten zonder dat haar lever risico loopt. Op basis van deze informatie besluit de patiënt deze fibroscan te laten maken en die laat geen aanwijzingen voor fibrose zien. Dit stelt patiënt, huisarts en MDL-arts dermate gerust dat afgezien wordt van de behandeling met ledipasvir/sofosbuvir. Twee **persoonsgerichte** consulten met daarin aandacht voor de zes dimensies van Positieve Gezondheid, één keer telefonisch overleg met de MDL-arts en één fibroscan konden een dure vervolgbehandeling van ruim €50.000 voorkomen.

3.1 Project Toekomst Huisartsenzorg

Hoe ziet de toekomst van de huisartsenzorg eruit? Wat doen huisartsen wel en wat juist niet, en wat zijn de waarden op basis waarvan we ons vak vormen? Wat mogen patiënten van hun huisarts(praktijk) verwachten? Wat betekenen deze waarden voor het dagelijks werk en hoe verhoudt het gedachtegoed van Positieve Gezondheid zich hiertoe? Daarover gaat dit hoofdstuk. Om beter begrip te hebben van hoe Positieve Gezondheid is toe te passen in de huisartsenzorg, is het belangrijk in te zoomen op de kernwaarden en kerntaken van de huisartsen. Deze werden al in 1959 vormgegeven en in 2019 herijkt. In dit hoofdstuk bespreken we hoe Positieve Gezondheid een rol speelt in elke kernwaarde van de huisarts.

In januari 1959 werden in een conferentiecentrum in Woudschoten de allereerste kernwaarden van de Nederlandse huisartsenzorg opgesteld. Dat waren er toen drie: *persoonsgericht*, *generalistisch* en *continu*. In 2012 is de toekomstvisie huisartsgeneeskunde uitgewerkt (Nederlands Huisartsen Genootschap en Landelijke Huisartsen Vereniging 2012). De kernwaarden bleven gelijk en er werden concrete doelstellingen tot 2022 geformuleerd. In 2019 werd opnieuw een conferentie in Woudschoten georganiseerd in het kader van het *project Toekomst Huisartsenzorg*, een samenwerking tussen acht partijen in de huisartsenzorg (Landelijke Huisartsen Vereniging, Nederlands Huisartsen Genootschap, InEen, Het Roer Moet Om, de Landelijke Organisatie van Aspirant Huisartsen, het Interfacultair Overleg Huisartsen, Landelijke Huisartsen Opleiders Vereniging en de Vereniging Praktijkhoudende Huisartsen). Bedoeling hiervan was om de kernwaarden en kerntaken van de huisartsen te herijken. Voorafgaand aan deze conferentie werden zeventig denksessies gehouden waarin 1.300 huisartsen en huisartsen in opleiding hun visie konden geven ten aanzien van twaalf thema's die bepalend geacht werden voor de kernwaarden (waarden die in onderlinge samenhang de basis vormen voor het handelen van de huisarts) en kerntaken (taken die onbetwistbaar tot het vak van de huisarts behoren en essentieel zijn voor het bereiken van doelstellingen) van het vak (◘ tab. 3.1). Deze werden vooraf opgesteld door een inhoudelijke commissie van huisartsen (Toekomsthuisartsenzorg.nl 2019a).

Bij elk van de twaalf thema's werd in de denksessies aan de deelnemende huisartsen gevraagd: 'Welke opties hebben huisartsen om invulling te geven aan dit thema?' Per vraag werden de antwoordopties geformuleerd in drie gradaties A, B en C (◘ fig. 3.1). Optie A beschrijft de meer traditionele benadering van de taken van de huisarts en de huisartsenzorg. Optie B beschrijft in grote lijnen de visie zoals die is verwoord in de Toekomstvisie Huisartsenzorg van de Landelijke Huisartsvereniging en het Nederlands Huisartsen Genootschap uit 2012 en optie C beschrijft een alternatief waarin bewust geprobeerd is mee te bewegen met de trends en factoren zichtbaar in de huisartsgeneeskunde. Het assenkruis in de afbeelding toont in één oogopslag wat de antwoordopties A, B en C globaal inhouden. De x-as laat zien vóór wie de huisarts en de huisartsenzorg werken: voor de eigen patiënten of voor de hele populatie. De y-as laat zien dóór wie de taak uitgevoerd wordt: door de huisarts zelf of door een zorgverlener in het sociaal-medisch netwerk, waarvan de huisarts een van de leden is.

Nu we weten hoe het project Toekomst Huisartsenzorg is opgezet is het interessant te bekijken welke antwoordoptie A, B of C het beste aansluit bij het gedachtegoed van Positieve Gezondheid. Hiervoor moeten we eerst kijken naar wat de trends en factoren zijn.

3.2 Trends in de huisartsenzorg

Wat zijn de uitdagingen, trends en factoren waartoe de huisartsenzorg zich in de toekomst dient te verhouden? Belangrijk uitgangspunt is het feit dat vrijwel alle Nederlanders ingeschreven staan bij de huisarts. Daarnaast beschrijft de inhoudelijke commissie Toekomst Huisartsenzorg ruim veertig trends en effecten die relevant zijn voor het nadenken over de toekomst van de huisartsenzorg. Deze trends en effecten staan beschreven in het addendum van dit hoofdstuk. Daarbij staat aangegeven wat Positieve Gezondheid zou kunnen betekenen voor deze trends en effecten. De beschreven trends en effecten zijn samen te vatten tot twee, in onze ogen belangrijkste, ontwikkelingen van invloed op de inhoud van het werk van de huisarts en het contact met de patiënt. De eerste ontwikkeling betreft veranderingen in continuïteit en de persoonsgerichtheid van de (huisartsen)zorg en de andere betreft de toename van de werkdruk in de huisartsenzorg.

3.2.1 Veranderingen in continuïteit en persoonsgerichtheid

In ◘ tab. 3.2 is te zien dat in de jaren 70–80 van de vorige eeuw de meerderheid van de huisartsen nog man was, zelfstandig gevestigd in een solopraktijk en fulltime werkte. In 2019 is de meerderheid van de huisartsen vrouw (58 % in 2019), is nog maar 61 % van de huisartsen zelfstandig gevestigd en werkt nog maar 15 % van de huisartsen in een solopraktijk. Het gemiddeld aantal fte dat een huisarts werkt is afgenomen van fulltime tot 0,67 fte. Tegelijkertijd nam het aantal andere praktijkmedewerkers en het aantal functies in de praktijk toe. Tot aan het eind van de vorige eeuw was het gebruikelijk dat

3.2 · Trends in de huisartsenzorg

Tabel 3.1 Twaalf thema's bepalend voor kernwaarden en kerntaken van het huisartsenvak (project Toekomst Huisartsenzorg)

Thema's project Toekomst Huisartsenzorg
1. Basishuisartsenzorg
2. ANW-zorg
3. Palliatieve zorg
4. Poortwachtersrol
5. Preventie
6. Arts-patiëntrelatie
7. Netwerkzorg
8. Opleiding
9. Onderzoek
10. Innovatie
11. Eindverantwoordelijkheid
12. Contractvorm

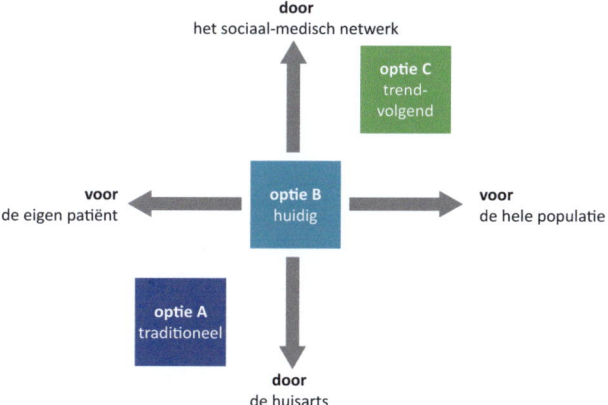

Figuur 3.1 Welke opties hebben huisartsen om een taak in te vullen? (Bron: De Argumentenfabriek 2019a)

de huisartsenzorg in de avond, nacht en weekenden verzorgd werd door kleine groepen huisartsen, tegenwoordig is 95 % van de huisartsen voor de ANW-zorg aangesloten bij huisartsenposten (Van Hien 2008). Het aantal contacten met de eigen huisarts is in de loop van de tijd afgenomen. De continuïteit is meer een taak van de huisartspraktijk en de huisartsenzorg in zijn geheel. Werkafspraken en ICT spelen hierin een belangrijke rol. Het is duidelijk dat de continuïteit en de persoonsgerichtheid van de huisartsenzorg minder vorm krijgt door het contact met de *eigen* huisarts. Als het gaat om de persoonsgerichtheid is de arts-patiëntrelatie daarnaast veranderd in de patiënt-artsrelatie. Was de dominante werkwijze van de huisarts in de vorige eeuw paternalistisch te noemen (de dokter was de deskundige), tegenwoordig wordt de patiënt

Tabel 3.2 Ontwikkelingen in de huisartspraktijk	
Jaren 70–80 vorige eeuw	**2015–2020**
– overgrote meerderheid huisartsen man – meerderheid gevestigd in solopraktijk – overgrote meerderheid fulltime werkend – alle avond-, nacht- en weekenddiensten in kleine waarneemgroepen	– 58 % van de huisartsen vrouw (2019) – 17 % werkzaam in solopraktijk (2017) – gemiddeld werkzaam voor 0,67 fte – 95 % van de huisartsen aangesloten bij huisartsenposten voor de avond-, nacht- en weekenddiensten

veel meer als een gelijkwaardige gesprekspartner benaderd en wordt het belang van een gezamenlijk besluitvormingsproces meer benadrukt (shared decision making) (Zorginstituut Nederland 2013). De patiënt is vaak beter op de hoogte van mogelijkheden en ook mondiger geworden (Jung et al. 2001; Broersen 2011).

3.2.2 Toename van werkdruk

Het lijkt haast een paradox: de gemiddelde huisarts werkt tegenwoordig minder uren dan vroeger, maar de ervaren werkdruk is ontegenzeggelijk toegenomen (zie ook ▶ H. 1). Twee derde van alle huisartsen vindt de werkdruk te hoog (Landelijke Huisartsen Vereniging 2018; Van den Brekel-Dijkstra et al. 2020). Hier is een aantal redenen voor:
- Een stijgende zorgconsumptie. Het aantal contacten in de praktijk stijgt. Dit heeft ook weer een aantal oorzaken:
    - Toenemende vergrijzing van de patiëntenpopulatie
    - Enorme toename van diagnostische mogelijkheden, medische kennis en behandelmogelijkheden
    - Substitutie van zorg (onder andere om de zorgkosten te beteugelen) van het ziekenhuis en geestelijke gezondheidszorg naar de huisarts
    - Langer thuis wonen (minder verpleeghuizen en ook andere vormen van extramuralisering van bijvoorbeeld GGZ of instellingen voor verstandelijk gehandicapten)
- De toegenomen administratieve lasten in de huisartspraktijk (huisartsen besteden gemiddeld bijna 20 % van hun tijd aan niet-patiëntgebonden activiteiten) spelen een rol in de toegenomen werkdruk (Maes 2019).
- Er begint een tekort aan zorgprofessionals te ontstaan. Op dit moment nog met name in de vakantieperiodes, met vooral onvoldoende capaciteit in de thuiszorg, maar in sommige regio's zijn er ook al huisartsentekorten, speelt opvolgingsproblematiek en is er een tekort aan praktijkmedewerkers.

De toename van werkdruk is merkbaar in het ziekteverzuim in de zorg. Het verzuim onder zorgpersoneel neemt toe tot een recordhoogte van 6,2 % (Barometer Nederlandse Gezondheidszorg 2020). In de gezondheidszorg was het ziekteverzuim in 2019 het hoogst van alle bedrijfstakken, waarbij het landelijk gemiddelde op 4,4 % ligt. (Volksgezondheidenzorg.info 2020). Het hoge ziekteverzuim en tekort aan personeel komen door de vergrijzing en ontgroening in de Nederlandse zorgsector. Er is sprake van een dubbele impact. Enerzijds ontstaat er meer vraag naar zorg en anderzijds daalt

	optie A traditioneel	optie B huidig	optie C trendvolgend
organisatie	○ de huisarts is primair praktijkhouder. ○ de organisatie is kleinschalig en bestaat uit een huisarts plus ondersteunend team.	○ de huisarts is onderdeel van een huisartsenvoorziening. ○ de organisatieschaal is middelgroot.	○ de huisarts is onderdeel van een sociaal-medisch netwerk. ○ de huisartsenvoorziening en wijkteams zijn onderdeel van het sociaal-medisch netwerk. ○ de organisatieschaal is groot.
rolafbakening	○ de huisarts is eindverantwoordelijk voor een klein ondersteunend team. ○ de huisarts is poortwachter.	○ de huisarts maakt deel uit van een team van huisartsen. ○ de huisarts is als generalist eindverantwoordelijk voor alle zorg in de huisartsenvoorziening. ○ de huisarts kan medeverantwoordelijk zijn voor de organisatie van de huisartsenvoorziening.	○ de huisarts maakt deel uit van een multidisciplinair team. ○ de huisarts is medeverantwoordelijk voor het zorgaanbod.
inhoud van de dienstverlening	○ de huisartsenzorg richt zich op medische vragen. ○ alleen geïndiceerde en zorggerelateerde preventie zijn onderdeel van de huisartsenzorg.	○ de huisartsenzorg richt zich op medische en gezondheidsvragen.	○ het sociaal-medisch netwerk richt zich op medische, gezondheids- en sociale vragen.
domeinafbakening	○ de huisartsenzorg is gericht op de eigen patiënten.	○ de huisartsenzorg is gericht op patiënten in de wijk of het dorp.	○ het sociaal-medisch netwerk is gericht op de hele populatie.

◘ Figuur 3.2 Drie opties voor de ontwikkeling van de huisartsenzorg: traditioneel, huidig en trendvolgend. (Bron: De Argumentenfabriek 2019b)

het aanbod van beschikbaar arbeidspotentieel. Dat geldt zeker voor arbeidsintensieve sectoren als de ouderenzorg, de GGZ, de gehandicaptenzorg en de jeugdzorg. Ook dit verhoogt de werkdruk in de huisartspraktijk. Er is daarnaast, maar ook hierdoor, een snel wisselend aanbod van zorgpartijen door wisselende contractering met gemeenten en snelle wisseling van personeel in gemeentelijke en maatschappelijke organisaties. Huisartsen ervaren bijna dagelijks dat als de zorg ergens anders tekortschiet er een beroep op de huisarts wordt gedaan (Het Roer Moet Om 2019).

Zorgvragen voor de huisarts worden door substitutie en langer thuis wonen ook steeds complexer. De overheid vraagt daarnaast om meer zelfredzaamheid bij de burgers (participatiesamenleving) en heeft bij de decentralisering van zorg en welzijn van rijk naar gemeente ook een bezuiniging doorgevoerd. Een op de drie Nederlanders heeft echter beperkte gezondheidsvaardigheden. Dat betekent dat zij moeite hebben met het vinden, begrijpen en toepassen van informatie over gezondheid. Een deel van deze groep is laaggeletterd (er zijn 2,5 miljoen laaggeletterden in Nederland). Veel burgers zijn dus minder goed in staat zelfredzaam te zijn en ook dan is de huisarts vaak het eerste aanspreekpunt (Pharos 2020).

3.3 De nieuwe kernwaarden

De inhoudelijke commissie van het project Toekomst Huisartsenzorg vroeg in relatie tot de gesignaleerde trends en factoren aan de deelnemers aan de zeventig denksessies bij elk van de bovengenoemde twaalf thema's te formuleren hoe de huisartsen zelf het liefste zouden willen dat de huisartsenzorg zich zou ontwikkelen. Hen werd gevraagd welke van de in ◘ fig. 3.1 genoemde opties A, B of C het meest aantrekkelijke was en antwoord te geven op de vragen: Hoezo kiezen jullie voor deze optie? Welke argumenten onderbouwen deze keuze? Waarom vinden jullie die argumenten van belang? En welke onderliggende waarden spelen daarbij een rol? Een verdere uitwerking van antwoordopties A, B en C toont ◘ fig. 3.2.

Uit deze denksessies kwamen wensen, argumenten en discussiepunten naar voren die de input vormden voor een enquête over de Toekomst van de Huisartsenzorg. Alle huisartsen en huisartsen in opleiding hebben vervolgens de uitnodiging ontvangen om zich persoonlijk (maar anoniem) via een enquête uit te spreken over de toekomst van hun vak. De enquête stond twee weken open. 3.109 huisartsen (van de ruim 11.000) en 345 (van de ruim 700) huisartsen in opleiding hebben de enquête ingevuld. De uitkomst van de enquête liet zien dat huisartsen eensgezind waren over waarden en taken die zij belangrijk vinden voor de toekomst van hun vak.

Wat waren de conclusies uit de resultaten van de enquête? De oorspronkelijke kernwaarden van de huisartsgeneeskunde uit 1959 – *persoonsgericht, generalistisch en continu* – 'bleken te staan als een huis', concludeert de inhoudelijke commissie Toekomst Huisartsenzorg. Wél zijn de kernwaarden aangescherpt, want generalistisch is *medisch-generalistisch* geworden: 'Juist de brede medische kennis van de huisarts is nodig om samen met de patiënt uit te kunnen maken wat optimale zorg is in een toenemend complex en, onder andere door (super)specialismen, gefragmenteerd gezondheidszorgsysteem. De kracht van de huisartsgeneeskunde is gelegen in het medisch-generalisme.' En bij de kernwaarde persoonsgericht heeft de commissie de inbreng van de patiënt nu nadrukkelijk benoemd. Ook is er een vierde kernwaarde toegevoegd: *gezamenlijk*. Huisartsen kunnen alleen maar optimale zorg leveren als ze dat samen doen met de patiënt, met elkaar en met andere zorgverleners.

3.4 De nieuwe kerntaken

Bij de kerntaken beschrijft de commissie wat de essentie van de huisartsgeneeskundige zorg is: 'De huisarts is de medisch-generalist van het Nederlandse zorgsysteem. Huisartsen bieden overdag en doordeweeks medisch-generalistische zorg aan hun patiënten en zorgen ervoor dat in medisch urgente situaties en in de terminale fase huisartsenzorg 24 uur per dag beschikbaar is. Huisartsen vinden preventie van groot belang en leveren, passend bij hun expertise, een belangrijke bijdrage daaraan in de vorm van geïndiceerde en zorggerelateerde preventie. Huisartsen hebben een belangrijk aandeel in de coördinatie van de zorg die hun patiënten krijgen. Huisartsen zijn niet alleen eindverantwoordelijk voor de zorg die hun eigen team levert, maar zijn veelal ook de verbindende factor in de zorgketen en het eerste aanspreekpunt voor andere zorgverleners die medische vragen hebben over hun patiënten.' De herijkte vier kernwaarden en de vijf kerntaken zijn door de commissie gevisualiseerd in ◘ fig. 3.3. De bijdrage die Positieve Gezondheid aan de kern*waarden* kan geven, wordt besproken in ▶ par. 3.5. De bijdragen van Positieve Gezondheid aan de kern*taken* komen aan de orde in ▶ H. 4, 5 en 6.

3.5 Bijdrage Positieve Gezondheid aan de kernwaarden

De vier kernwaarden: *persoonsgericht, medisch-generalistisch, continu* en *gezamenlijk* zijn in ◘ fig. 3.4 door de inhoudelijke commissie van het project Toekomst Huisartsenzorg verder uitgewerkt in de wijze waarop huisartsen hun vak beoefenen. In de rest van

3.5 · Bijdrage Positieve Gezondheid aan de kernwaarden

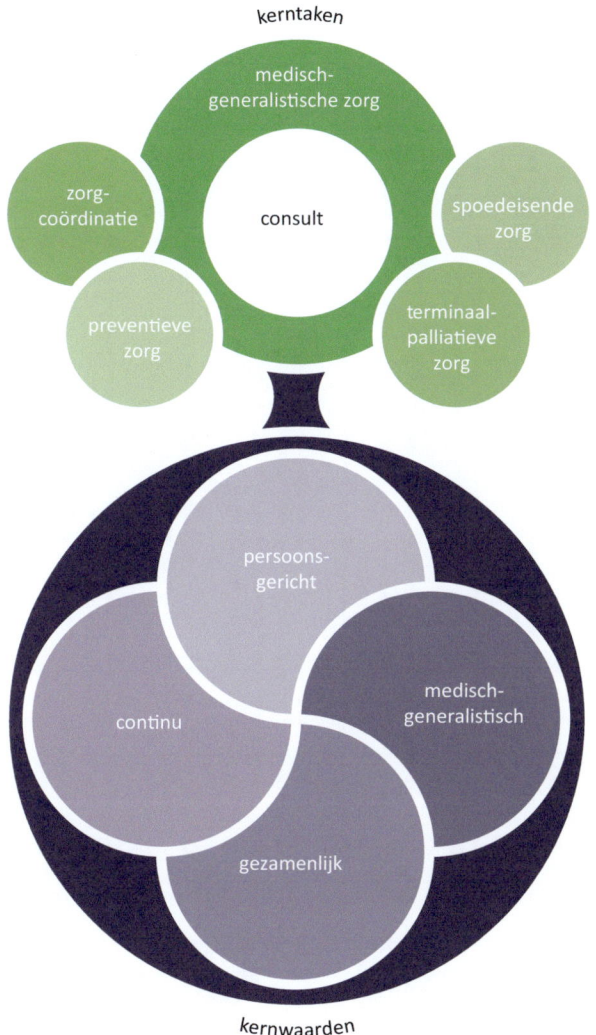

▣ **Figuur 3.3** De kernwaarden en kerntaken van de huisartsenzorg. (Bron: Toekomsthuisartsenzorg.nl (2019b))

dit hoofdstuk zullen we deze puntsgewijze uitwerking volgen en daarbij de relatie met Positieve Gezondheid beschrijven. Belangrijkste vraag daarbij is: 'Wat kan het concept van Positieve Gezondheid bijdragen aan het verwezenlijken van de kernwaarden?'

De kerntaken komen in andere hoofdstukken aan bod: *medisch-generalistische zorg* in het consult in ▶ par. 4.5, *spoedeisende* en *terminaal-palliatieve zorg* in ▶ par. 5.3.7 en *zorgcoördinatie* en *preventieve zorg* in ▶ par. 6.5.

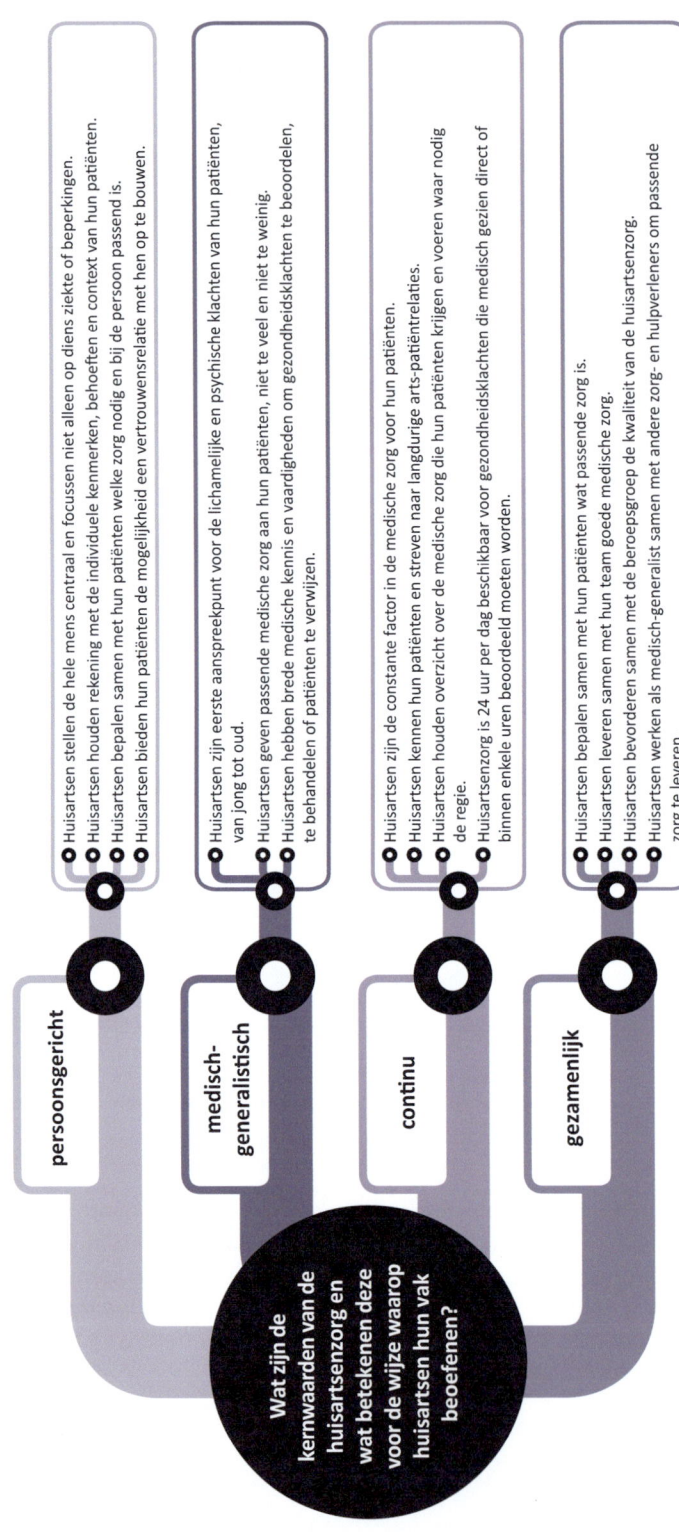

Figuur 3.4 Uitwerking kernwaarden. (Bron: Toekomsthuisartsenzorg.nl (2019b)

3.5 · Bijdrage Positieve Gezondheid aan de kernwaarden

3.5.1 De kernwaarde persoonsgericht

> Huisartsen stellen de hele mens centraal en focussen niet alleen op diens ziekte of beperkingen. (Bron: Project Toekomst Huisartsenzorg).

Als er iets is dat Positieve Gezondheid beoogt, is het wel mensen te laten ervaren dat ze meer zijn dan hun ziekte of beperking. In ▶ H. 2 is beschreven hoe het concept van Positieve Gezondheid is ontwikkeld en hoe de hele mens in dit concept centraal staat. Door met die mens te focussen op de zes dimensies van Positieve Gezondheid wordt snel duidelijk dat er meer is dan die ziekte of beperkingen. In ▶ H. 4 wordt uitgelegd hoe dit ingezet kan worden in de consultvoering, bijvoorbeeld met een gesprekstool als 'het spinnenweb'. Ook de oplossingsgerichte werkwijze (waar wil je naartoe, in plaats van waar wil je vanaf) geeft hiervoor veel handvatten. Er zijn ook andere concepten die de kernwaarde *persoonsgericht* als uitgangspunt hebben, bijvoorbeeld *krachtige basiszorg*, met het 4-domeinenmodel, de beweging van ZZ (ziekte en zorg) naar GG (gezondheid en gedrag), en *vitaliteit en leefstijl* (zie hiervoor ▶ H. 7). Vanuit de visie van deze integrale persoonsgerichte werkwijzen is het signaleren en bespreekbaar maken van psychosociale en welzijnsproblematiek een taak van de huisarts. Deze concepten hebben veel gemeenschappelijk met Positieve Gezondheid. Positieve Gezondheid heeft echter, als enige concept, zingeving en kwaliteit van leven als aparte domeinen benoemd.

> Huisartsen houden rekening met de individuele kenmerken, behoeften en context van hun patiënten.

Als er één zorgprofessional is die zich een beeld zou kunnen vormen van individuele kenmerken, behoeften en context van een patiënt, dan is het de huisarts. Consultvoering vanuit Positieve Gezondheid geeft tal van mogelijkheden om die context in beeld te brengen en geeft kansen om met een nieuwe blik te kijken naar datgene waar 'iemand zijn bed voor wil uitkomen'. Het heeft de focus op mogelijkheden en niet op beperkingen. Het daagt mensen uit om uit te spreken waarop ze hopen en wat voor verschil dat zal maken, wat werkt en wat het eerste stapje in die richting zal worden en wat het eerste teken van vooruitgang zal zijn (zie ▶ H. 4).

> Huisartsen bepalen samen met hun patiënten welke zorg nodig en bij de persoon passend is.

Huisartsen zijn opgeleid om via een medisch-analytisch denkmodel te bepalen welke zorg nodig is. Hiervoor is de meest gebezigde benadering het *diagnose-receptmodel*. Wanneer je werkelijk persoonsgericht wilt werken blijkt dat maar een klein gedeelte van de aan de huisarts gestelde vragen op die manier geadresseerd kan worden. Positieve Gezondheid biedt ruimte om oog te hebben voor andere passende oplossingen voor de lichamelijke, geestelijke, emotionele en sociale uitdagingen waarmee de patiënt op spreekuur komt. Vaak liggen die oplossingen meer in het sociale domein (zie ▶ H. 6). Positieve Gezondheid geeft de huisarts mogelijkheden om van een *poortwachter* een *gids* of *bruggenbouwer* te worden. Poortwachter is een defensieve term. Een poortwachter is iemand die bepaalt wie wel of niet door de poort mag, naar de tweede lijn in dit geval. Een gids, echter, is iemand die rondleidt, een wegwijzer, iemand die opties voorhoudt en bespreekt, waarna de patiënt kan bepalen welke weg voor hem de meest passende is. Dat is een wezenlijk verschil.

> Huisartsen bieden hun patiënten de mogelijkheid een vertrouwensrelatie met hen op te bouwen.

Voor een vertrouwensrelatie is tijd nodig. Tijd, zodat vertrouwen over en weer kan groeien. Maar ook voldoende tijd in het contact om te kunnen werken aan dat vertrouwen. Onderzoek naar huisartspraktijken die werken met Positieve Gezondheid laten zien dat patiënten na de invoering van het werken met Positieve Gezondheid tevredener zijn over de geboden huisartsenzorg dan ervoor. Zij voelen zich meer begrepen en gehoord en hebben het idee dat ze beter kunnen meedenken en meebeslissen bij een *Positief Gezonde* en *persoonsgerichte* gespreksvoering (Jung et al. 2019). Dit is passend bij het gegeven dat de commissie Toekomst Huisartsenzorg bij de kernwaarde *persoonsgericht* de inbreng van de patiënt nu nadrukkelijk benoemd en belangrijk acht.

3.5.2 De kernwaarde medisch-generalistisch

> Huisartsen zijn eerste aanspreekpunt voor de lichamelijke en psychische klachten van hun patiënten, van jong tot oud.

De oorspronkelijke kernwaarde 'generalistisch' uit 1959 is aangescherpt. Generalistisch is *medisch-generalistisch* geworden. De commissie Toekomst Huisartsenzorg zegt hierover: 'Juist de brede medische kennis van de huisarts is nodig om samen met de patiënt uit te kunnen maken wat optimale zorg is in een toenemend complex en, onder andere door (super)specialismen, gefragmenteerd gezondheidszorgsysteem.' Het is begrijpelijk dat de huisartsen zich in het project Toekomst Huisartsenzorg (Toekomsthuisartsenzorg 2019a) ondubbelzinnig hebben uitgesproken dat de kern van hun expertise zich op het *medisch-generalistische* gebied bevindt en dus te maken heeft met de lichamelijke en psychische klachten van patiënten. Twee belangrijke zaken moeten we ons daarbij realiseren.

Ten eerste: een belangrijke les die het wetenschappelijk onderzoek naar het ontstaan van Positieve Gezondheid ons laat zien (zie ook ▶ H. 2) is dat artsen (en dus ook huisartsen) over het algemeen een veel smallere visie op gezondheid hanteren dan de burger. Voor de burger zijn zaken als zingeving, kwaliteit van leven, meedoen en dagelijks functioneren net zo belangrijk voor gezondheid als lichamelijk en geestelijk functioneren. Huisartsen leggen meer nadruk op lichamelijke en psychische klachten bij de definitie van gezondheid (Huber et al. 2016). Het onderzoek van Huber maakt daarmee inzichtelijk dat het begrijpelijk is dat huisartsen de kernwaarde generalistisch hebben aangescherpt tot *medisch-generalistisch*. Tegelijkertijd is het goed ons te realiseren dat burgers en patiënten een bredere kijk hebben op wat zij verstaan onder gezondheid. Er

3.5 · Bijdrage Positieve Gezondheid aan de kernwaarden

blijkt dus een discrepantie tussen de behoefte van de patiënt en de werkwijze van de huisarts. Het is echter de patiënt die de reden bepaalt om contact op te nemen met de huisartspraktijk. Vanuit deze meer generalistische kijk op gezondheid zullen er dus veel niet strikt *medisch-generalistische* vragen op onze spreekuren gesteld blijven worden. Of we het nu willen of niet, we zullen ons hiertoe moeten verhouden.

Ten tweede: veel lichamelijke en nog meer psychische klachten hebben geen *medisch-generalistische* verklaring. Zo laten studies zien dat voor bijna 50 % van de lichamelijke klachten gepresenteerd in de huisartspraktijk geen lichamelijke verklaring gevonden wordt (Olde Hartman et al. 2013). Omdat er voor deze klachten toch een beroep op ons als huisarts gedaan wordt, biedt het gedachtegoed van Positieve Gezondheid een uitgelezen kans om op een betekenisvolle manier te exploreren in hoeverre zingeving, kwaliteit van leven, meedoen en dagelijks functioneren in het geding zijn bij de gepresenteerde klachten (Wijgergangs et al. 2017). Een oplossingsgerichte manier van werken kan hierbij kansen bieden om patiënten anders te laten kijken naar hun lichamelijke en psychische klachten en te exploreren hoe ze anders met hun klachten zouden kunnen omgaan of wellicht door te verwijzen naar passend aanbod (zie ook ▶ H. 4).

> Huisartsen geven passende medische zorg aan hun patiënten, niet te veel en niet te weinig.

Positieve Gezondheid kan hier belangrijke meerwaarde leveren. Een belangrijke rol die de huisarts heeft in het gezondheidszorgsysteem in Nederland hierbij is de rol van *poortwachter*. Een patiënt kan pas naar een medisch specialist met een verwijzing van de huisarts. Hiermee voorkomt de huisarts dat er te veel of onnodige (dure) zorg ingezet wordt. Het is echter onvoldoende om, als *poortwachter*, alleen een 'nee' te verkopen bij een verzoek om een niet-passende verwijzing naar de tweede lijn. Samen met de patiënt zal de huisarts moeten kijken naar hoe de vraag van de patiënt dan wél passend beantwoord kan worden en wie daar dan wel bij zou kunnen helpen. Bij de vele aan ons gepresenteerde niet-medisch-generalistische vragen hebben huisartsen een grote rol en verantwoordelijkheid om te voorkomen dat er te veel onnodige medisch-specialistische hulp geboden wordt, maar ook te voorkomen dat er te weinig hulp geboden wordt. Door middel van de consultvoering vanuit het concept van Positieve Gezondheid kan gericht naar passende oplossingen buiten het medische model gezocht worden vanuit oplossingsgerichte taal, aansluitend bij de situatie van deze patiënt, op dit moment, in deze context. Dat wil niet zeggen dat huisartsen deze hulpvragen moeten oplossen, maar dat ze de patiënt kunnen helpen dit zelf te doen of samen te bepalen waar de patiënt terecht kan voor zijn probleem. Dit maakt van de huisarts niet alleen een *poortwachter*, maar ook een *gids* of *bruggenbouwer* en sluit ook goed aan bij de nieuwe kernwaarde *gezamenlijk* en de *kerntaak zorgcoördinatie*.

> Huisartsen hebben brede medische kennis en vaardigheden om gezondheidsklachten te beoordelen, te behandelen of patiënten te verwijzen.

Tabel 3.3 Verschillen tussen het medische model en het oplossingsgerichte model

Medische model	Oplossingsgerichte model
Paradigma van de analyse	Paradigma van de synthese
Oorzaak-gevolgmodel	Functionele aanpak: doen wat werkt
Onderzoek → diagnose → behandeling = klachtenreductie	Start bij het ontwerpen van de gewenste uitkomst
Diagnose beschrijft de afwijking van de norm	Waardenvrij. Ruimte voor variatie
Focus op pathologie en tekortkomingen	Focus op mogelijkheden en sterke kanten
De behandelaar is expert	De behandelaar heeft houding van 'niet-weten': stelt vragen en ziet patiënt als co-expert
De behandelaar is directief, adviseert	De behandelaar nodigt uit anders te denken en in actie te komen
De norm (meestal het gemiddelde van de 'gezonde' populatie) bepaalt de richting	De patiënt bepaalt de richting: elke patiënt is uniek
De theorie bepaalt het gesprek	De patiënt bepaalt het gesprek
Protocollair, op basis van gemiddelden	Sluit aan bij situatie van deze patiënt, op dit moment in deze context

Uit: Bannink en Jansen. Positieve Gezondheidszorg. Oplossingsgericht werken in de huisartspraktijk (2017, pag. 45) Overgenomen met toestemming van de uitgever.

Essentieel hierbij is de voortdurende afweging die de huisarts maakt of het medisch-analytische denkmodel passend is voor de hulpvraag van de patiënt of dat vanuit het concept van Positieve Gezondheid het oplossingsgerichte model ingezet kan worden. Bannink en Jansen zien het oplossingsgerichte model als een uitbreiding op Positieve Gezondheid (Bannink en Jansen 2017). Het medisch-analytische model zou ook het diagnose-receptmodel genoemd kunnen worden en is het meest passend voor duidelijk omschreven te diagnosticeren ziektes, waarvoor een behandeling beschikbaar is die leidt tot klachtenreductie. Voor de meeste hulpvragen is het medisch-analytische model echter niet geschikt en past een oplossingsgerichte benadering beter.

Tabel 3.3 laat de verschillen tussen het medisch-analytische model en het oplossingsgerichte model zien. Bij de oplossingsgerichte benadering gaat het om het bevorderen van gezondheid in brede zin, ook als er ziekte speelt, en dus op het bevorderen van veerkracht. Het is van belang dat in de toekomst eigenlijk alle zorgprofessionals kennis hebben van deze benadering. Ze is namelijk niet beroepspecifiek. Dat is het gebied van Positieve Gezondheid ook niet. De kennis en vaardigheden van de professionals van de toekomst zal een beroepspecifieke ziektegerichte deskundigheid vragen van bijvoorbeeld de arts, de verpleegkundige of fysiotherapeut, waarbij het denken volgens het medisch-analytische model aangeleerd zal moeten blijven worden. Daarnaast zal de brede oplossingsgerichte denkwijze ook een plek moeten krijgen. De Adviescommissie Innovatie Zorgberoepen & Opleidingen heeft het in dit kader over de *T-vormige professional* als de professional van de toekomst (Kaljouw en Van Vliet 2014; Van Vliet et al. 2016). Zie ook ▶ H. 2 en 7.

3.5 · Bijdrage Positieve Gezondheid aan de kernwaarden

3.5.3 De kernwaarde continu

> Huisartsen zijn de constante factor in de medische zorg voor hun patiënten.

De bovengenoemde veranderde rol van *poortwachter naar gids of bruggenbouwer* geeft goed weer hoe de huisarts als constante factor binnen Positieve Gezondheid gepositioneerd kan worden.

> Huisartsen kennen hun patiënten en streven naar langdurige arts-patiëntrelaties.

De persoonsgerichte gespreksvoering van Positieve Gezondheid draagt eraan bij dat huisartsen hun patiënten beter leren kennen, met name doordat er meer aandacht is voor zingeving, kwaliteit van leven, meedoen en dagelijks functioneren. Met Positieve Gezondheid krijgt zowel patiënt als zorgverlener meer inzicht in niet alleen de context van een klacht, maar ook in wat belangrijk is voor de patiënt. Binnen het netwerk van zorgverleners kan de ene zorgverlener verder ingaan op wat reeds in een Positieve Gezondheid-gesprek ter sprake is gekomen.

> Huisartsen houden overzicht over de medische zorg die hun patiënten krijgen en voeren waar nodig de regie.

De regiefunctie en het overzicht over de medische zorg krijgt een andere betekenis als hier met het brede gezondheidsconcept van Positieve Gezondheid naar gekeken wordt. Immers, in het onderliggende concept van Positieve Gezondheid (*het vermogen je aan te passen en je eigen regie te voeren, in het licht van de sociale, fysieke en emotionele uitdagingen van het leven*) wordt regie al expliciet genoemd, namelijk als een vaardigheid van de patiënt zelf. Waar nodig kan de huisarts helpen het vermogen van patiënten om zich aan te passen en *zelf* de regie te voeren te versterken, zoals de medisch-inhoudelijke kennis inbrengen als de patiënt die zelf (nog) niet heeft.

> Huisartsenzorg is 24 uur per dag beschikbaar voor gezondheidsklachten die medisch gezien direct of binnen enkele uren beoordeeld moeten worden.

Continuïteit heeft ten opzichte van 1959 een andere betekenis gekregen. Niet de *huisarts*, maar de *huisartsenzorg* (de sector binnen de gezondheidszorg die hierop betrekking heeft) is nu verantwoordelijk voor de coördinatie van de zorg, de patiënt echt kennen, het overzicht houden en de regie voeren, 24 uur per dag. Dat is door de verschuiving van huisarts naar huisartsenzorg ontegenzeggelijk wel ingewikkelder geworden. Ook bij gezondheidsklachten die direct of binnen enkele uren beoordeeld moeten worden en die, bij uitstek, via een medisch-analytisch denkmodel benaderd dienen te worden kunnen er, vanuit Positieve Gezondheid en een oplossingsgerichte werkwijze, betekenisvolle aanvullingen op het te voeren beleid gegeven worden. Hoe regel je echter in de huisartsenzorg dat dit 24 uur mogelijk is? Op huisartsengroepniveau regelen dat iedereen dezelfde basiskennis over Positieve Gezondheid heeft, bijvoorbeeld door cursusaanbod en intervisie?

3.5.4 De kernwaarde gezamenlijk

> Huisartsen bepalen samen met hun patiënten wat passende zorg is.

Gezamenlijk is ten opzichte van 1959 een nieuwe kernwaarde van de huisartsenzorg. Begrijpelijk, vroeger was de huisarts ten opzichte van de patiënt een expert, met een meer directieve en paternalistische stijl. De patiënt van nu wordt geacht een co-expert te zijn, die veel beter in staat is mede zelf de richting te bepalen en regie te voeren. Passende zorg is hiermee het zoeken naar een goede balans tussen paternalisme en consumentisme geworden (Jung et al. 2001), dat kan dus alleen samen. Niet voor niets is er steeds meer aandacht voor het thema *gezamenlijke besluitvoering* of *samen beslissen*. Deze beweging wordt aangejaagd vanuit de patiëntenfederatie (▶ https://tinyurl.com/zorg-samen-beslissen). Ook is er recent een Nivelrapport (Van Dulmen et al. 2020) verschenen met perspectieven van zowel patiënten als zorgverleners. Het Positieve Gezondheidsgesprek ondersteunt bij gezamenlijke besluitvoering het bepalen van vervolgstappen aan de hand van wat belangrijk is voor de patiënt.

> Huisartsen leveren samen met hun team goede medische zorg.

Bestonden in de jaren '50 de meeste huisartspraktijken uit een solohuisarts met zijn samenwerkende partner/echtgenoot, nu is de organisatie van de huisartspraktijk veel complexer. Positieve Gezondheid wordt hierin dus een teameffort. Hoe Positieve Gezondheid kan bijdragen om de huisartspraktijk als organisatie goede medische zorg te laten leveren is uitgewerkt in ▶ H. 5.

> Huisartsen bevorderen samen met de beroepsgroep de kwaliteit van de huisartsenzorg.

Goede kwaliteit van huisartsenzorg vanuit de 'quadruple aim'-gedachte wil zeggen: betere zorg, betere gezondheid, betere betaalbaarheid, beter gebalanceerde werkdruk en werkplezier. Dat gaat verder dan alleen het hanteren van evidence-based richtlijnen.

Eerste pilots van huisartspraktijken die werken met Positieve Gezondheid laten zien dat patiënten meer tevreden zijn met deze zorg, dat de zorg goedkoper wordt en dat het werkplezier van huisartsen stijgt en de werkdruk kan afnemen (Jung et al. 2019).

> Huisartsen werken als medisch-generalist samen met andere zorg- en hulpverleners om passende zorg te leveren.

Bij uitleg over de kerntaken van de huisartsenzorg schrijft de commissie Toekomst Huisartsenzorg "hebben huisartsen een belangrijk aandeel in de coördinatie van de zorg die hun patiënten krijgen." Huisartsen zijn niet alleen eindverantwoordelijk voor de zorg die hun eigen team levert, maar zijn veelal ook de verbindende factor in de zorgketen. Huisartsen bewaken dat er regie wordt gevoerd over de zorg aan hun patiënten met complexe medische problemen. Ook zijn ze het eerste aanspreekpunt voor andere zorgverleners voor medische vragen over hun patiënten. Huisartsen en hun team helpen patiënten met sociale problemen de weg te vinden naar de juiste hulpverlening. In ▶ H. 6 wordt verder ingegaan op de bijdrage van Positieve Gezondheid aan het verwezenlijken van de kernwaarde gezamenlijk, onder andere door te laten zien hoe je vanuit het concept van Positieve Gezondheid samen met professionals en bewoners kunt samenwerken in het medisch-sociaal domein, bijvoorbeeld door netwerken Positieve Gezondheid op te richten in regio's. Als je als huisarts met Positieve Gezondheid wilt werken is het fijn als je samenwerkingspartners de patiënt vanuit hetzelfde perspectief benaderen. Dat houdt in dat je gezamenlijk schoolt en een gezamenlijke visie en 'taal' ontwikkelt. Een netwerk Positieve Gezondheid kan hierbij een belangrijke rol spelen. In ▶ H. 6 wordt hier uitgebreider op ingegaan.

3.6 Uitdagingen voor de toekomst van de huisartsenzorg

De inhoudelijke commissie van het project Toekomst Huisartsenzorg vroeg aan de deelnemers aan de 70 denksessies in relatie tot de gesignaleerde 44 trends en factoren te formuleren hoe de huisartsen zelf het liefste zouden willen dat de huisartsenzorg zich zou ontwikkelen. Er werden bij elk van de 44 trends drie opties voorgelegd met de vraag welke het meest aantrekkelijke was. Optie A was de traditionele variant (huisarts als praktijkhouder, poortwachter, voor medische vragen), optie B werd de huidige variant genoemd (huisarts onderdeel huisartsvoorziening, gericht op patiënten in wijk of dorp) en optie C werd trendvolgend genoemd (huisarts onderdeel sociaal-medisch netwerk, deel van multidisciplinair team, gericht op de hele populatie), zie ◘ fig. 3.2. Een uitwerking van de antwoordopties in ◘ fig. 3.1 en 3.2 laat zien dat huisartsgeneeskunde vanuit het concept van Positieve Gezondheid het meest aansluit bij optie C, waarin bewust wordt meebewogen met de beschreven trends en factoren zichtbaar in de huisartsgeneeskunde.

Het is uit de beschikbare gegevens van de Argumentenfabriek (2019) niet te herleiden van welke optie de huisartsen in Nederland op het moment van de enquête vonden dat die het beste zou aansluiten bij de toekomst van de huisartsenzorg. Als auteurs van dit handboek waren wij nieuwsgierig naar wat Positieve Gezondheid zou kunnen betekenen in relatie tot de 44 trends en factoren beschreven door de commissie

Toekomst Huisartsenzorg (Toekomsthuisartsenzorg.nl 2019). De trends zijn verdeeld in de volgende groepen, organisatie en bemensing van zorg, zorgaanbod en kwaliteit van zorg, opleiding, innovatie en bekostiging van de zorg, en patiënten en innovatie.

Om te bepalen welk effect deze trends zouden kunnen hebben op het werken met Positieve Gezondheid, of omgekeerd welk effect Positieve Gezondheid zou kunnen hebben op de trends, is in juli 2020 een digitale focusgroep georganiseerd met acht professionals uit huisartspraktijken, waarvan vijf huisartsen. In het addendum (◘ tab. 3.4) zie je de gemaakte opmerkingen per trend. Samenvattend zijn de trends waaraan Positieve Gezondheid een belangrijke bijdrage kan leveren:
- *Continuïteit van zorg*
- *Persoonsgerichte* zorg
- *Werkdruk*

Continuïteit van zorg en Positieve Gezondheid
De afname van continuïteit van de huisarts als persoon naar die van de huisartspraktijk gaat gelijk op met de toename van de aandacht voor een meer *persoonsgerichte* in plaats van een meer ziektegerichte benadering. Werken vanuit het concept van Positieve Gezondheid biedt optimale kansen om de werkelijke hulpvragen van patiënten hierbij bespreekbaar te maken. Essentieel hierbij is dat de huisarts zich realiseert dat hij werkt op het grensvlak van medisch en niet-medisch en in dat kader de hulpvragen van de patiënt probeert te duiden. Meer dan negentig procent van de hulpvragen lost de huisarts samen met de patiënt zelf op. (Cardol et al. 2004). Als dat niet lukt heeft de huisarts goede kennis over wat de tweede lijn te bieden heeft en worden mogelijkheden besproken met de patiënt. De huisarts wordt geacht te kunnen beoordelen welke medische-diagnostische stappen zinvol zijn voor de patiënt.

Persoonsgerichte zorg en Positieve Gezondheid
Analoog aan bovenstaande heeft de huisarts een zelfde verantwoordelijkheid voor vragen buiten het medisch domein. Positieve Gezondheid kan een tegenwicht bieden aan de in de loop van de tijd verminderde persoonlijke continuïteit van de huisarts door bij te dragen aan de verpersoonlijking van de huisartsgeneeskunde. Hiervoor is nodig dat de huisartsenzorg zich niet alleen richt op de patiënten in de praktijk, maar zich ook richt op de populatie (dat wil zeggen de burger in de wijk of het dorp). Daarnaast is het belangrijk dat de huisartspraktijk met de patiënt antwoorden probeert te formuleren op niet alleen medische, maar ook op gezondheids- en sociale vragen. Om dat te kunnen zullen de huisartsenvoorziening, wijkteams en burgerorganisaties onderdeel moeten zijn van een groter zorgnetwerk, zodat vragen op de juiste plek terecht kunnen komen. Hierover meer in ▶ H. 6.

Toegenomen werkdruk en Positieve Gezondheid
Voor wat betreft de toegenomen werkdruk biedt Positieve Gezondheid hoopvolle perspectieven. Patiënten lijken tevredener over de zorg wanneer deze georganiseerd wordt vanuit het gedachtegoed van Positieve Gezondheid. Hetzelfde geldt voor de werktevredenheid van de zorgprofessionals zelf. In experimenten met een combinatie van meer tijd voor de patiënt en Positieve Gezondheid lijkt de werkdruk ook echt af te nemen, evenals de zorgkosten (Jung et al. 2019).

3.6 · Uitdagingen voor de toekomst van de huisartsenzorg

Hiermee komen we aan het einde van deel I.
In deel I bespraken we *the why?*-vraag van dit handboek: *Waarom* willen we het anders doen in de huisartsenzorg (▶ H. 1)? Vervolgens bespraken we *the how?*-vraag: *Hoe* zouden we het anders willen doen vanuit het concept van Positieve Gezondheid (▶ H. 2 en 3)? Deel II is het praktische gedeelte van het handboek en bespreekt *the what?*-vraag: *Wat* betekent dit voor het gesprek met de patiënt in de spreekkamer (▶ H. 4), de organisatie van de huisartspraktijk (▶ H. 5), voor de samenwerking van de praktijk in de wijk (▶ H. 6) en voor het onderwijs en landelijke beleid (▶ H. 7)?

3.6.1 Samenvatting

Dit hoofdstuk ging over de relatie van Positieve Gezondheid met de recent vastgestelde kernwaarden van de huisartsenzorg en de opties die huisartsen hebben om een taak in te vullen. De beschreven trends in de huisartsenzorg zijn samen te vatten tot twee, in onze ogen belangrijkste, ontwikkelingen van invloed op de inhoud van de huisartsenzorg en het contact met de patiënt. De eerste ontwikkeling betreft veranderingen in *continuïteit* van de (huisartsen)zorg, waarbij er minder contact is met de *eigen* huisarts, maar de zorg wel meer persoonsgericht is geworden. De andere betreft de *werkdruk* in de huisartsenzorg, die ontegenzeggelijk is toegenomen. De bijdrage die Positieve Gezondheid kan bieden aan de vastgestelde trends en de kernwaarden van de huisartsenzorg (*persoonsgericht, medisch-generalistisch, continu* en *gezamenlijk*) zijn besproken.

Addendum ◘ tab. 3.4
Trends en factoren in de huisartsenzorg en de relatie tot Positieve Gezondheid.
De commissie Toekomst huisartsenzorg (Toekomsthuisartsenzorg.nl 2019a) beschrijft 44 trends en factoren in de huisartsenzorg. Deze 44 trends zijn verdeeld in groepen van interne en externe trends en factoren. Om te bepalen welk effect deze trends zouden kunnen hebben op het werken met Positieve Gezondheid, of omgekeerd welk effect Positieve Gezondheid zou kunnen hebben op de trends, zijn een aantal huisartsen in een digitale focusgroep bijeenkomst bevraagd. In onderstaand addendum (◘ tab. 3.4) ziet u de gemaakte opmerkingen (◘ tab. 3.4a, b, c, d, e)

Tabel 3.4a Interne trends en factoren: Organisatie van de zorg

Onderstaande trend	Hoe verhoudt zich dat tot Positieve Gezondheid?
Van de huisartsen is 95 % aangesloten bij een huisartsenpost, waarvan er nu in Nederland 120 zijn.	Werken via de huisartsenpost leidt tot minder continuïteit van zorg. Meer patiënten zijn onbekend. Dit kan leiden tot een minder persoonsgerichte benadering.
Praktijkhoudende huisartsen besteden hun ANW-diensten steeds vaker uit aan waarnemers.	Draagt bij aan eigen gezondheid en verminderen werkdruk.
Het aantal bezoeken, telefonische consulten en verrichtingen op huisartsenposten stijgt.	Leidt tot toename werkdruk, minder werkplezier, brandjesblussenmentaliteit, bevordert niet de zelfregie van mensen.
Het aantal huisartsen (inclusief waarnemers) is gestegen van 8.612 in 2006 naar 11.834 in 2016.	Meer huisartsen zou ruimte voor meer tijd voor de patiënt moeten geven. Door parttime werken zou er meer aandacht voor de eigen gezondheid kunnen zijn.
Het aantal huisartspraktijken is gestegen van 4.469 in 2006 naar 5.028 in 2016.	Groei aantal huisartsen is groter dan groei aantal praktijken. Betekent dus meer huisartsen per praktijk, wat ten koste zal gaan van continuïteit.
Steeds meer huisartsen werken in een duo- of meermanspraktijk.	Meer huisartsen in een praktijk kan ook leiden tot meer samenwerkingsmogelijkheden, en daarmee mogelijk makkelijker samenwerking met bijvoorbeeld het sociaal domein. Kan leiden tot differentiatie tussen huisartsen, die bij solopraktijken niet mogelijk is.
Het aantal patiënten per normpraktijk daalt, terwijl het aantal consulten per praktijk stijgt.	Als de echte hulpvraag niet beantwoord wordt, blijven patiënten terugkomen. Positieve Gezondheid zou door de persoonsgerichte benadering deze trend kunnen ombuigen.
Huisartsen werken in een grote diversiteit aan samenwerkingsvormen.	Maakt het moeilijker blauwdruk voor werken met Positieve Gezondheid te geven. Er zijn meerdere invalshoeken. Positieve Gezondheid kan juist verbindend zijn in de samenwerking met gezamenlijke visie en taal.
Voor patiënten met chronische ziekten organiseren huisartsen ketenzorg in 115 zorggroepen.	Leidt tot gelijkgerichte behandeling door de keten heen, maar is vaak ook ziektegericht in plaats van persoonsgericht. Gevaar van focus op afvinken van indicatoren in plaats van op de behoefte van de patiënt. Zou meer netwerkzorg moeten zijn, dat is breder. Ketenzorg kan wel een organisatie zijn om veel huisartsen te scholen in of te informeren over Positieve Gezondheid.
Huisartsen besteden 18 % van hun tijd aan niet-patiëntgebonden activiteiten, zoals vergaderen.	Bij veel vergaderen minder tijd voor de patiënt. Aan de andere kant vraagt de verandering van werken met Positieve Gezondheid ook tijd om samen iets neer te kunnen zetten. Samenwerking is wel positief, ander gesprek, ander aanbod.

3.6 · Uitdagingen voor de toekomst van de huisartsenzorg

Tabel 3.4b Interne Trends en factoren: Bemensing van de zorg

Onderstaande trend	Hoe verhoudt zich dat tot Positieve Gezondheid?
Het aandeel consulten met de eigen huisarts is teruggelopen	Kan verminderde continuïteit geven, maar ook een bewuste keuze zijn van de patiënt. Taakverschuiving levert efficiëntie op, maakt ruimte voor een langer gesprek met eigen huisarts en voor enkelvoudige vragen is er zelfzorg, de assistente, of een (specialistisch) praktijkverpleegkundige van de patiënt. Fijn dat niet alles in de praktijk door de huisarts hoeft te worden gedaan.
De huisarts werkt steeds meer met ondersteunend medisch personeel.	Als personeel goed geschoold is en enthousiast is over Positieve Gezondheid hoeft dat geen belemmering te zijn, daarnaast kan het de huisarts meer tijd geven om een ander gesprek met de patiënt te voeren (zie hierboven).
Huisartspraktijken worden steeds grotere bedrijven, terwijl huisartsen niet zijn opgeleid als ondernemer.	Het kan afleiden van bezig zijn met Positieve Gezondheid, veel tijd en energie gaat naar zaken waar je niet voor bent opgeleid. Rol praktijkmanager lijkt belangrijk hierbij, ook voor managen van Positieve Gezondheidthema's.
Vrouwen zijn onder huisartsen in de meerderheid sinds 2016 en hun aandeel neemt toe.	
Huisartsen werken steeds vaker in deeltijd (vier van de tien mannen, acht van de tien vrouwen).	Belangrijk om naar eigen balans te kijken. Deeltijd kan misschien nadelig zijn voor continuïteit en implementeren van Positieve Gezondheid.
Het aantal huisartsen dat in loondienst of als waarnemer werkt, neemt toe.	Als praktijkhouder heb je mogelijk meer invloed als je de praktijk met Positieve Gezondheid wilt laten werken. Wisselingen door waarnemers kan nadelig zijn voor de continuïteit. Ervaring met Positieve Gezondheid of bereidheid zich daarin te scholen als keuzecriterium voor HIDHA's of waarnemers? Positieve Gezondheid bespreken met regionale vereniging van waarnemend huisartsen → streven naar continu cursusaanbod (steeds weer nieuwe instromers namelijk).
In sommige regio's in Nederland is een tekort aan huisartsen, opvolgers en waarnemers.	Bedreigend voor werken met Positieve Gezondheid, 'het werk moet toch gedaan', mogelijk stimulans voor burgerinitiatieven en zelfregie.
Jonge huisartsen kiezen er niet voor praktijkhouder te worden.	Jonge huisartsen zijn afhankelijk van de praktijk waar ze gaan werken of daar met Positieve Gezondheid wordt gewerkt. Minder invloed om de behoefte te werken met Positieve Gezondheid vorm te geven. Positieve Gezondheid in de praktijk aantrekkelijk voor jonge huisartsen om juist daar als HIDHA te werken?
Huisartsen ervaren een hoge werkdruk en ervaren het beroep vaker als baan dan als roeping.	Een stuk van werkdruk kan ook te maken hebben met manier van werken van huisartsen zelf. Werken met Positieve Gezondheid kan werkdruk ook helpen verlichten en werkplezier vergroten. Het ervaren van een roeping kan bijdragen aan een goede vertaalslag van Positieve Gezondheid.

Tabel 3.4c Interne trends en factoren: zorgaanbod, kwaliteit van de zorg

Onderstaande trend	Hoe verhoudt zich dat tot Positieve Gezondheid?
Huisartsen voeren steeds meer medisch specialistische taken uit (substitutie).	Meer medische specialisatie in de huisartspraktijk kan leiden tot minder aandacht voor Positieve Gezondheid, is vaak ziektegericht, maar kan ook minder medicaliserend voor de patiënt zijn die anders naar het ziekenhuis zou moeten gaan.
Huisartsen organiseren zorg voor chronisch zieken als 'ketenzorg'.	Vaak ziektegericht en niet gericht op gezondheid of patiëntgericht. Kunst om Positieve Gezondheid daarbij een plek te geven. PG kan belangrijke stimulans voor zelfmanagement en compliantie zijn. Bijvoorbeeld aansluitend bij kerntaak preventieve zorg.
De huisartsenzorg ligt steeds meer vast in protocollen.	Geeft gevoel in koker te zitten, beperkt ruimte voor breder kijken. Positieve Gezondheid is meer maatwerk en geeft de professional ruimte om anders te gaan werken.
Steeds meer huisartsen specialiseren zich in een medisch-inhoudelijk thema.	Opleidingen zijn ziektegericht, belangrijk om mensen in zijn geheel te zien, aan de andere kant kans om met huisartsgeneeskundige bril naar medisch inhoudelijk thema te kijken waarbij juist aandacht is voor de persoon achter de ziekte. Leefstijlgeneeskunde en Positieve Gezondheid zou een mooie kaderopleiding zijn.
Huisartsen voelen zich verplicht jaarlijks mee te doen met de NHG-praktijkaccreditatie.	Verplicht voelen maakt geen energie vrij. Binnen de praktijkaccreditatie kan het implementeren van Positieve Gezondheid wel als verbetertraject gekozen worden.
Interne kwaliteitssystemen, toetsgroepen en onderlinge visitatie vragen tijd en energie van huisartsen.	Breng het belang van persoonsgerichte zorg in bij kwaliteitssystemen, toetsgroepen en onderlinge visitatie.
Huisartsen gaan defensiever werken vanwege de steeds luidere roep om transparantie.	Draagt niet bij aan Positieve Gezondheid. Lijkt ook gerelateerd aan waarnemers (kennen mensen minder goed, willen medisch gezien niets missen en werken daardoor defensiever). Gesprek met toezichthoudende en financierende partijen aangaan, om meerwaarde van PG te laten erkennen.
Huisartsen verzetten zich tegen toenemende administratieve lastendruk in hun werk.	Minder administratie, meer ruimte voor de patiënt.

3.6 · Uitdagingen voor de toekomst van de huisartsenzorg

◘ **Tabel 3.4d** Interne trends en factoren: opleiding, innovatie, bekostiging van de zorg

Onderstaande trend	Hoe verhoudt zich dat tot Positieve Gezondheid?
Huisartsen in sommige regio's krijgen de opleidingsplaatsen voor nieuwe huisartsen niet gevuld.	Bedreigend voor continuïteit.
Huisartsen bieden te weinig stageplaatsen aan voor ondersteunend personeel, zoals praktijkondersteuners.	Door werkdruk weinig ruimte voor investeren in de toekomst, bedreigend voor continuïteit van het huisartsenvak.
De mogelijkheden van digitale diagnostiek, behandeling en communicatie in de huisartsenzorg nemen toe.	
Ontoereikende standaardisering en niet-communicerende ict-systemen belemmeren huisartsen in hun werk.	Vragenlijsten Positieve Gezondheid niet goed te koppelen aan het Huisartsen Informatie Systeem wordt als nadeel ervaren.
Het doel dat huisartsen in 2022 structureel meewerken aan wetenschappelijk onderzoek, is nog niet gehaald.	Goed monitoren wat Positieve Gezondheid kan betekenen voor patiënt en huisarts is erg belangrijk voor de onderbouwing van het gedachtegoed.
Huisartsen ervaren relatief weinig invloed op de contractering van huisartsenzorg in hun regio.	Zorgt ook voor het gevoel weinig invloed te hebben op een plek van Positieve Gezondheid in die contracten of bijvoorbeeld meer tijd voor de patiënt.
Huisartsen organiseren zich in zorggroepen voor de contractering van ketenzorg met zorgverzekeraars.	Hierdoor mogelijk meer kans op plek voor Positieve Gezondheid in de contractering? Nu nog te veel ziektegericht.

◻ **Tabel 3.4e** Externe trends en factoren: patiënten, innovatie, zorgaanbod, beleid en bekostiging

Onderstaande trend	Hoe verhoudt zich dat tot Positieve Gezondheid?
Vrijwel alle Nederlanders staan ingeschreven bij een huisarts, namelijk 16,4 miljoen mensen.	Belangrijk voor werken met Positieve Gezondheid: continuïteit, met mogelijkheden om medicalisering en consumentisme te adresseren.
Het aantal ouderen stijgt, driekwart van de 75-plussers heeft een of meer chronische ziekten.	Zingeving en leren omgaan met beperkingen, betekenisvol leven, eenzaamheid allemaal thema's die bij Positieve Gezondheid een plek krijgen, juist bij ouderen zinvol.
Als de zorg elders tekortschiet, kijken patiënten naar de huisarts als de eindverantwoordelijke zorgverlener.	Grote verantwoordelijkheid huisarts, goed kijken wat medisch is en wat niet, huisarts strohalm of vuilnisbak? Rol van huisarts als gids en bruggenbouwer.
Patiënten verwachten steeds meer van de huisarts, doordat zij beter geïnformeerd zijn.	Bevorder eigen regie, belangrijk verantwoordelijkheid ook gepast bij de patiënt zelf neer te leggen, cave medicalisering.
De diversiteit van patiënten neemt toe en daarmee de complexiteit in de spreekkamer.	Vergt brede blik, Positieve Gezondheid kan daarbij helpen, complexe patiënten ga je door Positieve Gezondheid steeds leuker vinden. Wel meer tijd hiervoor is belangrijk; maatwerk vereist! Zijn er speciale aandachtspunten met betrekking tot werken met Positieve Gezondheid bij mensen met lage SES, migratie-achtergrond of lage gezondheidsvaardigheden?
Patiënten leven in een 24-uurseconomie en willen zorg vaak op het moment dat het hen uitkomt.	Patiënten moeten leren voor een stuk zelf hun zorg te gaan regelen. Positieve Gezondheid kan daarbij helpen.
Technologische toepassingen zoals *e-health* en domotica maken zorg-op-afstand mogelijk.	Positieve Gezondheid op afstand? Zou ook prima moeten kunnen met (beeld)bellen, echte ontmoeting blijft belangrijk, voor bijvoorbeeld het non-verbale stuk van het verhaal. Doordat niet iedereen op spreekuur hoeft te komen meer tijd over?
Patiënten hebben met ingang van 2020 recht op elektronische inzage in hun medische gegevens.	Stimuleert zelfregie en inzicht en kan daarmee bijdragen aan Positieve Gezondheid.
Zorgaanbieders moeten zorgvuldig omgaan met privacygevoelige (digitale) gegevens van patiënten.	Hoe geef je spinnenweb weer in het dossier? Kan persoonlijke gegevens bevatten. Maatwerk vereist.
Ongeveer 2,5 miljoen mensen hebben moeite met lezen en schrijven en met het werken met computers.	Spinnenweb formulier voor laaggeletterden helpt om ook met deze groep het andere gesprek te voeren.

Voor meer informatie, achtergrond of filmpjes over dit hoofdstuk zie QR scan.

Literatuur

Broersen, S. (2011). Shared Decision Making voor beginners. *Medisch Contact.* Opgehaald van het web in juli 2020 van ▶ https://www.medischcontact.nl/nieuws/laatste-nieuws/artikel/shared-decision-making-voor-beginners.htm.

Cardol, M., Van Dijk, L., De Jong, J. D., De Bakker, D. H., & Westert, G. P. (2004). *Tweede nationale studie naar ziekten en verrichtingen in de huisartspraktijk. Huisartsenzorg: wat doet de poortwachter?* Utrecht/Bilthoven: NIVEL/RIVM.

De Argumentenfabriek (2019a). *Toekomst huisartsenzorg. Herijking kernwaarden en kerntaken.* Opgehaald van het web in juli 2020 van ▶ http://toekomsthuisartsenzorg.nl/wp-content/uploads/2019/01/Boek-Herijkte-Kernwaard-en-Kerntaken.pdf.

De Argumentenfabriek (2019b). *Toekomst huisartsenzorg. Gespreksleidraad denksessie.* Opgehaald van het web in juli 2020 ▶ https://www.argumentenfabriek.nl/media/2980/gespreksleidraad_toekomsthuisartsenzorg_v18juli2018.pdf.

Het Roer Moet Om (2019). *Patiënten tussen wal en schip. Hoe gebrek aan samenhang vooral de kwetsbare patiënten treft.* Opgehaald van het web in juli 2020 van ▶ https://hetroermoetom.nu/pdf/Boekje-HETROERMOETOM-Patient-tussen-wal-en-schip.pdf.

Huber, M., Van Vliet, M., Giezenberg, M., et al. (2016). Towards a 'patient-centred' operationalisation of the new dynamic concept of health: A mixed methods study. *BMJ Open, 5,* e010091.

Jung, H. P., Wensing, M., & Grol, R. (2001). Tussen paternalisme en consumentisme. Het dilemma van de huisarts. *Huisarts en Wetenschap, 44,* 594–600.

Jung, H. P., Liebrand, S., & Van Asten, C. (2019). Uitkomsten van het hanteren van positieve gezondheid in de praktijk. *Bijblijven, 35,* 26–35.

Kaljouw, M., & Van Vliet, K. (2014). *Naar nieuwe zorg en zorgberoepen: De contouren.* Diemen: Zorginstituut Nederland.

Landelijke Huisartsen Vereniging (LHV) (2018). *Meer tijd voor de patiënt. Uitkomsten onderzoek.* Utrecht: Newcom Research & Consultancy B.V.

Maes, A. (2019). *Variabelen bij capaciteit huisartsenzorg bijtijds agenderen.* Opgehaald van het web in juli 2020 van ▶ https://zorgstelsel.nl/variabelen-bij-capaciteit-huisartsenzorg-bijtijds-agenderen/.

Nederlands Huisartsen Genootschap (NHG), Landelijke Huisartsen Vereniging (LHV). (2012) *Toekomstvisie Huisartsenzorg. Modernisering naar menselijke maat. Huisartsenzorg in 2022.* Utrecht: LHV NHG.

Olde Hartman, T. C., Blankenstein, A. H., Molenaar, A. O., Bentz van den Berg, D., Van der Horst, H. E., Arnold, I. A., et al. (2013). NHG-Standaard Somatisch Onvoldoende verklaarde Lichamelijke Klachten (SOLK). *Huisarts en Wetenschap, 56*(5), 222–230.

Pharos (2020). *Factsheet juni 2020. Laaggeletterdheid en beperkte gezondheidsvaardigheden.* Opgehaald van het web augustus 2020 van ▶ https://www.pharos.nl/factsheets/laaggeletterdheid-en-beperkte-gezondheidsvaardigheden/.

Toekomsthuisartsenzorg.nl. (2019a). *Opgehaald van het web in juli 2020 van* ▶ https://toekomsthuisartsenzorg.nl/.

Toekomsthuisartsenzorg.nl. (2019b). *Opgehaald van het web in juli 2020 van* ▶ https://toekomsthuisartsenzorg.nl/downloads/.

Van den Brekel-Dijkstra, K., Cornelissen, M., & Van der Jagt, L. (2020). De dokter gevloerd. Hoe voorkomen we burn-out bij huisartsen? *Huisarts en Wetenschap, 63*(7), 40–43. ▶ https://doi.org/10.1007/s12445-020-0765-8.

Van Dulmen, S., et al. (2020). *Kennisvraag Tijd voor samen beslissen Perspectieven van patiënten, zorgverleners en zorgverzekeraars ten aanzien van tijd om samen te beslissen.* Opgehaald van het web in november 2020 van ▶ https://www.nivel.nl/nl/publicatie/kennisvraag-tijd-voor-samen-beslissen-perspectieven-van-patienten-zorgverleners-en.

Van Hien, A. (2008). *CPB Memorandum. Ontwikkelingen rondom de rol van de Nederlandse huisarts.* Opgehaald van het web in januari 2020 van ▶ https://www.cpb.nl/sites/default/files/publicaties/download/memo202.pdf.

Van Vliet, K., Grotendorst, A., & Roodbol, P. (2016). *Anders kijken, anders leren, anders doen. Grensoverstijgend leren en opleiden in zorg en welzijn in het digitale tijdperk.* Diemen: Zorginstituut Nederland.

Volksgezondheidenzorg.info (2020). *Opgehaald van het web in juli 2020 van* ▶ https://www.volksgezondheidenzorg.info/onderwerp/ziekteverzuim/cijfers-context/bedrijfssector.

Wijgergangs, L., Ras, T., & Reijmerink, W. (2017). *Signalement Zingeving in zorg.* Den Haag: ZonMw.

Zorginstituut Nederland (2013). *Richtlijnen en shared decision making in de praktijk.* Opgehaald van het web in augustus 2020 van ▶ https://www.zorginzicht.nl/ontwikkeltools/ontwikkelen/richtlijnen-en-shared-decision-making-in-de-praktijk.

Deel II Toepassing van Positieve Gezondheid in de huisartspraktijk

Inhoud

Hoofdstuk 4   Positieve Gezondheid in de spreekkamer – 75

Hoofdstuk 5   Positieve Gezondheid in de praktijk – 119

Hoofdstuk 6   Positieve Gezondheid in de wijk – 165

Hoofdstuk 7   Positieve Gezondheid in breder perspectief – 215

Hoofdstuk 4

macro
regionaal/landelijk

meso
wijk/gemeente

micro
praktijk/organisatie

**nano
patiënt/burger**

Ik zweer / beloof dat ik de geneeskunst zo go[ed als]
ik kan zal uitoefenen ten dienste van mijn mede[mens.]
Ik zal zorgen voor zieken, gezondheid bevorde[ren en]
lijden verlichten.

Ik stel het belang van de patiënt voorop en eer[biedig]
zijn opvattingen. Ik zal aan de patiënt geen s[chade]
doen. Ik luister en zal hem goed inlichten. I[k zal]
geheim houden wat mij is toevertrouwd.

Ik zal de geneeskundige kennis van mijzelf en and[eren]
bevorderen. Ik erken de grenzen van mijn mog[elijkheden.]

Positieve Gezondheid in de spreekkamer

4.1 Positieve Gezondheid in de spreekkamer – 77

4.2 Tools en materialen – Mijn Positieve Gezondheid – 78
4.2.1 De tools – 78
4.2.2 Materialen iPH – 80

4.3 Zelf ervaren – 81

4.4 Hoe voer je *het andere gesprek*? – 82
4.4.1 Waarom een ander gesprek? – 82
4.4.2 Introduceren van het andere gesprek – 84
4.4.3 Het spinnenweb bespreken – 87
4.4.4 Aandachtig luisteren – 87
4.4.5 Voorbeeld van twee gespreksroutes – 88
4.4.6 Oplossingsgerichte vragen – 88
4.4.7 Het Actiewiel – 90
4.4.8 Het andere gesprek en tijd – 93
4.4.9 Wanneer en met wie voer je het andere gesprek? – 93
4.5 Kerntaken en Positieve Gezondheid – 99
4.5.1 Kerntaak medisch-generalistische zorg – 99
4.5.2 Kerntaak spoedeisende huisartsenzorg – 102
4.5.3 Kerntaak terminaal-palliatieve zorg – 104
4.5.4 Kerntaak zorgcoördinatie – 106
4.5.5 Kerntaak preventieve zorg – 106

4.6 Van spinnenweb naar actie – 107
4.6.1 Online aanbod van apps – 107
4.6.2 Psychosociale klachten – 108

© Bohn Stafleu van Loghum is een imprint van Springer Media B.V., onderdeel van Springer Nature 2021
M. Huber et al., *Handboek Positieve Gezondheid in de huisartspraktijk*,
https://doi.org/10.1007/978-90-368-2653-2_4

4.7 Positieve Gezondheid en gezonde leefstijl – 109
4.7.1 Het leefstijlgesprek – 109
4.7.2 Samenvatting – 114

Literatuur – 114

❯ Kernboodschappen H. 4
- Positieve Gezondheid begint bij jezelf
- Het spinnenweb faciliteert om het gesprek op gang te brengen
- Het andere gesprek betekent contact maken, aandachtig luisteren en de ander zijn oplossingen laten vinden
- Wie is aan het werk? Als iemand zijn zingeving vindt, zal hij makkelijker de regie nemen
- Tijd gaat niet alleen over de klok, vertragen is een sleutel. Soms is het beter even achterover te leunen en aandachtig te luisteren
- Aan de hand van de kerntaken wordt besproken met wie je een Positieve Gezondheidgesprek allemaal kan voeren

4.1 Positieve Gezondheid in de spreekkamer

In deel I werd beschreven hoe het concept van Positieve Gezondheid de mogelijkheid biedt om met een andere bril naar ziekte en gezondheid te gaan kijken, namelijk meer oplossingsgericht en meer gericht op betekenisvol leven. Deze benadering kan een antwoord bieden op de toenemende druk die in de komende tijd op de huisartsenzorg komt te liggen. Aandacht schenken aan een betekenisvol leven staat centraal in Positieve Gezondheid en komt voort uit de onderbouwing die ten grondslag ligt aan het begrip. We beschreven de relatie van Positieve Gezondheid met de recent vastgestelde kernwaarden van de huisartsenzorg en de opties die huisartsen hebben om vanuit een verbinding met Positieve Gezondheid de kerntaken in te vullen.

In deel II, dat met dit hoofdstuk begint, wordt het praktisch en beschrijven we hoe Positieve Gezondheid toegepast kan worden op de verschillende gebieden waar je in het werk mee te maken hebt. We kiezen voor de indeling in vier niveaus, namelijk het nano-micro-meso-macro-niveau van de piramide naar De Maeseneer (De Maeseneer 2017).

Dit hoofdstuk gaat over Positieve Gezondheid in het contact van mens tot mens, het nano-niveau. Het niveau van de patiënt, de burger én jouzelf als huisarts. Het gaat over hoe je Positieve Gezondheid kunt inzetten in de spreekkamer. Maar ook over de vraag wat het zou kunnen betekenen in je eigen leven. Behalve professional ben je tenslotte ook mens.

Om maar direct de essentie van dit hoofdstuk te benoemen: we kozen niet voor niets als motto voor dit boek het citaat van Antoine de Saint-Exupery *'Als je een schip wilt bouwen, moet je werklui niet opdragen hout te verzamelen, je moet niet het werk verdelen en orders geven. Leer in plaats daarvan mensen eerst te verlangen naar de eindeloze zee.'*

Dit citaat beschrijft een hiërarchie van drijfveren: niet de opdrachten van een leidinggevende of een professional zijn het meest effectief om een doel te bereiken; het zijn de dromen en drijfveren van mensen die hen in beweging brengen en die bovendien nog ordenend werken op hun activiteiten. Wat ten slotte tot een gewenst doel leidt – in dit geval het bouwen van een schip. In de setting van de huisartspraktijk kan dat voor de professional bijvoorbeeld werkplezier of samenwerking zijn en voor patiënten bijvoorbeeld een gezondere leefstijl aannemen, maar ook een groter welbevinden.

Noem het dromen, noem het iemands motieven of waarden – het gaat om wat iemand in zijn leven zin en betekenis geeft. Om wat iemand ten diepste *wil* en niet wat hij *moet*.

Bij Positieve Gezondheid aandacht schenken aan een *betekenisvol leven* komt voort uit de onderbouwing die ten grondslag ligt aan het begrip. In ▶ H. 2 bespraken we het onderzoek van Huber, waaruit bleek dat de ondervraagden een betekenisvol leven aanbevelen als aanvulling op het medisch-analytische denkmodel in de zorg. De literatuur (▶ par. 2.5) ondersteunt de waarde van het centraal stellen van zingeving als richtinggevend in het leven, en de ervaring van de auteurs in de praktijk heeft ons laten zien hoe sterk dit werkt.

Het vraagt wel een andere benadering dan waar artsen primair in geschoold zijn. Hier kan de in ▶ par. 2.6 beschreven T-vormige professional als professional van de toekomst, verhelderend zijn. Traditioneel zijn artsen geschoold op het terrein van de verticale poot van de T, *probleem-georiënteerd en ziektegericht* vanuit het medisch-analytisch denkmodel.

Werkend met Positieve Gezondheid ben je actief in de horizontale poot van de T, *persoonsgericht, breed op gezondheid gericht en oplossingsgericht*. Je denkt niet in termen van *controle*, maar in bevorderen van *adaptatie en veerkracht* (◘ fig. 2.6).

De gespreksvoering die past bij deze benadering wordt, zoals in deel I al beschreven, *het andere gesprek* genoemd. Mensen spreken ook van *het goede gesprek* of *het persoonsgerichte gesprek*. Wij houden *het andere gesprek* aan, waarbij het *spinnenweb* van Positieve Gezondheid een hulpmiddel is. De ervaring leert dat deze benadering enige scholing vereist, omdat wij als artsen zo anders zijn opgeleid.

We laten je eerst kennismaken met een aantal handvatten, tools en materialen. Deze kun je inzetten om te starten met Positieve Gezondheid. Daarna leggen we uit hoe je met een patiënt over Positieve Gezondheid kunt beginnen.

4.2 Tools en materialen – Mijn Positieve Gezondheid

4.2.1 De tools

Volwassenentool

Het basisspinnenweb Mijn Positieve Gezondheid en de vragenlijst op ▶ www.mijnpositievegezondheid.nl heeft zes dimensies en 42 bijbehorende aspecten, verdeeld over deze zes dimensies. Dit is een in taal vereenvoudigde versie van het oorspronkelijke spinnenweb met 32 aspecten uit het onderzoek (Huber et al. 2016), waarvan de termen als te ingewikkeld voor het dagelijks gebruik werden beschouwd. Dat was reden om met een panel van inhoudelijke experts de begrippen om te werken naar eenvoudiger taal en bij de begrippen ook (positief gestelde) vragen te formuleren. Vervolgens heeft een taalbureau de inhoud omgezet naar taalniveau B1. Versie 1.0 ontstond zo (◘ fig. 4.1).

In lijn met het oorspronkelijke onderzoek zijn de begrippen bedoeld als indicatoren van gezondheid, maar met twee toegevoegde begrippen is een concessie gedaan, namelijk 'hoe je woont' en 'rondkomen met je geld'. In de feedback werd namelijk vermeld dat het spinnenweb goed werkte, maar dat het voor professionals heel belangrijk

4.2 · Tools en materialen – Mijn Positieve Gezondheid

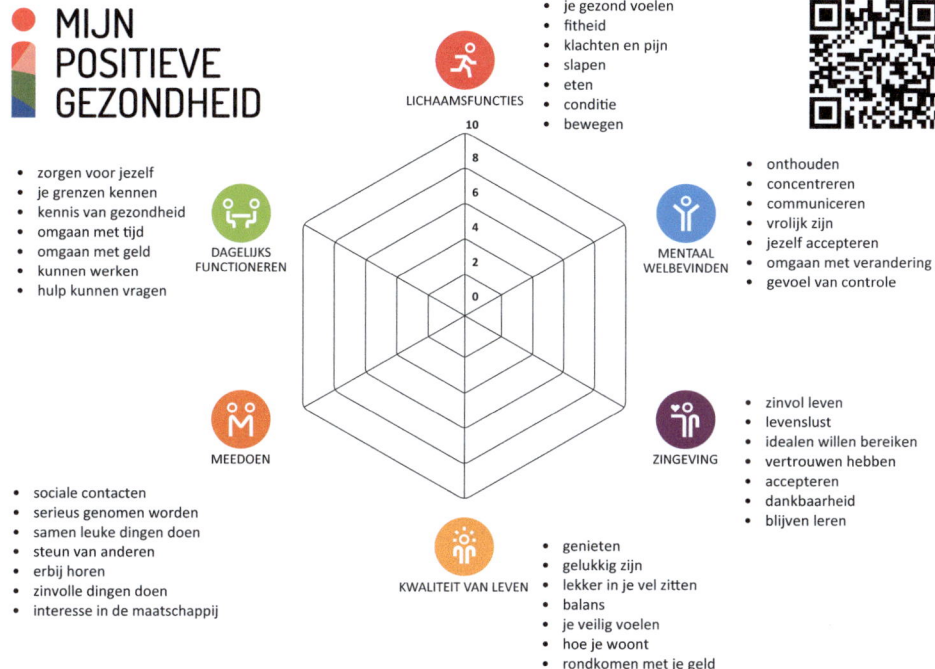

■ **Figuur 4.1** Het volwassenen spinnenweb *Mijn Positieve Gezondheid 1.0*, met de QR-code naar de digitale vragenlijst (Bron: ▶ www.iph.nl)

is te weten of iemand wellicht dakloos is of schulden heeft. Formeel zijn dit determinanten en dus geen indicatoren van gezondheid. Ze bevorderen gezondheid. Vanwege het belang ervan zijn ze opgenomen in het nieuwe spinnenweb, versie 1.0. Het aantal aspecten werd daarmee 42: 6 × 7.

In het spinnenweb zijn langs de assen vanaf het centrum naar de periferie de getallen van één tot en met tien geplaatst. Gekozen is voor de Nederlandse rapportcijfers, die bij iedereen wel enigermate bekend werden verondersteld.

De opzet is dat patiënten aan de hand van het spinnenweb zich op de verschillende levensdomeinen een rapportcijfer kunnen geven en aangeven op welke punten ze graag iets zouden veranderen of verbeteren.

De vragenlijst is beschikbaar als print op papier en als digitale vragenlijst, resulterend in een spinnenweb. ▶ https://test.mijnpositievegezondheid.nl/login.php.

In 2020 werd het spinnenweb geëvalueerd en werd toegewerkt naar een versie 2.0. Zo mist in de 1.0-versie bijvoorbeeld seksualiteit in de vragenlijst, evenals cultuurspecifieke factoren. Daarnaast ontbreekt de mogelijkheid om een eigen onderwerp toe te voegen.

Kindtool

Het onderzoek van Huber dat in ▶ H. 2 besproken is en dat resulteerde in het begrip Positieve Gezondheid (Huber et al. 2016), werd uitgevoerd onder volwassenen van achttien tot tachtig jaar. Eind 2016 kwam vanuit het Wilhelmina Kinderziekenhuis (WKZ) de vraag of er niet ook een spinnenweb voor kinderen gemaakt kon worden. Er werd een onderzoek opgestart in een samenwerking van WKZ, studenten van de Universiteiten Utrecht en Groningen, de Jeugd Gezondheidszorg van de gemeente Utrecht, stichting Kind en Ziekenhuis en iPH. 180 kinderen en hun ouders, ziek en gezond, werden geïnterviewd en daaruit is de Kindtool voortgekomen, voor kinderen van acht tot zestien jaar. De vragenlijst is beschikbaar als print op papier en als digitale vragenlijst, resulterend in een spinnenweb. ▶ https://kind.mijnpositievegezondheid.nl/login.php

Jongerentool

Nadat de Kindtool er was kwam de vraag of er ook een jongerentool gemaakt kon worden, met typische adolescententhema's. Ook deze vraag heeft tot een project geleid in nauwe samenwerking met de doelgroep. Het resultaat is de Jongerentool voor de leeftijd van 16–25 jaar. Als papieren spinnenweb of als digitale versie met vragen. Overigens zullen sommige jongeren van zeventien jaar zich toch nog beter thuis voelen bij de Kindtool, wat per persoon verschillend is. Deze tool vind je ook zowel op papier als digitaal: ▶ https://jongeren.mijnpositievegezondheid.nl/login.php

Eenvoudige tool

De ontwikkeling van de nieuwe tools riep bij professionals, die te maken krijgen met mensen met een taalprobleem, de vraag op of ook voor deze doelgroep een versie gemaakt kon worden. Ofschoon de volwassenentool het taalniveau B1 heeft, is dat voor mensen met laaggeletterdheid toch vaak te moeilijk. Ook dat vraagstuk heeft iPH opgepakt samen met Pharos, Expertisecentrum Gezondheidsverschillen, en voor deze doelgroep is de Eenvoudige tool ontwikkeld. Een papieren versie en een begeleidingsdocument zijn te downloaden en uit te printen. Daarnaast is er ook een digitale versie met een voorleesfunctie. Deze blijkt ook goed bruikbaar voor mensen met een visuele beperking.
▶ https://iph.nl/tools/eenvoudige-tool en ▶ https://eenvoudig.mijnpositievegezondheid.nl/login.php

4.2.2 Materialen iPH

Naast de digitale tools zijn er A5-scheurblokjes waarop per pagina het spinnenweb is afgebeeld, van de volwassenen-, de kind- en de jongerentool. Handig voor op je bureau.

Er zijn A5-folders om kennis te maken met het gedachtegoed en een beknopte versie van het spinnenweb, voor de huisarts in blauw (◨ fig. 4.3) en voor algemeen gebruik in groen. Van beide versies is er een bijpassende poster, zie ◨ fig. 5.8.

Voor groepsactiviteiten of andere doeleinden zijn er ook tafelkleden met het spinnenweb.

Op de website van iPH is aangegeven hoe de diverse materialen zijn te bestellen:
▶ https://iph.nl/tools/materialen.

4.3 Zelf ervaren

Werken met Positieve Gezondheid is geen trucje. Hoe meer je vertrouwd bent met de essentie ervan, des te overtuigender en werkzamer ben je in het gesprek met de patiënt. In de training (Basismodule *Werken met Positieve Gezondheid*, zie ook ▶ H. 7) gaat om die reden iedereen allereerst aan de slag met zijn eigen spinnenweb en met de vragen die daarbij passen. Daarom beginnen we dit hoofdstuk met een oefening om zelf te ervaren hoe het is om het spinnenweb in te vullen. Daarna stellen we je een paar vragen over dat ingevulde spinnenweb. Een moment van reflectie dus. We nodigen je uit!

> **Reflectie**
>
> *Hoe gaat het op dit moment met jou zelf?*
> *Wat is gezondheid voor jou?*
> Vul voor jezelf het spinnenweb *Mijn Positieve Gezondheid* eens in, bijvoorbeeld op papier, zoals bij ◘ fig. 4.1. Je kunt jezelf op iedere dimensie van het spinnenweb een geschat gemiddeld rapportcijfer geven. Als je vervolgens deze rapportcijfers met een lijn met elkaar verbindt, ontstaat binnen het spinnenweb jouw *gezondheidsoppervlak*.
> Je kunt ook de digitale vragenlijst op ▶ www.mijnpositievegezondheid.nl invullen, waarvan het beginscherm in ◘ fig. 4.4 is afgebeeld. In de digitale versie krijg je per begrip een stelling voorgelegd, waarop je voor jezelf beoordeelt in hoeverre die voor jou geldt, op een schaal van geheel oneens (één) tot geheel eens (tien). Na het invullen krijg je direct het berekende gemiddelde van jouw antwoorden per dimensie te zien en je gezondheidsoppervlak, weergegeven in het spinnenweb. Dat print je eventueel uit.
> Stel jezelf nu naar aanleiding van deze actie de volgende vragen:
> - *Hoe ziet je ingevulde spinnenweb, jouw gezondheidsoppervlak eruit?*
> - *Wat gaat goed en waar ben je tevreden over? Is er ook iets dat minder goed gaat?*
> - *Ben je bij de begrippen iets tegengekomen dat jou speciaal triggerde of raakte?*
> - *Wat zijn jouw dromen en drijfveren? Ben je op weg in een richting die daarop aansluit?*
> - *Zou je iets willen veranderen, of iets meer aandacht willen geven en zo ja, wat is dat?*
> - *Kun je bedenken wat een eerste stapje in die richting zou kunnen zijn?*
> - *Is dat haalbaar?*
> - *Is er iets dat jou daarbij toch tegenhoudt?*
> - *Zo ja, wat is dat? En kun je daar wat aan doen?*
> - *Wat besluit je te gaan doen?*
> - *Wat is de eerste concrete stap die je kunt zetten?*
> - *Wat of wie heb je daarvoor nodig?*
> Succes!

Er zijn verschillende filmpjes met praktische instructies voor het invullen van het spinnenweb. Scan de QR-code aan het eind van dit hoofdstuk om het filmpje en ook handige links en de tools te bekijken.

De waarde van zelf ervaren hoe het spinnenweb werkt, is meerledig. Invullen kan confronterend zijn. Je komt wellicht langs thema's waar je niet direct aan zou denken. Verder merk je vermoedelijk dat een voornemen formuleren niet zo moeilijk is, maar dat daadwerkelijk doen, volhouden en ermee doorgaan minder makkelijk is. Dus het is niet zo vreemd dat het een patiënt vaak ook moeite kost om iets te veranderen in z'n leven. Toch is het waardevol om zelf ook bezig te zijn met een thema waarop je wellicht iets zou willen aanpassen in je leven en te ervaren hoe het werkt als je wel of niet gemotiveerd bent. En je af te vragen of je wel bezig bent op het spoor dat bij jouw droom hoort. Een patiënt zal onbewust ervaren of je persoonlijk weet waar je over praat als je *het andere gesprek* met hem voert.

Een andere waarde is dat het je zou kunnen confronteren met de vraag hoeveel balans er in je eigen leven is en in hoeverre je zelf een *positief gezonde hulpverlener* bent. Een feit is dat huisartsen niet verschoond blijven van burn-out, integendeel (Van den Brekel-Dijkstra et al. 2020). Wellicht kan dit een stimulans zijn om ook meer aandacht aan jezelf en je brede gezondheid en welbevinden te gaan besteden. Ook dat komt de kwaliteit van het werk ten goede.

4.4 Hoe voer je het andere gesprek?

4.4.1 Waarom een ander gesprek?

Zoals in deel I al benoemd, word je in de medische studie geschoold volgens het medisch-analytisch denkmodel over de zieke mens. Je leert in het consult met de patiënt om de hulpvraag te exploreren. Om zo mogelijk tot een diagnose te komen en vervolgens informatie, medicatie en advies te geven (CRU+ 2019).

Deze vaardigheden zijn heel waardevol en passen bij de verticale poot van de T van de T-vormige professional (zie ▶ par. 2.6), waar het gaat om jouw vakkennis ten behoeve van de zieke mens. Het is probleem-georiënteerd en daarbij ben jij als arts, met je kennis, in het gesprek met de patiënt de deskundige.

In de geneeskundestudie wordt ook aandacht besteed aan het voeren van moeilijke gesprekken, waarbij emoties een rol spelen, en leer je om blijk te geven van inlevingsvermogen en respect voor opvattingen en emoties van patiënten (CRU+ 2019). Dat past al in de horizontale poot van de T.

In de praktijk zie je sommige patiënten vaker dan gemiddeld. Dat kan zijn omdat er terugkerende klachten zijn die maar niet verbeteren. Bijvoorbeeld hoofdpijn die maar niet over gaat. Vanuit onze medisch-analytische kennis zijn we geneigd eerst de symptomen te verzachten, door bijvoorbeeld pijnstillers voor te schrijven. Die vorm van symptoombestrijding is kortstondig effectief. Maar stel nu dat deze persoon kampt met hoofdpijn omdat hij zich zorgen maakt, over huisvesting, een stroef lopende relatie, een oplopend conflict, eenzaamheid of financiën? Dan zullen de klachten niet verdwijnen totdat de onderliggende problemen zijn verholpen. Die onderliggende problematiek, ofwel oog voor de hele mens in plaats van enkel de klacht, achterhaal je met *het andere gesprek*.

4.4 · Hoe voer je *het andere gesprek*?

In *het andere gesprek* gaat het erom om behalve de (eventuele) ziekte of aandoening ook *de hele mens* te zien. Het is een aanvulling op je *medische kennis en je antenne*, oftewel je *pluis/niet pluis-gevoel*. Hiermee schat je in of je breed gezondheidsgericht kunt starten, of dat eerst medische diagnostiek nodig is om een ziekte aan te tonen of uit te sluiten. Met het andere gesprek geef je de ander het gevoel dat hij ook als mens gezien en gehoord wordt. Het gaat erom ook de context in beeld te krijgen die van belang kan zijn. Voor huisartsen is de context van de patiënt vaak al in beeld, toch kan het andere gesprek verdieping en nuances geven. Wat is voor deze mens belangrijk in het leven? In hoeverre zit iemand op het door hem gewenste spoor? In hoeverre sluit de huisarts echt aan op de behoefte van de patiënt; je hoeft immers niet ziek te zijn om beter te worden!

Dit is persoonsgerichte zorg in optima forma. Het gaat erom deze mens zo mogelijk te motiveren om eigen regie te pakken en het leven meer een zelf gewenste koers te geven. Daarbij kan bovendien vaak de eigen gezondheid worden versterkt en meer welbevinden worden ervaren. Dit motiveren gaat niet via een door de professional vooraf bepaalde richting en niet op een directieve manier. Hier geldt bij uitstek het Indiaanse spreekwoord 'De kortste verbinding tussen twee punten is niet een rechte lijn'. Een voorbeeld daarvan is een verhaal dat in Limburg de ronde doet over twee oudere weduwnaars die - los van elkaar - tijdens een buurtactiviteit het spinnenweb hadden ingevuld. Beide kwamen erachter dat ze meer verbinding wilden met andere mensen. Ze kozen er beide voor om in de lokale buurtmoestuin te gaan werken. Na een middag met veel plezier werken in de moestuin, stonden de mannen tevreden een sigaretje te roken. Zegt de een: "zo, jij rookt ook? ik zou eigenlijk moeten stoppen." Zegt de ander: "ik ook, zullen we dat samen doen?" en dat lukte! Ze kozen er allebei voor om hun eenzaamheid te doorbreken om in de moestuin bezig te zijn met anderen. De eenzaamheid loste daarmee op, waardoor de kracht groeide om te stoppen met roken. Was je als professional eerst op het roken gaan inzetten, dan was de kans groot geweest dat het niet was gelukt. Nu wel.

In het andere gesprek is de patiënt de deskundige en degene die vooral aan het woord zou moeten zijn. De professional is degene die luistert, zo nu en dan een open vraag stelt, maar vooral zwijgt. Niet eenvoudig, als we weten dat dokters over het algemeen een patiënt na achttien seconden of zelfs al na elf seconden (zoals uit recent Amerikaans onderzoek blijkt) na de start van het consult onderbreken (Mauksch 2017; Ospina et al. 2019). Ook bij huisartsen lukt het achterhalen van de hulpvraag en de verwachtingen van de patiënt maar ten dele en worden patiënten binnen tienminutenconsulten snel onderbroken (Campion et al. 2002).

Het is goed te beseffen dat in iedereen – meer of minder bewust – het inzicht sluimert in wat hij nodig heeft en wat nu het beste zou zijn. Met *het andere gesprek* faciliteer je de ander om bij dat inzicht te komen. Je helpt iemand om bij zijn vragen zijn eigen antwoorden te vinden. De achterliggende gedachte is dat op deze manier iemand ook gaat beleven dat hij zélf regie heeft en zelf kan kiezen voor een koers.

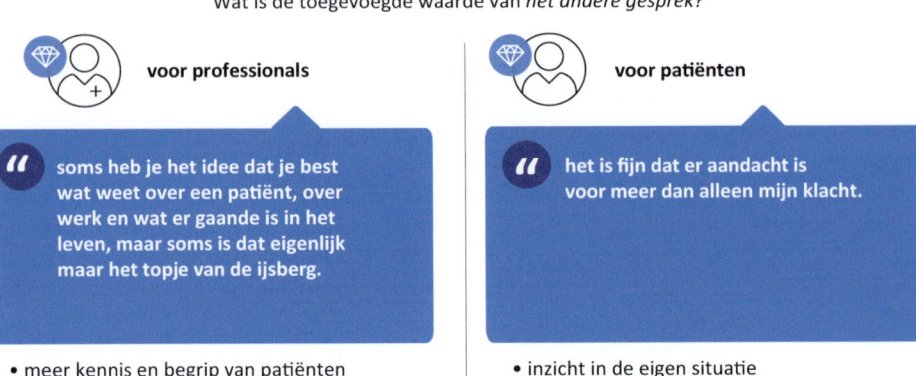

■ Figuur 4.2 Toegevoegde waarde van het persoonsgerichte andere gesprek in de huisartspraktijk. (Bron: ▶ www.lrjg.nl/nieuws/ander-gesprek, 2020)

Uit de evaluatie van het project *Voer eens het andere gesprek* bij een van de auteurs in de praktijk, vertelden de patiënten meer inzicht te hebben gekregen in hun eigen situatie. Ook voelen patiënten zich meer gehoord. Voor de professionals helpt *het andere gesprek* ook om (de vraag achter de vraag van) de patiënt beter te begrijpen (■ fig. 4.2).

4.4.2 Introduceren van het andere gesprek

Veel professionals die beginnen te werken met Positieve Gezondheid vragen vaak, hoe begin je nou over het *spinnenweb*? Zijn er geen hulpzinnen om te starten? Wij presenteren bewust niet één format dat voor iedereen toepasbaar moet zijn. Het gaat er vooral om wat het best past bij jouw stijl of werkwijze. Maar er zijn natuurlijk wel voorbeelden om een brug te slaan om van de hulpvraag van de patiënt over te gaan naar Positieve Gezondheid. Hierbij wel een paar voorbeelden van hoe je een brug maakt om van de hulpvraag van de patiënt naar Positieve Gezondheid te gaan.

- Vanuit nieuwsgierigheid: '*Ik ben nieuwsgierig naar hoe u tegen uw gezondheid aankijkt. Zou u op een schaal van één tot tien een cijfer kunnen geven, hoe gezond u zich voelt?*'
- In relatie tot de hulpvraag of klacht: '*Ik heb weleens gehoord dat/ik zie in mijn praktijk vaak dat uw klachten te maken kunnen hebben met andere dingen die spelen in het leven. Zullen we eens breder kijken?*'
- Nodig de patiënt uit om samen eens breder te kijken naar hoe het met hem gaat.
- Het kan ook helpen om het spinnenweb aan de muur in uw praktijk te hangen of standaard op tafel te hebben liggen. Dat kan de nieuwsgierigheid van de patiënt prikkelen.
- Voor het informatiesysteem in de wachtkamer zijn animatiefilmpjes beschikbaar.

4.4 · Hoe voer je *het andere gesprek?*

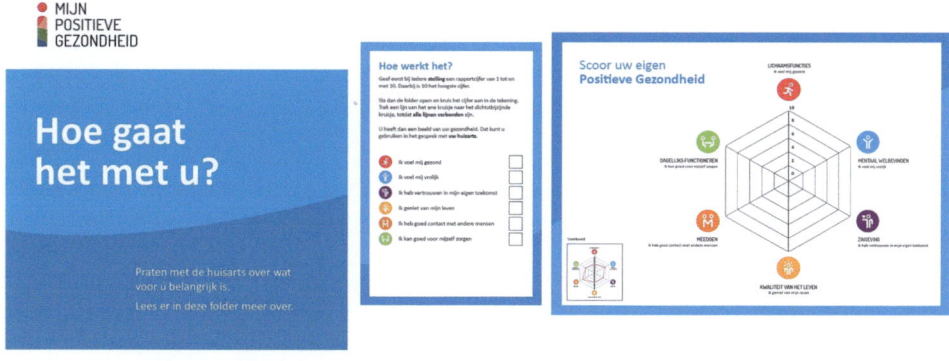

Figuur 4.3 Folder Positieve Gezondheid voor de huisartspraktijk. (Bron: ▶ www.iph.nl)

Het spinnenweb Positieve Gezondheid kan een goede aanzet geven tot het andere gesprek. Er zijn verschillende mogelijkheden om het spinnenweb in te vullen. Schat in wat de taalvaardigheden van de patiënt zijn. Voor een eerste kennismaking kan de beknopte vorm goed dienen, met alleen de zes dimensies en per dimensie één vraag, zoals in de folder *Hoe gaat het met u?* (fig. 4.3).

Er worden in de folder zes stellingen gepresenteerd en de uitnodiging is aan de lezer om bij elke stelling zichzelf een rapportcijfer te geven *tussen één en tien*: een tien als je het er helemaal mee eens bent en een één als dit echt níet geldt.

De stellingen zijn:
- Ik voel mij gezond
- Ik voel mij vrolijk
- Ik heb vertrouwen in mijn toekomst
- Ik geniet van mijn leven
- Ik heb goed contact met andere mensen
- Ik kan goed voor mijzelf zorgen

In de folder vul je vervolgens in het afgebeelde spinnenweb je cijfers in en verbind ze. Zo ontstaat een *gezondheidsoppervlak*. De vragen komen uit de uitgebreide vragenlijst.

De uitgebreidere vorm van het spinnenweb, met 42 aspecten bij de zes dimensies en een QR-code, is in A5-formaat als scheurblokje beschikbaar, voor op het bureau in de spreekkamer (fig. 4.1).

Óf iemand vult thuis de digitale vragenlijst met 42 vragen in via ▶ www.mijnpositieve-gezondheid.nl, (fig. 4.4; zie ook QR-code rechtsboven in   fig. 4.1) en print het resulterende spinnenweb uit of neemt inloggegevens mee naar het consult (fig. 4.5).

Hoofdstuk 4 · Positieve Gezondheid in de spreekkamer

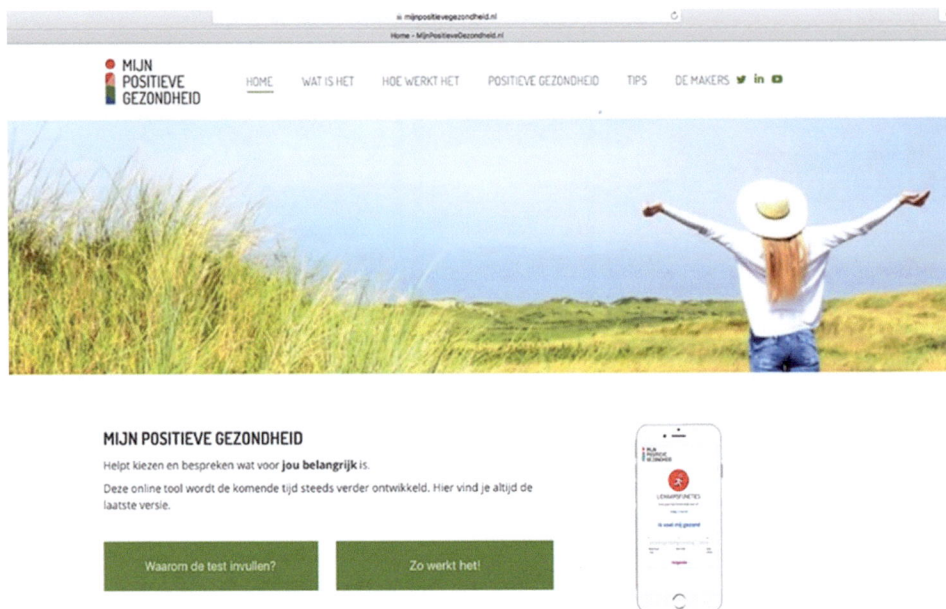

Figuur 4.4   Het inlogscherm voor de digitale vragenlijst via de website. (Bron: ▶ www.iph.nl)

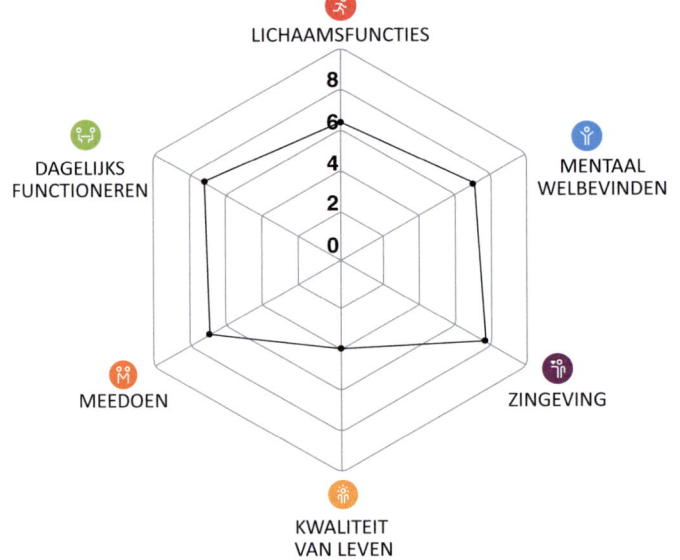

Figuur 4.5   Ingevuld spinnenweb. (Bron: ▶ www.iph.nl)

4.4.3 Het spinnenweb bespreken

Het spinnenweb is een gespreksinstrument (en geen meetinstrument) om de dialoog op gang te helpen. De getallen (0, 2, 4, 6, 8, 10) langs de assen van het spinnenweb, zijn bedoeld om een rapportcijfer te geven, over hoe tevreden iemand is over zijn eigen gezondheid. Het gaat om een gemiddelde score. Ze zijn bedoeld om het nadenken over de eigen gezondheid te stimuleren. Als de scores op de zes assen worden verbonden ontstaat een gezondheidsoppervlak. Het spinnenweb geeft in deze vorm als een beeld inzicht en overzicht en is het vertrekpunt voor een gesprek.

Let op: vaak bestaat de neiging, vooral bij professionals, om het te gaan hebben over de laagste score en hoe die te verbeteren zou zijn. Maar dat is juist niet de bedoeling. Het streven is met iemand in gesprek te komen over wat voor hem belangrijk is en waaruit hij kracht put. Of wat iemand juist zou willen veranderen of meer aandacht geven, omdat iets hem dwars zit of omdat dat hem dichter bij zijn droom zou brengen.

Het invullen van het spinnenweb roept bij mensen vaak allerlei gedachten en associaties op. Ruimte geven aan die associaties kan een onvermoede richting geven aan het gesprek en onverwachte aanknopingspunten bieden voor nieuwe stappen.

Begin het gesprek met *open vragen*. Een aantal mogelijke beginvragen:

- *Wat vindt u ervan?*
- *Hoe was het om dit in te vullen?*
- *Vertel eens?*
- *Wat valt u op?*
- *Wat is belangrijk voor u op dit moment?*
- *Welke inzichten kreeg u bij het zien van uw spinnenweb?*

4.4.4 Aandachtig luisteren

- Wanneer een patiënt het spinnenweb heeft ingevuld en je samen reflecteert op wat opvalt en wat belangrijk is voor hem, heb je als huisarts één heel belangrijke taak: luisteren naar wat er komt. Sommige personen nemen hun laagste score als startpunt, maar het komt minstens zo vaak voor dat mensen over andere zaken vertellen. Bijvoorbeeld over wat hen bezighoudt. Context over henzelf als persoon. Zaken die je – ondanks dat je al jarenlang zijn huisarts bent – niet had kunnen weten. Die achtergronden kunnen de sleutel zijn van een oplossing. Belangrijk is om rust in het gesprek te brengen. De kunst beoefenen van het *vertragen*. Niet bang zijn om stiltes te laten vallen. Tijdens stiltes kan de ander bij zijn gevoel komen en daar worden passende antwoorden op bovenstaande vragen gevonden. Leerzaam zijn de ervaringen in de trainingen, waarbij deze vorm van gespreksvoering uitgebreid wordt geoefend. Artsen (en niet alleen zij) hebben vaak moeite om stiltes uit te houden. Het is verleidelijk om toch zogenaamde *helpende vragen* te stellen. In het rollenspel blijkt de 'patiënt' dan achteraf soms te vertellen: 'Ik had helemaal geen last van de stilte, ik vond die prettig.' En 'Ik begon net bij mijn gevoel te komen, maar door jouw vraag schoot ik weer in mijn hoofd.'
- Verder is het van belang bij deze vorm van gespreksvoering om *(voor)oordelen echt opzij te zetten*, om de ander *te complimenteren* als dat passend is en *vertrouwen* te hebben in de wijsheid van die ander. Díe is de deskundige ten aanzien van zijn eigen leven en kan vertellen wat nodig is.

– Een *toetsvraag* aan jezelf of je goed in het gesprek zit, is *Wie is er aan het werk? Ik of de patiënt?* Die laatste zou dat moeten zijn. Jij kunt achteroverleunen, terwijl je wel actief luistert.

Wanneer de patiënt heeft verteld wat het invullen van het spinnenweb bij hem oproept en wellicht na een stilte daar nog zaken aan heeft toegevoegd, breekt een volgende fase in het gesprek aan.

Is het zinvol dat er stappen gezet worden?

Dan is *de metafoor van de taxichauffeur*, die in ▶ H. 1 al genoemd werd, zeer behulpzaam. Leg uit dat een taxichauffeur nooit zal vragen 'Waar komt u vandaan?', maar altijd 'Waar wilt u naar toe?'

Daar kun je op verschillende manieren op doorgaan. Hiervoor past een coachende rol. Word hierbij niet directief.

4.4.5 Voorbeeld van twee gespreksroutes

Help de ander zijn eigen route te vinden door hem vragen te stellen. Hier zijn *verschillende gespreksroutes* voor. Hieronder worden er twee besproken:

Oplossingsgerichte vragen

Het Actiewiel

4.4.6 Oplossingsgerichte vragen

Het stellen van oplossingsgerichte vragen vormt de kern van oplossingsgericht werken. Doel van de vragen is dat behandelaars helpen patiënten anders te laten denken en een context van verandering te creëren. Oplossingsgerichte vragen gaan over het formuleren van een doel of droom (het verlangen naar de eindeloze zee), over uitzonderingen op het probleem of klacht en over wat patiënten wel kunnen. Oplossingsgerichte vragen geven hoop als positief perspectief, wat behandelaar en patiënt stimuleert om ermee door te gaan.

De twee basisaannamen bij oplossingsgericht werken zijn (Bannink en Jansen 2017):
– Als iets (beter) werkt, doe er meer van
– Als iets niet werkt, stop en doe iets anders

Bij het stellen van oplossingsgerichte vragen gaat het niet om informatie verzamelen, het gaat erom patiënten uit te nodigen om positieve verschillen op te merken en vooruitgang te boeken. Patiënten worden hierbij gezien als expert met betrekking tot hun eigen leven, als het gaat om het vinden van oplossingen. Het gaat om luisteren naar de opening naar oplossingen in het gesprek, ook al is dat gesprek doordrenkt met problemen. Oplossingen verschijnen namelijk niet automatisch aan de oppervlakte. Als dat zo zou zijn, dan zou de patiënt deze zelf al wel toegepast hebben. De oplossingsgerichte behandelaar heeft daarom steeds oog voor uitzonderingen: interventies zijn erop gericht patiënten te helpen de aandacht te verleggen naar juist die momenten waarop het anders of beter gaat, waardoor (weer) oplossingen mogelijk worden. Veel problemen houden zichzelf in stand alleen al, omdat patiënten denken of zeggen dat

4.4 · Hoe voer je *het andere gesprek?*

het probleem er 'altijd is'. De momenten dat het probleem er niet of minder is, worden niet opgemerkt en blijven zo verborgen. De houding van oplossingsgerichte behandelaar is dus die van vragen stellen. Met vier oplossingsgerichte basisvragen kan in principe elk oplossingsgericht gesprek gevoerd worden.

De vier basisvragen zijn (Bannink 2019):
- *Waar hoopt u op?*
- *Welk verschil zal dat maken?*
- *Wat werkt?*
- *Wat zal een volgend teken van vooruitgang zijn? Of: Wat zal uw volgende stapje zijn?*

Casus nr. 6: Vier oplossingsgerichte vragen

Een myocardinfarct doormaken is een heftige gebeurtenis, waarbij het accent in de acute fase op overleven ligt. In de periode van revalidatie die daarop volgt wordt vaak duidelijk wat de impact van de gebeurtenis is op het leven van het slachtoffer en zijn dierbaren. Vragen als 'waarom overkomt mij dit', 'wat betekent dit' en 'wat heeft dit voor effect op mijn leven' kunnen in het revalidatieproces een rol gaan spelen.

De huisarts bezoekt op eigen initiatief een 58-jarige man drie maanden nadat hij een myocardinfarct heeft gehad. Zijn beide dochters en partner blijken bij het huisbezoek ook aanwezig te zijn. De huisarts vraagt de man hoe zijn herstel gaat. De man antwoordt: "De revalidatie valt tegen, ik kom maar niet vooruit."

De huisarts vraagt: "Waar hoop je op?"

Tot verrassing van de huisarts zegt de man: "Ik zou rustiger willen zijn."

"Wat voor verschil zal dat maken?", vraagt de huisarts.

De man slikt en zegt dan: "Dat ik beter contact met mijn kinderen heb."

De huisarts: "Ik zie dat deze vraag je raakt."

De man barst in huilen uit.

"Zien jullie je vader wel vaker huilen?", vraagt de huisarts aan de dochters.

"Dit is de tweede keer in ons leven."

"En weten jullie nog wanneer de eerste keer was?", vraagt de huisarts.

Eén dochter antwoordt: "Dat was drie maanden geleden. Toen u met dat apparaat (ze bedoelt de defibrillator, red.) kwam binnenrennen en pappa riep: 'Ik ga dood!'"

"Begrijp ik hieruit", vervolgt de huisarts, "dat het contact met uw kinderen net zo belangrijk is als niet dood willen gaan? En dat u daarom nu weer verdrietig wordt?"

De man knikt instemmend. De dochters beginnen nu ook te huilen.

De huisarts vraagt: "Wie zou u hierbij kunnen helpen?"

De dochters steken hun hand op.

De man vervolgt dat hij zich continu zo moe blijft voelen na het infarct. Hij is onrustig en gejaagd, omdat het herstel niet voorspoedig verloopt en hij reageert zich af op zijn gezin. Hij is kortaf en onaardig. Dat zou hij graag willen veranderen.

De huisarts vraagt: "Wat zou een eerste stap in die richting kunnen zijn?"

Zijn vrouw zegt: "Als je nu eens begint met iets aardig te vragen als je wilt dat je kinderen iets opruimen. In plaats van af te sluiten met de zin: 'Jullie ruimen ook nooit wat op.'"

Iedereen moet lachen om deze hartenkreet. De man geeft aan dat hij zijn best hiervoor wil doen.

De huisarts vraagt of iedereen dit gesprekje (dat nog geen tien minuten duurde) wil laten bezinken en dat als iemand behoefte heeft hierop terug te komen, hij of zij altijd welkom is. Twee weken later verschijnt meneer op spreekuur. Hij wil ontdekken wat hij kan doen om de sfeer in huis te verbeteren. In onderling overleg wordt een afspraak gemaakt bij de praktijkondersteuner (POH) GGZ om te ontdekken waar de gejaagdheid van meneer vandaan komt en hoe hij hiermee aan de slag kan om de sfeer thuis te verbeteren.

Wat op de huisarts in deze casus indruk maakte, was het effect van het inzetten van de vier oplossingsgerichte vragen. Hierdoor worden bepaalde thema's gemakkelijker bespreekbaar gemaakt. De antwoorden illustreren wat er speelt bij de patiënt en waar hij behoefte aan heeft. De vragen leggen de regie bovendien bij de patiënt: 'Wat wil hij veranderen en hoe gaat hij dat doen?' De huisarts beweegt in dit geval mee met de patiënt. Dat kost de huisarts geen energie en levert wel veel op.

4.4.7 Het Actiewiel

Het *Actiewiel* wordt gebruikt in de trainingen Positieve Gezondheid. Het proces is cyclisch in beeld gebracht, zie ▶ fig. 4.6.

De verschillende vragen van het Actiewiel die je met de patiënt kunt doornemen, eventueel met de afbeelding erbij, zijn:

— *Hoe gaat het nu*? Deze vraag heb je beantwoord door het spinnenweb in te vullen. Wat valt je op als je je spinnenweb ziet? Hoe vind je dat het met je gaat?
— *Wat wil je*? Wat is belangrijk voor je? Zou je naar aanleiding van het invullen van het spinnenweb ergens meer aandacht aan willen geven of iets willen veranderen en zo ja, wat is dat? Het kan gaan over een (kleine) stap in de richting van je droom, over iets dat je dwars zit en dat je echt zou willen veranderen. En wil je dat echt?
— *Wat kun je*? Dat is de vraag naar wat haalbaar voor je zou zijn. Kun je daar eerlijk in zijn naar jezelf?

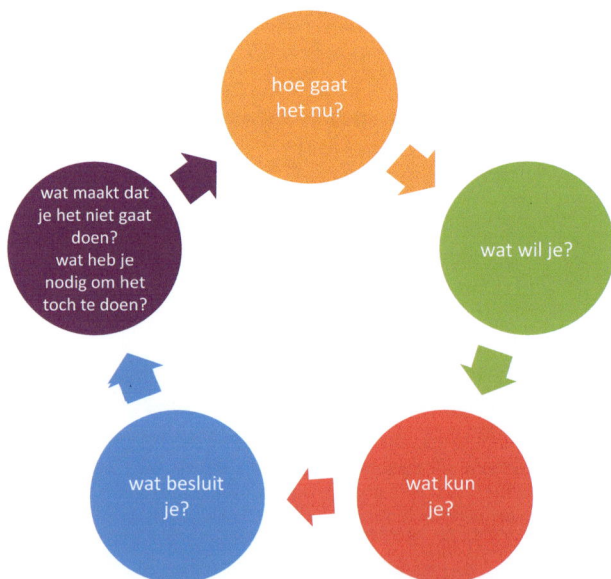

▶ **Figuur 4.6** Het Actiewiel beschrijft de stappen die je helpen een haalbaar besluit tot actie te nemen. (Bron: geïnspireerd door P. Krijger, ▶ www.atma.nl)

4.4 · Hoe voer je *het andere gesprek?*

- *Wat besluit je om te gaan doen*? Als eerste stap? Maak het klein en haalbaar. Dat helpt om het vol te houden en dát versterkt je zelfvertrouwen om daarna weer een volgend stapje te zetten.

En dan komt de vraag naar *de weerstand*, een volstrekt normale menselijke eigenschap, maar het is goed je hiervan bewust te zijn en dit te benoemen. Dat voorkomt teleurstellingen achteraf.
- *Wat zorgt ervoor dat je het tóch niet gaat doen*? Hoe vertaalt zich jouw weerstand? Heb je het te druk? Toch geen zin? Of nog iets anders?
- *Wat heb je nodig om het tóch te gaan doen*? Die vraag kan ieder alleen voor zichzelf beantwoorden. Het helpt inzicht geven in wie of wat iemand nodig heeft ter ondersteuning om een eerste stap te zetten richting doel of veranderwens.

Daarmee is de cirkel rond en kan het gesprek voor het moment afgerond worden. Deze cyclus kan op een later moment altijd opnieuw doorlopen worden met eventueel een ander thema.

Twee tips:
- Hardop de antwoorden op deze vragen laten uitspreken is belangrijk. Het is bekend dat *het meest werkzame advies* aan iemand dát advies is, dat iemand *zichzelf* geeft en *dat hardop uitspreekt* (▶ www.sciencedaily.com)!
- Wanneer het gaat over wat iemands droom is, of wat hij zou willen realiseren met een actie, kan het heel steunend zijn om daar een beeld bij te kiezen, dat daarvoor staat. In de trainingen Positieve Gezondheid wordt gewerkt met een set mooie foto's als inspiratiekaarten (▶ www.zorgvoorbeter.nl), maar je kunt in de praktijk iemand vragen naar een foto of plaatje (bijvoorbeeld uit een tijdschrift) dat zijn doel weergeeft.

Let op:
Neem de ruimte om uit te proberen welke vragen bij je passen. Sommige professionals stellen gericht alle vragen van het Actiewiel, maar soms zijn enkele vragen al genoeg voor zelfinzicht en vervolgstappen. Alleen al de vragen '*Waar hoop je op? Wat vind je belangrijk? Wat zou je zelf (al) kunnen doen?*' brengen vaak al heel veel aan het licht, van wat iemand zelf graag zou willen en kunnen. De antwoorden betekenen geen actie voor jou als professional; je hoeft de problemen niet op te lossen. Je weet hiermee in ieder geval de richting waarop de patiënt wil koersen. Hiermee komt de patiënt meer in de regie en de professional minder in de *reparatiereflex*. Verbazingwekkend blijkt de oplossingsrichting vaak anders te zijn dan de professional aanvankelijk denkt. Wij denken vaak dat het verminderen van de pijn of de klacht de hulpvraag is, waar de patiënt soms heel andere behoeften heeft.

Na dit eerste gesprek kan het zinvol zijn een vervolgafspraak te maken, als de patiënt dat zelf ook wil. Dit om te horen hoe het met iemand gaat en met zijn voornemen. Soms komt er zoveel aan het licht, dat in een vervolgafspraak verder verdiept kan worden op een van de dimensies van het spinnenweb van Positieve Gezondheid. Een vervolggesprek kan ook goed gepland worden bij de fysiotherapeut, praktijkondersteuner (POH) somatiek of GGZ, afhankelijk van de veranderwens van de patiënt. Dat helpt hem om trouw te blijven aan zijn voornemen. Blijf ook bij een volgend gesprek als professional in de coachende rol en laat de patiënt zijn verantwoordelijkheid behouden. Wanneer iemand een plaatje meeneemt dat hij ondertussen gevonden heeft, maakt dat het gesprek nog makkelijker. Laat iemand erover vertellen en zijn eigen adviseur zijn!

Casus nr. 7: Het Actiewiel

Sophie is een vrolijk achtjarig meisje met diabetes type 1. Ze komt met haar moeder op het spreekuur met buikpijn. Haar moeder maakt zich veel zorgen om de buikpijnklachten van haar dochter en vraagt een verwijzing voor de MDL-arts. Nadat de huisarts de ongerustheid van moeder benoemt en vraagt of ze deze klachten ook al bij de kinderarts heeft besproken (waar ze al drie jaar komen voor de suikerziekte) vertelt moeder dat de kinderarts geen bijzonderheden heeft gevonden en heeft geprobeerd haar gerust te stellen. Dit is blijkbaar niet gelukt. 'Hoe kan Sophie nog zo vaak pijn in de buik hebben?' Na verdere anamnese en onderzoek worden geen andere aanknopingspunten gevonden. Er wordt gedacht aan functionele buikpijnklachten, maar moeder wil verder onderzoek. Aan het eind van het consult legt de huisarts uit dat zij nog graag een keer wat meer tijd wil nemen om met moeder en Sophie naar haar buikpijnklachten en haar algehele gezondheid en welbevinden te kijken. Ze vinden het goed om daarvoor een nieuwe afspraak te maken. Als voorbereiding wordt aan Sophie gevraagd om de Kindtool van ▶ Mijnpositievegezondheid.nl in te vullen. Aan Sophie vertelt de huisarts dat zij nieuwsgierig is of zij met al die leuke emoticons kan aangeven hoe het met haar gaat. In het volgende consult wordt besproken hoe Sophie het vond om het spinnenweb in te vullen. Haar moeder heeft het uitgeprint meegenomen. De huisarts vraagt Sophie *hoe ze vindt dat het nu gaat en wat belangrijk voor haar is*? Sophie vertelt vriendinnetjes op school belangrijk te vinden (op de dimensie Meedoen heeft ze lager gescoord, net als op Lichamelijk, want ze heeft nog steeds buikpijn). Dan volgt de vraag: '*Wat kun je of wil je gaan doen om je beter te voelen*?' Sophie zegt dat ze ook bij vriendinnen zou willen spelen of logeren. Vanwege haar suikerziekte mag ze van haar moeder nooit ergens anders heen, behalve school (de juf van school is de enige, naast haar ouders, die weet wat ze nodig heeft voor haar suikerziekte en wanneer ze moet spuiten). Haar moeder wil haar insuline altijd goed in de gaten houden. De huisarts vraagt wat ze *als eerste stapje* zou kunnen bedenken om meer mee te kunnen doen. Sophie vraagt haar moeder of andere moeders, van haar vriendinnen, net als de juffrouw ook haar suikerziekte in de gaten mogen houden? Haar moeder vertelt dat Sophie net een nieuwe diabetessensor heeft gekregen, met patch en niet elke keer hoeft te prikken. Dat maakt het wel makkelijker. Maar ook zegt moeder dat ze het lastig vindt om haar dochter los te laten. In het gesprek komt moeder zelf met de suggestie om een aantal moeders van vriendinnen uitleg te geven en met haar DM-verpleegkundige gesprekken te hebben over hoe ze ook haar familie hierbij meer kan betrekken. De huisarts vraagt *wat dit goede plan in de weg zou kunnen staan*? Als zij de moeder vraagt *wat zou maken dat ze het níet zou doen*, begint moeder bijna te huilen. Ze vertelt dat ze het nog steeds moeilijk vindt de suikerziekte van haar dochter te accepteren. *Wat heeft ze nodig om het toch te doen*? De moeder van Sophie wil daar wel hulp bij en de huisarts adviseert haar daarvoor eens met de POH-GGZ te gaan praten. Sophie staat blij op en vraagt haar moeder wanneer ze dan bij haar beste vriendinnetje zou mogen slapen? Haar moeder pakt haar hand vast en zegt: 'Ik beloof je dat ik snel met de moeder van je vriendinnetje zal afspreken Kom laten we gaan, daar hebben we de dokter verder niet meer bij nodig.' De huisarts heeft Sophie en haar moeder inmiddels al lang niet meer op het spreekuur gezien, en al helemaal niet meer over haar buikpijn gehoord.

4.4.8 Het andere gesprek en tijd

Vaak horen we als drempel om *het andere gesprek* te voeren, dat het meer tijd kost. En dat ervaren artsen als een probleem. En het klopt: een spinnenwebgesprek is moeilijk in een consult van tien minuten te voeren. Maar wie geoefend is kan – afhankelijk van wie de patiënt is – vaak wel met een *dubbelconsult* een proces van zelfreflectie op gang brengen. Om daar in een volgend consult op door te gaan. Er zijn praktijken die een *Positieve Gezondheid-spreekuur* hebben ingesteld, één keer per maand één uur per patiënt, bijvoorbeeld in achterstandswijken. Of in de agenda een paar plekjes per dag hebben, van een half uur. Dan is het mogelijk om een uitgebreid gesprek te voeren over het spinnenweb, dat iemand vaak al van tevoren heeft ingevuld. Er zijn ook praktijken, zoals bij een van de auteurs (HPJ) die met de verzekeraar de afspraak maakten *niet meer per consult te worden betaald*, maar een vast *abonnementstarief* ontvangt per patiënt. Dat geeft rust om de tijd te nemen die nodig is.

Maar... Er is ook nog een andere factor om rekening mee te houden, wat betreft tijd. De oude Grieken kenden twee begrippen voor tijd: chronos en kairos (Hermsen 2015; Slagt 2018). Chronos staat voor de *kloktijd*: tien minuten, of wellicht vijftien of twintig minuten. Kairos daarentegen staat voor *kwaliteit* in de tijd. Eerder noemden we het belang van *echt contact* maken en de kracht van *aandacht* voor de ander tijdens het gesprek. Wanneer die kwaliteiten aanwezig zijn, kan iemand zich in een paar minuten gezien en gehoord voelen en kan iets in iemand aangeraakt worden wat veel in beweging brengt.

Op die wijze aanwezig zijn in een consult vraagt oefening. Wanneer je je dat vermogen hebt eigen gemaakt kom je veel minder vaak tijd tekort en geven de patiëntcontacten jouzelf bovendien vaak ook meer voldoening dan voorheen.

Overigens is het zeker niet alleen de huisarts die het andere gesprek voert. Ook de POH-er (GGZ en somatiek), maar ook anderen die er gevoel voor hebben en een scholing hebben gevolgd, kunnen veel met *het andere gesprek* doen.

4.4.9 Wanneer en met wie voer je het andere gesprek?

Zorgprofessionals die aan de gang willen met Positieve Gezondheid, kunnen presentaties en trainingen (zie link achterin boek en ▶ H. 7) volgen. Een vraag die dan vaak wordt gesteld is: 'Bij welke mensen kun je het concept van Positieve Gezondheid toepassen?' Antwoord: 'In principe bij alle mensen die contact leggen met de praktijk.' Mensen komen met hulpvragen gerelateerd aan lichamelijke en mentale klachten naar het spreekuur. Die kunnen we wellicht behandelen of verzachten met medisch advies en medicatie. Met het concept van Positieve Gezondheid komen veel contextuele factoren en de achtergrond van deze klachten in beeld, waardoor we de bron van klachten kunnen achterhalen. Je komt als huisarts dan gemakkelijker in gesprek over zaken als bijvoorbeeld zinvol leven, rondkomen met je geld, erbij horen (eenzaamheid), jezelf accepteren, dankbaarheid en omgaan met verandering.

Eigenlijk spelen één of meerdere van deze thema's altijd wel een rol bij de afweging die de patiënt maakt om een afspraak bij de praktijk te maken. Of deze thema's ook daadwerkelijk een gespreksonderwerp worden, is afhankelijk van de situatie. Met behulp van het ingevulde spinnenweb van Positieve Gezondheid krijgen mensen zelf al inzicht in de achtergrond en samenhang van hun klachten. In *het (andere) gesprek* laat

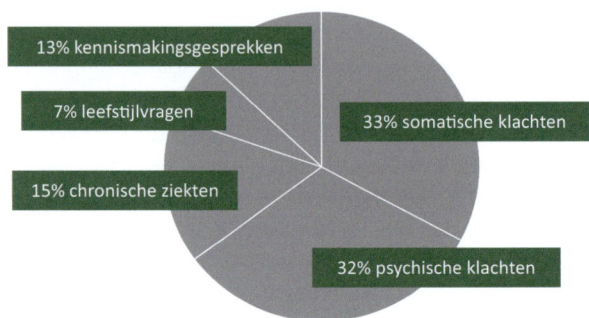

□ Figuur 4.7 Met wie kun je *het andere gesprek* voeren? (Bron: ▶ www.lrjg.nl/andergesprek 2020)

je de patiënt reflecteren op zijn gezondheidssituatie. Er is niet echt een blauwdruk voor te geven wanneer dat passend is. Het is aan de zorgprofessional in de huisartspraktijk om dat in te schatten op basis van de informatie die de patiënt verbaal en non-verbaal geeft. Dit in combinatie met de eigen ervaring en intuïtie van de professional. De gesprekken geven voldoening aan patiënt en huisarts (zie □ fig. 4.2). Of zoals een huisarts het in een workshop een keer uitdrukte: 'Hiervoor ben ik huisarts geworden!'

Alle gesprekken die worden gevoerd vanuit Positieve Gezondheid sluiten aan bij de *kernwaarden* van huisartsenzorg: *persoonsgericht, medisch generalistisch, continu* en *gezamenlijk*. De gesprekken zijn bij uitstek *persoonsgericht*, de patiënt staat centraal, en er wordt samen gezocht naar geschikt aansluitend aanbod. Voorbeelden van *medisch-generalistische consulten* en Positieve Gezondheid vind je in ▶ par. 4.5 en de kernwaarde *gezamenlijk* wordt toegelicht in ▶ par. 6.5. Ook bij het bieden van *continuïteit* aan de patiënten, de kern van de huisartsgeneeskunde, is Positieve Gezondheid van toegevoegde waarde.

In een implementatieproject Voer eens het andere gesprek in Leidsche Rijn is aan de zorgverleners gevraagd zelf te bepalen met welke patiëntengroepen ze *het andere gesprek* willen voeren. Er werd zowel het 4-*domeinenmodel* (zie ▶ H. 7) als het Positieve Gezondheid-spinnenweb toegepast (Van den Brekel-Dijkstra et al. 2019). Zoals te zien is in □ fig. 4.7 werd het gesprek in een derde van de gevallen ingezet bij mensen met psychische klachten, bij een derde van de gevallen bij recidiverende somatische klachten en verder bij leefstijlvragen, mensen met een chronische ziekte of een kennismaking. De mensen die met regelmatig terugkerende somatische klachten kwamen hadden klachten over hoofdpijn, moeheid, rugklachten, duizeligheid en slapeloosheid.

Positieve Gezondheid is bij uitstek geschikt voor het voeren van *het andere gesprek* bij:

— Mensen met een chronische aandoening, om hen te helpen de aandoening te integreren in hun leven. Om van *ziek zijn* te komen naar *een ziekte hebben* en te beleven als mens méér te zijn dan hun ziekte. Vaak lukt het ook hen te motiveren hun leefstijl te verbeteren.
— Mensen met GGZ-klachten, zoals angst- en stemmingsklachten en bij burn-out

- Mensen die COVID-19 hebben gehad. Revalideren moet niet alleen lichamelijk functioneel zijn, maar het zou een doel en een ideaal moeten dienen.
- Ouderen met eenzaamheidsproblematiek.
- Mensen met allerlei recidiverende lichamelijk onbegrepen klachten (SOLK).
- Mensen die veel medische zorg gebruiken, ook wel *Hotspotters* genoemd.

Naast de huisartsen hebben ook de praktijkondersteuners een grote betrokkenheid in de continuïteit van zorg. Onder andere bij de begeleiding van mensen met chronische ziekten en kwetsbare ouderen (POH-somatiek/ouderen). Rondom psychische klachten speelt de praktijkondersteuner-GGZ een grote rol. Veel huisartsen en andere praktijkmedewerkers kiezen ervoor om niet meteen met de complexe patiënten te beginnen. Daar is wat voor te zeggen. Aan de andere kant is het de ervaring van de auteurs dat bij patiënten waar je enige schroom voelt om hen anders te benaderen, de weerstand juist verrassend kan meevallen en er nieuwe handelingsperspectieven kunnen ontstaan. Daarnaast zijn het patiënten met complexe problematiek die de praktijk vaak bezoeken. De 10 % van de patiënten die het meest met de praktijk in contact komt, veroorzaakt ruim 40 % van de totale werklast (Te Brake et al. 2006). Deze patiënten zijn dus ruim voorhanden. Een huisartspraktijk in Zoetermeer koos ervoor om de grootgebruikers (door hen *Hotspotters* genoemd) actief te benaderen en uit te nodigen voor een 'Positieve Gezondheid-gesprek' (zie Casus nr. 8).

Casus nr. 8: Positieve Gezondheidsgesprekken bij grootgebruikers Huisartspraktijk Zoetermeer

Samen met drie collega's nodigde Marco Ephraim, huisarts in Zoetermeer, *hotspotters* uit voor een Positieve Gezondheid-gesprek. "Dat zijn mensen met veel problematiek, die in de reguliere zorg nogal eens tussen wal en schip vallen, van hot naar her gaan. Mensen die vaak de eerste hulp bezoeken en onnodig naar de tweede lijn doorstromen. Belangrijk is dat je deze mensen aandacht geeft, om te kijken naar wat ze weer meer zingeving en eigen regie geeft."

Een voorbeeld is de casus van een man met COPD, hartproblemen en blaaskanker, vertelt Ephraim. "Ik had het idee dat er een verhaal achter zijn gezondheidsproblemen zat en heb hem uitgenodigd voor een gesprek. Bij het invullen van de vragenlijst zag ik dat hij op alle fronten voor zijn eigen beleving heel laag scoorde. Ik legde hem de eerste vraag voor: "Wat is nu eigenlijk het belangrijkste probleem? Verrassend genoeg zei hij dat zijn buurman zijn grootste probleem was. Die was zijn verhuurder en hij was onderhuurder. Hij had een conflict met hem, er was overlast, daardoor sliep hij slecht, bewoog minder, nam zijn medicijnen niet op tijd in. Door die situatie zat hij in een negatieve spiraal op alle fronten."

Ephraim's tweede vraag was: "Wat staat je dan in de weg om zo'n issue op te lossen?" En de derde vraag: "Wie of wat zou je kunnen helpen?" We hebben vastgesteld dat zijn zoon goed kan omgaan met conflicten en die heeft zich toen voor meneer ingezet. De vierde vraag is: "Wat zou het eerste stapje kunnen zijn?" Zijn zoon hielp hem een rechtszaak tegen de buurman te starten en dat leidde tot een schikking. De man is verhuisd en heeft zijn leven opnieuw opgebouwd. Op allerlei fronten gaat het beter met hem.

Wat levert het andere gesprek met hotspotters op? Ephraim: "Met deze man voerden we slechts twee gesprekken. Die voeren we twee tot vier keer per jaar per patiënt en

> trekken daar een half uur tot driekwartier voor uit. Ik ervaar zelf dat ik mensen die ik al jaren ken, op een volkomen andere manier leer kennen. Mijn tevredenheid als dokter is ook gestegen in het omgaan met deze complexe patiënten. Dat geldt ook voor mijn collega's." (Medisch Ondernemen 2019)

Zowel bij veelgebruikers als bij eenvoudige medische klachten is het passend om vanuit *het andere gesprek* de beleefwereld van de patiënt te exploreren, bijvoorbeeld met de vraag 'Waar hoop je op?' Het kan je helpen te ontdekken waarom de patiënt in eerste instantie naar de dokter wilde komen. Het kan ook richting geven aan het verdere verloop van het gesprek.

Let op:
Bij het voeren van *het andere gesprek* is het goed je te realiseren dat verschillende patiëntkenmerken, jong en oud, man of vrouw, hoog opgeleid of laag opgeleid, sociale status en laaggeletterdheid van invloed kunnen zijn op hoe patiënten naar gezondheid kijken.

Al in 1988 beschreef Calnan twee manieren:
- Gezondheid als afwezigheid van ziekte, waarbij gezondheidszorg met name bedoeld is voor de behandeling van ziekten.
- Een meer positieve benadering van gezondheid, waarbij het bevorderen van gezondheid naast het behandelen van ziekten in de gezondheidszorg belangrijk is (Calnan 1988).

Literatuuronderzoek (Jung et al. 2003) laat zien dat gezondheidszorg door patiënten *actief* of *passief* benaderd kan worden:

Actieve benadering
Bij de actieve benadering zoekt de patiënt zelf actief naar informatie over de klacht of ziekte, wordt er eerder gevraagd om een verwijzing, is er een voorkeur voor behandeling, wil de patiënt betrokken worden bij de besluitvorming en worden health checks hoger gewaardeerd. Patiënten die een voorkeur hebben voor deze actieve benadering zijn jonger, hoger opgeleid, hebben een hoger inkomen en hebben een betere gezondheid.

Passieve benadering of lage gezondheidsvaardigheden
Patiënten met een voorkeur voor een meer passieve benadering van gezondheidzorg, daarentegen, leggen meer nadruk op de continuïteit van zorg, zien een grotere rol voor de huisarts bij chronische ziekten van de zorg (liefst telkens dezelfde huisarts), kiezen eerder voor afwachtend beleid, hebben minder behoefte aan deelname aan besluitvorming bij behandeling en verlangen van de huisarts een dominantere rol. Zij hechten minder belang aan voorkómen van ziekte of beschikken simpelweg niet over gezondheidsvaardigheden die ziekte kunnen helpen voorkomen. Deze groep patiënten is gemiddeld ouder, lager opgeleid, met een lager inkomen en een slechtere gezondheid dan de eerste groep.

Naarmate patiënten jonger zijn blijken huisartsen de patiënt eerder te betrekken bij het nemen van beslissingen. Bij oudere en/of ziekere patiënten met een lager inkomen wordt eerder volgens het medisch-analytische denkmodel gewerkt.

Wat we hiervan kunnen leren is dat patiënten een eigen kader hebben die meer of minder kan passen bij het gedachtegoed van Positieve Gezondheid. Met name zaken als zelfregie, zelfredzaamheid en veerkracht kunnen bij patiënten met een passievere benadering van gezondheidszorg soms op onbegrip stuiten. Mooi verwoord, door de hulpvraag van een patiënt die een appèl doet op de dokter op het spreekuur bij een van de auteurs van dit boek: 'Mijn probleem? Ik ben niet gelukkig. Dokter, doe er wat aan!' Het vraagt soms om geduld, inlevingsvermogen en uitleg om uiteindelijk tot *het andere gesprek* te komen. Van belang hierbij is je te realiseren dat patiënten voor een stuk ook geleerd hebben hoe ze zich moeten gedragen in de zorg. Illich (1974) spreekt in dat kader van *sociale iatrogenese* of medicalisering van het dagelijks leven en van *culturele iatrogenese* of het verloren gaan van de traditionele manieren waarop mensen met lijden omgaan. Als patiënten geleerd hebben dat de dokter de hulpvragen van de patiënt op een medisch-analytische manier zal benaderen, dan is het wennen als de dokter vraagt: 'Wat vind je zelf belangrijk voor je gezondheid?' Wees je er dus van bewust wie je voor je hebt. Heeft de patiënt goed ziekte-inzicht? Hoe is het met zijn gezondheidsvaardigheden? Hoe is het met de zelfmanagementvaardigheden? Kijk dan welke benadering en ondersteuning het beste past.

> **Casus nr. 9: Eenvoudige tool – in samenwerking met de begeleiding verstandelijke beperking**
> De huisarts wordt gevraagd een visite te doen bij een 27-jarige jongen die begeleid woont, met een laag IQ, autisme, matig overgewicht en recidiverende patella luxatie. De persoonlijk begeleider vraagt of de huisarts kan ondersteunen omdat de revalidatie van de knie stagneert. Volgend de fysiotherapeute is er geen land met de jongeman te bezeilen. Hij wil meestal niets. En als men vraagt waarom hij niet wil meewerken en wat hij wel wil, antwoordt hij steevast: 'Weet ik niet.' In verband met de COVID-19-maatregelen mag de fysiotherapeute alleen nog maar beeldbellen. Dat werkte niet voor deze jongen. De begeleiding maakt zich zorgen over hem, de vraag is of de arts hem stevig toe zou willen spreken dat hij echt moet gaan oefenen. Dat zou misschien helpen.
> De huisarts doet een ander voorstel, en vraagt de begeleiding de eenvoudige tool van Positieve Gezondheid met hem in te vullen, zodat die tijdens de visite kan worden besproken. Die kenden de fysiotherapeuten nog niet, maar willen ze wel proberen. De jongeman scoort laag op fysieke klachten, meedoen en zingeving. In plaats van te focussen op wat er niet goed gaat met de knie, worden de dromen en wensen van de jongeman besproken. Hij zou graag naar een ander huis willen; hij moet hier te veel zelf doen en wil ook meer mensen van zijn leeftijd om zich heen. Een andere woonvorm, dus. Geen groot nieuws; de begeleiders kennen deze wens al, maar het gesprek is toch aanleiding om samen met de familie op zoek te gaan naar een andere woonomgeving. Verder houdt de jongeman ontzettend van vakanties. Hij zou heel graag weer eens met de trein willen reizen. Op de vraag wat hij daarvoor nodig zou hebben, zegt hij zelf dat hij moet leren lopen zonder brace en beter zijn best moet doen met oefenen. Vroeger ging hij vaak een stukje lopen met de begeleiding, maar hij is nu al weken niet eens buiten geweest. Hij spreekt samen met de begeleidster af om hun dagelijkse gesprekje wandelend te gaan doen. Hij kan dan met de fysiotherapeute oefenen om de trap af te lopen met krukken, en langzaam

> de afstand te vergroten. Dat lijkt hem een heel goed plan. Ondanks de uitdaging van de verstandelijke beperking lukte het met hulp van de begeleiding om met elkaar de focus te verleggen van *moeten* naar *willen*.

Medische diagnostiek blijft van belang, al wordt een goed gesprek altijd gewaardeerd. (Zie de casus Patiënt met somberheid en moeheid in casus nr. 10).

> **Casus nr. 10: Patiënt met somberheid en moeheid**
> Een tachtigjarige vrouw komt op het spreekuur in verband met piekeren, somberheid en moeheid. Zij wijt haar klachten aan haar verhuizing van een mooie boerderij buiten het dorp naar een klein huisje in het dorp zelf, waar ze haar vrijheid kwijt is en maar niet kan wennen. Ze wordt uitgenodigd het spinnenweb in te vullen, waarbij ze laag scoort op zingeving. In het gesprek dat volgt vertelt ze dat ze op de boerderij dagelijks in de groentetuin in de weer was en ook voor kinderen en kleinkinderen probeerde groente te kweken. Toen dat wegviel, viel ook haar dagelijkse fysieke inspanning weg. Ze ziet dit als verklaring voor haar klachten.
> Er wordt over nagedacht of een hond als huisdier haar zou kunnen activeren en ertoe zou kunnen leiden dat ze weer meer buiten komt. Ze besluit erover na te denken en een vervolgafspraak wordt gemaakt. Enkele weken later vraagt ze of de dokter ook wil kijken naar een plekje op haar borst, dat bij inspectie een groot ulcererend proces blijkt te zijn en uiteindelijk op borstkanker blijkt te berusten met uitzaaiingen en anemie. Dat kan ook een goede verklaring voor haar vermoeidheid zijn. Bij een huisbezoek na de diagnose voelt de dokter zich onzeker over hoe patiënt het gesprek heeft beleefd over zingeving en eventueel aanschaffen van een hond, terwijl er eigenlijk nog iets heel anders speelt. De patiënt antwoordde daarop dat ze het heel fijn heeft gevonden om met het spinnenweb naar haar gezondheid te kijken en dat ze zich gehoord voelde. Ze neemt het de dokter niet kwalijk dat er ook iets anders speelde dat op dat moment niet aan de orde kwam.

Als je gaat starten met Positieve Gezondheid, is casus nr. 10 waarschijnlijk het spannendst. Als huisarts blijft het belangrijk je *medische antenne* te gebruiken. Vaak kun je het *missen* van een medische diagnose ondervangen door een tweesporenbeleid te volgen: alert zijn bij een niet-*pluisgevoel* en tegelijkertijd breed inventariseren naar de context of achtergrond van een klacht. Goede follow-upafspraken zijn daarbij ook van belang.

> **Leestip:**
>
> **Nazorg aan patiënten na een zware ziekte of ongeval. Verder leven na overleven, hoe restklachten het leven blijven beïnvloeden** (Bruntink en Wapenaar 2020)
> In dit boek is veel aandacht voor de toegevoegde waarde van Positieve Gezondheid na een zware levensgebeurtenis. In het boek worden indrukwekkende verhalen van patiënten beschreven met verschillende ernstige ziekten of een verkeersongeval. Naast aandacht voor begrip van de situatie, handvatten om te leren omgaan met

> de fysieke en mentale beperkingen, is er vooral ook veel nadruk op weer kunnen meedoen en zingeving. Alle domeinen van het spinnenweb zijn van belang voor elke kleine en grote volgende stap naar herstel en omgaan met de nieuwe situatie. Ook is er in het boek aandacht voor de impact op relaties en werk. Re-integratie richting werk, om weer mee te kunnen doen in de samenleving is daarbij ook van groot belang.
>
> Het boek is enerzijds een poging om mensen meer bewust te maken van de gevolgen van een ernstige ziekte of een ongeluk, en hoelang deze impact kunnen hebben.
> Er is ook veel aandacht voor een positieve boodschap: namelijk hoeveel veerkracht mensen kunnen hebben. Ondanks de gevolgen waar de vertellers in dit boek na een ziekte of ongeluk mee te maken kregen, vonden zij hun eigen manieren om door te leven en nieuw geluk te vinden. Positieve Gezondheid loopt als rode draad in dit boek. Meer aandacht voor en investeringen in de veerkracht van mensen en hun vermogen de eigen regie te voeren.
>
> Alle verhalen in dit boek hebben als gemeenschappelijk kenmerk dat ze duidelijk maken hoe belangrijk het is dat het accent meer op de mens zelf komt te liggen. De mensen die uit eigen ervaring vertellen over de gevolgen van een ziekte of ongeluk, hebben alle acht te maken gehad met veranderingen die kenmerkend zijn voor de ziekte of de situatie na een ongeval, maar óók met veranderingen die alleen hún leven kenmerken, en die ook nog eens heel bepalend zijn voor hoe ze in dat leven staan.

4.5 Kerntaken en Positieve Gezondheid

Zoals in ▶ H. 3 beschreven zijn er vijf kerntaken – *medisch-generalistische zorg, terminaal-palliatieve zorg, spoedeisende zorg, preventieve zorg en zorgcoördinatie* – geformuleerd voor de huisartsenzorg. Er zal eerst een stuk context worden gegeven over de uitwerking van de kerntaak (Toekomsthuisartsenzorg 2020). Daarna zal aan de hand van verschillende casuïstiek worden geïllustreerd wat de toegevoegde waarde van Positieve Gezondheid kan zijn.

4.5.1 Kerntaak medisch-generalistische zorg

Medisch-generalistische zorg betekent dat de huisarts klachten, problemen en vragen van velerlei aard verheldert en beoordeelt vanuit een medisch perspectief. Bij de diagnostiek en het beleid betrekt de huisarts de voorgeschiedenis en omstandigheden van de patiënt, zoals werk of gezin, en de persoonlijke wensen, verwachtingen en voorkeuren.

Een belangrijke taak van de huisarts met zijn team is het bepalen van de *urgentie* van klachten. Welke vragen behoeven directe hulp of binnen een paar uur (spoedzorg) en welke vragen kunnen verder besproken worden op het reguliere spreekuur. Patiënten kunnen laagdrempelig allerlei vragen over gezondheid en ziekte stellen aan de huisarts en zijn team. De hulpvraagverheldering vormt de basis van de huisartsgeneeskunde. Het behoort tot het vak van de huisarts om een goede inschatting te maken van de origine van de geconstateerde problematiek: is er sprake van (een combinatie van) somatische, psychische of sociale problematiek.

Na verheldering van de hulpvraag formuleert de huisarts of een andere praktijkmedewerker het probleem of stelt direct of na verder onderzoek een diagnose. Vervolgens worden diverse behandelmogelijkheden besproken. Afhankelijk van het probleem of de diagnose kan het beleid bestaan uit waakzaam afwachten, stimuleren van zelfzorg, behandeling of begeleiding binnen de huisartsenvoorziening of verwijzing naar een andere zorgverlener of instantie. Een vertrouwensrelatie is van belang bij het maken van behandelkeuzes. De huisarts gaat na wat de patiënt belangrijk vindt. Gezamenlijk wordt besproken wat de patiënt zelf zou willen veranderen en wat daarvoor nodig is. De huisarts is in staat om het grootste deel van de medische klachten zelf af te handelen binnen de huisartsvoorziening.

Voor klachten die niet door de huisarts kunnen worden afgehandeld, of niet passen bij de kerntaken van de huisarts, overziet hij de domeinen binnen en buiten de zorg en fungeert als coach of gids in de zorg. Deze gidsfunctie heeft een belangrijk maatschappelijk nut, draagt bij aan optimale en doelmatige zorg en wordt door patiënten in hoge mate gewaardeerd (Nivel 2019). Indien de huisarts vindt dat een andere zorgverlener meer bekwaam is dan de huisarts op een bepaald gebied, verwijst de huisarts de patiënt gericht. Bijvoorbeeld naar andere zorgverleners binnen de eerste lijn, tweede lijn, GGZ of naar hulpverleners in het sociale domein in de wijk.

Het medisch-generalistische karakter van de huisarts betekent dat er grenzen zijn aan welke diagnostiek en behandeling de huisarts zelf uitvoert. Vragen van niet-medische aard worden buiten de huisartspraktijk behandeld. De huisarts kan wel adviseren over welke hulp mogelijk nodig is en de patiënt verwijzen naar een geschikte hulpverlener. *Het andere gesprek* draagt bij aan de juiste zorg op de juiste plek. Aan de hand van het spinnenweb kan worden uitgezocht wat patiënten zouden willen veranderen. In gezamenlijkheid kan worden besproken of verdere ondersteuning van een andere hulpverlener nodig is. Soms laat je ook bij keuze regie bij mensen zelf door ze bijvoorbeeld te verwijzen naar ▶ Thuisarts.nl en ze zelf te laten kiezen wat bij hen past.

In casus nr. 11 wordt een patiënte beschreven met een veelvoorkomende hulpvraag van moeheid en hoofdpijn.

> **Casus nr. 11: Patiënte met recidiverende terugkerende somatische klachten, zoals moeheid en hoofdpijn**
> Een 42-jarige vrouw komt met moeheid op het spreekuur. Ze wordt 's ochtends al moe wakker en dit wordt in de loop van de dag steeds erger, dan heeft ze ook hoofdpijn. Het speelt al een paar maanden. Ze is het helemaal zat en wil weten wat ze hieraan kan doen. Ze wil het liefst verder onderzoek in het ziekenhuis, want ze maakt zich grote zorgen. Een tante van haar had ook hoofdpijn en bleek toen een hersentumor te hebben. Na een uitgebreide anamnese en algemeen lichamelijk onderzoek, legt de huisarts haar uit dat moeheid en hoofdpijn klachten zijn die met veel te maken kunnen hebben, en dat daarbij meestal een tweesporenbeleid wordt gevoerd. Dat betekent enerzijds een lichamelijke oorzaak uitsluiten met bloedonderzoek en anderzijds kijken wat iemand in het dagelijks leven bezighoudt. De patiënte is hiermee akkoord en de huisarts vraagt haar een nieuwe afspraak te maken en als voorbereiding de Positieve Gezondheid-vragenlijst online in te vullen.

4.5 · Kerntaken en Positieve Gezondheid

> In het volgende (dubbele) consult blijken de bloeduitslagen goed te zijn. Er is dan ruimte om naar het ingevulde spinnenweb van Positieve Gezondheid te kijken. Soms zeggen mensen: 'Ik zie al wel waar ik moe van ben', en dat was bij deze patiënte ook het geval. Naast dat ze blij was te zien dat ze tevreden was over zingeving (leuke baan) en meedoen (sociaal netwerk), viel haar op dat ze zich slecht kon concentreren, zich niet fit voelde, en dat ze veel over haar grenzen gaat. Om alle ballen in de lucht te houden zowel binnen haar gezin als op haar werk, holt ze de hele dag achter de feiten aan. Ze is niet gewend om hulp te vragen. Mevrouw vertelt dat ze het eigenlijk veel te druk heeft, en probeert aan ieders wensen te voldoen. Ze cijfert zichzelf volledig weg. De huisarts vraagt wat haar eerste stappen kunnen zijn. Ze vertelt dat ze eerst met haar man de zorgtaken wil bespreken, en meer hulp voor de kinderen in zou willen schakelen. Ook besluit ze direct dat ze eigenlijk een dag minder wil werken. Daarvoor gaat ze met haar werkgever in gesprek. Ze heeft nu voldoende inzichten, en koppelt terug dat ze het fijn vond om hier zelf met het spinnenweb achter te komen.
>
> Soms heb je zelf een spiegel nodig voordat je tot actie komt, zegt ze. Ze snapt eigenlijk niet dat ze dit niet eerder zelf had kunnen bedenken... Zorgen over andere oorzaken heeft ze nu niet meer. Ze kan voorlopig vooruit met haar inzichten en actiestappen en maakt een nieuwe afspraak als ze verdere ondersteuning nodig heeft. Sindsdien heeft de huisarts haar niet meer op het spreekuur gezien.

Uit deze casus blijkt dat de patiënt een groot zelfoplossend vermogen heeft. Voordat de huisarts met Positieve Gezondheid werkte, zou hij veel vragen hebben gesteld (moeten vissen) om te achterhalen of iemand misschien stress of andere contextfactoren zou hebben, die de moeheid konden verklaren. Het is dan ook niet gek dat vele professionals in de huisartsenzorg denken dat ze al breed en integraal denken en werken. Toch geeft werken met Positieve Gezondheid een andere nuance; het vraagt een andere mindset van een ziekte opsporen vanuit doktersperspectief naar gezondheid stimuleren en nog beter luisteren naar de patiënt, vanuit een coachende houding. Werken met Positieve Gezondheid kan een nieuwe vaste werkwijze in de praktijk worden (en hier kunnen in de toekomst de assistenten nog proactiever op screenen en voorbereiden) om bij mensen met moeheid het spinnenweb in te laten vullen. De patiënt kan zich met de vragenlijst goed voorbereiden, krijgt meer inzicht in zijn eigen situatie en voelt dat er aandacht is voor meer dan alleen zijn klacht. Met Positieve Gezondheid werk je anders en dat voelt minder belastend. De patiënt geeft zelf de inzichten terug en met doorvragen kun je de patiënt ondersteunen zelf tot actiestappen te komen. Waar de originele hulpvraag in medisch-analytische context zou leiden tot een doorverwijzing naar een specialist, kan met Positieve Gezondheid de oplossing dichter bij huis worden gevonden. In het volgende kader een casus ten aanzien van GGZ-inventarisatie met een Positieve Gezondheid-gesprek.

> **Casus nr. 12: GGZ-klachten**
> Een 29-jarige jongeman, docent op een middelbare school, is de laatste tijd ontzettend moe. Hij kan zich slecht concentreren en merkt dat hij midden in de week eigenlijk al geen energie meer heeft voor de laatste twee schooldagen van de week. De doktersassistente heeft bij het horen van deze klachten direct al een dubbele afspraak voor

meneer gemaakt, en gevraagd om, als voorbereiding op het consult, online de vragenlijst van ▶ Mijnpositievegezondheid.nl in te vullen. Meneer vertelt in het consult over zijn klachten en pakt op zijn telefoon het ingevulde spinnenweb erbij. Hij scoort mentaal en lichamelijk lager en ook op de andere leefgebieden gaat het niet zo goed. Hij heeft de laatste tijd geen energie voor vrienden, trekt zich steeds meer terug, en omgaan met geld en tijd is ook nooit zijn sterkste punt geweest. Hij wil met name wat doen aan zijn vergeetachtigheid en zijn slechte concentratievermogen. Dat zit hem enorm in de weg op zijn werk. Ook is hij minder vrolijk, heeft hij minder energie en zou hij graag wat fitter worden. De huisarts vraagt wat hij nodig heeft om dit te bereiken en wat de eerste kleine stap is die hij zelf al kan zetten. Meneer denkt lang na; hij weet niet goed waar hij moest beginnen. Hij heeft zelf online een test op een burn-out gedaan. Zou hij dat kunnen hebben? Verder denkt hij aan ADHD. Hij is vroeger als kind altijd wel druk geweest, en ook tijdens zijn studie had hij moeite met zich concentreren. Hij wil eigenlijk wel meer onderzoek en eventuele behandeling hiervoor. De huisarts besluit samen met de patiënt tot een verwijzing naar GGZ voor diagnostiek en advies. De huisarts legt uit dat er een aanzienlijke wachttijd is, en vraagt hem wat hij tot die tijd zelf al kan doen. Hij wil zich fitter voelen en wil proberen dagelijks naar zijn werk te fietsen. De huisarts vraagt wat dit consult hem heeft opgeleverd. Met behulp van het spinnenweb heeft hij voor het eerst gezien dat hij echt in actie wil komen om iets te veranderen. Ook realiseert hij zich dat hij zelf de eerste stappen moet zetten. De patiënt is sindsdien niet meer op het spreekuur geweest, al zwaaide hij wel naar de huisarts toen ze elkaar tegenkwamen op de fiets.

4.5.2 Kerntaak spoedeisende huisartsenzorg

Spoedzorg is zorg die niet kan wachten tot een reguliere afspraak bij een zorgverlener. Spoedeisende huisartsenzorg is bedoeld voor gezondheidsklachten die medisch gezien direct of binnen enkele uren beoordeeld moeten worden en waarbij de medisch-generalistische huisartsenblik van meerwaarde is. Het medisch-analytisch denkmodel is nodig om snel een waarschijnlijkheidsdiagnose te stellen en de patiënt zo snel mogelijk op de juiste plek te krijgen voor noodzakelijke vervolgacties. De huisarts fungeert hier als poortwachter voor de vervolgzorg.

De bepaling van de urgentie door de huisarts als medisch-generalist is van meerwaarde bij bijvoorbeeld de beoordeling van (kwetsbare) ouderen thuis, terminaal-palliatieve patiënten en zieke kinderen met koorts of benauwdheid. Onnodige verwijzing kan worden voorkomen door in te gaan op de zorgen en wensen van de patiënt en afspraken te maken over het beleid bij een afwijkend beloop.

Spoedzorg begint met een zorgvraag die vanuit de beleving van de patiënt acuut is. Wie de geschiktste zorgverlener is om de spoedzorg te leveren, is afhankelijk van de inschatting van de ernst van de klachten en hangt samen met de medische voorgeschiedenis en de context van de patiënt. Het is mogelijk dat een zorgvraag van een patiënt geen spoedeisende hulp vereist terwijl de patiënt dit wel verwacht. Het is een taak van de huisartsvoorziening om dit aan de patiënt uit te leggen, bijvoorbeeld met gebruikmaking van de informatie op ▶ Thuisarts.nl. Ook Positieve Gezondheid kan de patiënt inzicht geven in waar soms acuut lijkende klachten vandaan kunnen komen. Dat blijkt uit casus nr. 13.

4.5 · Kerntaken en Positieve Gezondheid

Casus nr. 13: Hartkloppingen verdwenen na aandacht voor zingeving

Met grote regelmaat verscheen op het spreekuur een Oost-Europese vrouw die vanwege het werk van haar man met het gezin naar Nederland was verhuisd. Telkens vertelde deze dertiger over dezelfde klacht: een onbestemd gevoel op de borst. Het bezorgde haar angstgevoelens. Tijdens en na haar eerste bezoek kwam noch uit een bloedonderzoek noch uit een bloeddrukmeting noch uit luisteren naar het hart een hartritmestoornis naar voren. Bij het volgende consult werden zowel een hartfilmpje als een holter gedaan, en ernstige pathologie werd uitgesloten.

Twee cardiologen, die mevrouw onder meer een fietstest lieten doen, bevestigden dat mevrouw zich geen zorgen hoefde te maken over coronair hartlijden. Ze had slechts een enkele ventriculaire extrasystole (VES). Toch liet de vrouw zich niet geruststellen. Ze bleef de huisarts bezoeken met klachten over een onbestemd gevoel op de borst en de angst die dit bij haar veroorzaakte. Regelmatig meldde ze zich ook bij de spoedeisende hulp of huisartsenpost.

Na wéér zo'n melding besloot de huisarts haar te bellen en uit te nodigen voor *een ander gesprek*. De huisarts was niet ongerust over haar hart, maar meende dat er andere zaken speelden. "Het valt me op dat u regelmatig de huisartsenpost bezoekt met dezelfde klachten, en u heeft er nog geen antwoord op gevonden. Zullen we eens wat breder kijken waar de klachten mee te maken kunnen hebben?" Toen ze hiermee instemde, vroeg de huisarts haar hiervoor een dubbele afspraak te maken.

Bij het bespreken van het spinnenweb concludeerde patiënte zelf dat ze zich fysiek niet fit voelde, dat het mentaal niet zo goed ging en dat ze laag scoorde qua zingeving. Ook werd ze bevestigd in wat er goed gaat binnen haar gezin en hoe ze woont. De patiënte zou zich fitter willen voelen, wilde haar klachten begrijpen en activiteiten kunnen doen waar ze energie van krijgt. Zonder het expliciet te benoemen, werd de focus verlegd van angst voor hartklachten naar onderdelen die ze graag zelf wilde verbeteren, zoals zingeving en lichamelijke fitheid.

Om de patiënte inzicht te geven in haar hartkloppingen, waarvan ze nog steeds last had, adviseerde de huisarts haar nog een keer terug te gaan naar het cardiologiecentrum, ditmaal voor het programma hartwacht (hartwacht 2019). Dat programma houdt in dat de patiënt met een sensor via een app zelf haar hart kan monitoren. De gedachte van de huisarts bij deze vrouw: als de patiënt weet wat er aan de hand is wanneer ze zich ongemakkelijk voelt, kan ze dat gemakkelijker loslaten en weet ze dat ze zich geen zorgen hoeft te maken. Zo kreeg mevrouw meer inzicht in haar klachten én steeds meer vertrouwen.

Na dit consult bleken er geen HAP-berichten meer te komen en zag de huisarts mevrouw lang niet op het spreekuur. De eerste keer was toen een van haar kinderen naar de huisarts moest. Toen de huisarts na afloop vroeg hoe het met haar ging, vertelde ze dat ze nauwelijks hartklachten meer had en zich veel energieker voelde. Dat laatste had onder meer te maken met een wijkproject waarop de huisarts haar had geattendeerd: Indekerngezond (▶ www.indekerngezond.nl) (zie ▶ H. 6). Hierbij worden mensen gestimuleerd zelf aan het roer te staan van een gezond en betekenisvol leven. Mevrouw deed er inmiddels vrijwilligerswerk en had veel sociale contacten. Dat het goed met haar ging, werd onderstreept door het feit dat ze de hartmeter uit het hartmonitoringprogramma alweer had ingeleverd. Die had ze niet meer nodig (Van den Brekel-Dijkstra 2019).

Spoedzorg betekent dat de patiënt direct de hulpverlening krijgt die nodig is. Als iemand wordt ingestuurd met bijvoorbeeld een acuut coronair syndroom is Positieve Gezondheid niet op zijn plek. Echter, een acuut moment, ook vaak op de eerste hulp, kan wel een *window of opportunity* zijn, voor een gesprek over gedragsverandering. Bijvoorbeeld als iemand met de zoveelste exacerbatie COPD weer in het ziekenhuis verschijnt: als iemand door blijft roken rest op een gegeven moment alleen nog zuurstof thuis. Aansluitend op een hartinfarct bij een obese patiënt kan juist een gesprek over leefstijlverandering nu wel binnenkomen. Wat kan de patiënt van zijn gebeurtenissen leren in zijn herstel na bijvoorbeeld een hartinfarct? Hierbij kan een persoonsgericht gesprek met behulp van Positieve Gezondheid worden ingezet om de patiënt zelf tot inzicht te laten komen in wat voor hem van waarde is en wellicht via een 'omweg' toch tot leefstijlverandering te komen.

Beter is het natuurlijk dat mensen al voordat ze een hartinfarct ontwikkelen met een gezonde leefstijl aan de slag gaan. In de kerntaak Preventieve Zorg wordt de rol van de huisarts hierin beschreven. In ▶ H. 6 wordt verder toegelicht hoe hierin kan worden samengewerkt met het sociale domein voor beweeg- en welzijnsaanbod in de wijk.

4.5.3 Kerntaak terminaal-palliatieve zorg

Positieve Gezondheid is niet direct het eerste waar je aan denkt in de laatste levensfase. Aan de hand van twee cases (zie casus nr. 14 a en b en de leestip bij ▶ par. 4.4) wordt de toegevoegde waarde beschreven van het voeren van een *ander gesprek* in de fase waarin het sterven op korte termijn is te verwachten.

Iedere huisarts beschikt over medisch-generalistische basiskennis en -kunde voor het leveren van terminaal-palliatieve zorg. Daarnaast kent de huisarts de persoonlijke context, voorgeschiedenis van de patiënt en heeft zij zicht op diens leefomgeving en sociale netwerk. De eigen huisarts van de patiënt heeft in deze fase een bijzondere rol als vast en vertrouwd aanspreekpunt in de zorg.

Naast de huisarts spelen andere hulp- en zorgverleners een rol van betekenis, zoals mantelzorgers, wijk- en specialistische verpleegkundigen en apothekers. De huisarts heeft een coördinerende rol wat betreft de medisch-generalistische zorg voor de terminaal-palliatieve patiënt in de thuissituatie en maakt zo nodig gebruik van de mogelijkheid tot consultatie (van bijvoorbeeld kaderhuisartsen palliatieve zorg, medisch specialisten of gespecialiseerde consultatieteams). Bij het overnemen van de zorgcoördinatie door de huisarts vanuit de tweede lijn is van belang dat de huisarts tijdig wordt geïnformeerd over het ziekteproces. Het belang van persoonlijke continuïteit door de eigen huisarts neemt toe naarmate het einde van het leven nadert. In de terminaal-palliatieve fase verslechtert de toestand van de patiënt en treden dikwijls symptomen tegelijkertijd op, wat dagelijkse aanpassingen in het behandelbeleid noodzakelijk kunnen maken. Om aan te sluiten bij wat nog van waarde is voor de patiënt kan een ander gesprek vanuit Positieve Gezondheid bijdragen.

4.5 · Kerntaken en Positieve Gezondheid

> **Casus nr. 14a: Terminale zorg en het spinnenweb**
>
> In 2015 ontwikkelde het netwerk Positieve Gezondheid Noordelijke Maasvallei een vragenlijst bij het spinnenweb. Dit was ontleend aan de vragenlijst van het iPH en de uitgebreide vragenlijst op ▶ www.mijnpositievegezondheid.nl. Het was het jaar waarin huisartspraktijk Afferden startte met het implementeren van Positieve Gezondheid in de praktijk om te kijken of de vragenlijst ook bruikbaar zou zijn bij terminaal zieke patiënten. Twee terminale patiënten waren bereid om samen het spinnenweb in te vullen. Beide patiënten waren in de laatste weken van hun leven, beiden waren bedlegerig en cachectisch, hadden pijn en waren zich bewust van hun situatie. De huisarts verwachtte lage scores op meerdere dimensies van de vragenlijst, maar tot zijn verbazing waren beide patiënten (zeer) tevreden over alle zes dimensies van hun Positieve Gezondheid, ondanks de pijn en andere ongemakken en in besef van hun zeer beperkte levensverwachting.
>
> Dit bracht de huisarts in verwarring: was deze pas ontwikkelde vragenlijst wel valide en geschikt als gespreksinstrument om te bepalen hoe het met de patiënt gaat? Hij ging hierover in gesprek met de twee patiënten. Beiden zeiden te berusten in wat ging komen en hun lot te aanvaarden. Ja, ze hadden pijn en waren bedlegerig, maar ze voelden zich omringd met liefde van hun naasten, waardoor ze (zelfs) vertrouwen in de toekomst hadden en op hun manier van het leven konden genieten en zich op een bepaalde manier gezond, of heel, konden voelen. Dat was een belangrijke eyeopener voor de huisarts. Zonder vragenlijst was hij misschien geneigd geweest om iets te doen aan de ervaren pijn. In het licht van het totaalbeeld werd duidelijk dat beiden liever kozen voor wat meer pijn, om niet suf te hoeven worden van de pijnmedicatie. Zo konden zij het contact met hun omgeving langer optimaal onderhouden. Ook zonder deze vragenlijst zullen huisartsen in samenspraak met hun terminale patiënten natuurlijk kijken naar wat zinvol is en de behoefte en de wens van de patiënt centraal stellen. Toch was de huisarts verrast door de opbrengst van het gebruik van het spinnenweb bij terminale patiënten. Het was de basis van twee bijzondere gesprekken.

De casus 'Terminale zorg en het spinnenweb' maakt duidelijk wat nog van waarde is voor de mensen in hun laatste levensfase. Natuurlijk bespreek je als huisarts in de terminaal palliatieve fase de wensen van de patiënt en zijn dierbaren. Het gebruik van Positieve Gezondheid kan nog een goede aanvulling zijn voor meer inzicht.

> **Casus nr. 14b: Pijn bij kanker en advanced care planning**
>
> Bij een man van vijftig, met uitgezaaide alvleesklierkanker en veel wisselende pijnen, werd maar niet duidelijk waarom zijn pijnen zo grillig verliepen. Tijdens een visite vroeg de huisarts hoe het ging met de patiënt aan de hand van de verschillende dimensies van Positieve Gezondheid. Toen bleek dat de patiënt veel waarde hechtte aan onafhankelijkheid. Hij wilde tot op het laatst nog in zijn oldtimer kunnen rijden. Dat was zijn passie geweest in zijn leven, mooie auto's. Hij had veel moeite met de pijnstillers als morfine in de laatste fase en trok hierin elke keer zijn eigen plan. Hij nam de morfine 's avonds omdat hij dacht dan overdag nog te mogen rijden, en wilde maar niet aan de morfine pleisters. Opeens werd alles duidelijk. Helaas verslechterde de situatie in een aantal maanden snel, en was continue pijnstilling nodig. Er ontstond steeds meer

> onrust, ook bij de tienerzonen in huis, over hoelang hun vader nog zo ziek in het bed in de kamer zou moeten blijven. De huisarts heeft bij de volgende visite uitgelegd dat er rust en duidelijkheid kan ontstaan met een gesprek over de mogelijkheden rondom het levenseinde. Het spinnenweb, inmiddels bekend, werd er weer bij gepakt. De thema's die nu van waarde bleken waren veranderd. Zingeving, dankbaarheid, het geloof en de last voor achterblijvende partner en kinderen over hoe en waar hij zou sterven waren de thema's bepalend voor zijn keuze. Patiënt wilde per se geen euthanasie, en wilde als zijn omgeving het nog aan kon het liefste thuis sterven met palliatieve sedatie. Twee weken later is hij thuis overleden.

4.5.4 Kerntaak zorgcoördinatie

In de uitwerking kerntaken van project Toekomst Huisartsenzorg wordt de kerntaak zorgcoördinatie als volgt beschreven: 'De huisarts houdt overzicht over het zorgtraject van de patiënt met betrekking tot de medische zorg. De huisarts weet welke zorgverleners betrokken zijn en wat hun taken en verantwoordelijkheden zijn. De huisarts coördineert de huisartsgeneeskundige, medisch-generalistische zorg en heeft een signaalfunctie.' De huisarts werkt in een breed netwerk van zorg- en hulpverleners en wordt vaak als eerste aanspreekpunt bij de afstemming van zorg rond de patiënt gezien. De coördinerende taken van de huisarts liggen op medisch gebied. Zie voor de voorbeelden van zorgcoördinatie, samenwerking rondom de patiënt en Positieve Gezondheid in de wijk ▶ H. 6.

4.5.5 Kerntaak preventieve zorg

Hoewel de huisarts steeds meer oog krijgt voor preventie, is gezondheidsbevordering nog altijd ondergeschikt in de meeste huisartspraktijken. Toch is er veel gezondheidswinst te behalen als we de focus zouden leggen om het optimaliseren van gezondheidsvaardigheden van onze patiënten. In de huisartsenzorg richten we ons op geïndiceerde en zorggerelateerde preventie, zoals is besloten in de uitwerking van de kerntaken. Geïndiceerde preventie is gericht op individuen die nog geen gediagnosticeerde ziekte hebben, maar wel de risicofactoren of symptomen hebben die voorafgaan aan een ziekte. Voorbeelden zijn cardiovasculair risicomanagement of het signaleren van leefstijlfactoren als roken of problematisch alcoholgebruik zonder aanwezige ziekte. Zorggerelateerde preventie richt zich op mensen met een ziekte of aandoening en voorkomt dat een bestaande aandoening leidt tot complicaties, beperkingen, een lage kwaliteit van leven of sterfte. Voorbeelden hiervan zijn begeleiding en behandeling van chronische ziekten als hart- en vaatziekten, COPD en diabetes mellitus 2 met gezonde voeding, leefstijl en medicatie. Dit betreft preventieve zorg zoals geadviseerd in NHG-Standaarden of andere richtlijnen. Deze zorg wordt vaak programmatisch aangeboden door het team van de huisarts in samenwerking met andere zorgverleners. Deze thema's zijn allemaal goed met Positieve Gezondheid te bespreken. Preventie is dan eigenlijk een handelingsperspectief, waarmee je een duwtje in de goede richting kunt geven.

Positieve Gezondheid draagt bij aan een betekenisvol leven. De focus ligt dan dus niet per se op het voorkómen van ziekten door aanpassen van de leefstijl, maar op het aanspreken van de intrinsieke motivatie om veerkracht te ontwikkelen en om veranderingen in je leven aan te brengen. Positieve Gezondheid is daarbij een spiegel, waardoor je op jouw gezondheid kunt reflecteren. Met Positieve Gezondheid stellen we de vraag centraal: wat zou je willen veranderen, om vervolgens te kijken naar wat iemand nodig heeft. Aanpassingen in leefstijl kan een onderdeel zijn van die aanpak. Je spreekt dus eerst de intrinsieke motivatie aan, waarna je eventueel met aanpassingen in leefstijl tot gezondheidsbevordering kunt komen (zie verder ▶ par. 4.7 en ▶ par. 6.7).

4.6 Van spinnenweb naar actie

Met *het andere gesprek* is de intrinsieke motivatie aangewakkerd. Dan is het van belang wát iemand wil gaan doen. Hoe gaat hij over tot actie? Welke *handelingsperspectieven* zijn passend? Artsen hebben soms het idee dat zij op alle dimensies deskundig zouden moeten kunnen adviseren. Is dat wel een goed uitgangspunt? Volgens de *kernwaarden* zijn huisartsen *medisch-generalistisch* deskundig en dat geeft een duidelijke begrenzing aan het werkgebied. Dat neemt niet weg dat het zinvol is om op de andere dimensies van het spinnenweb wel contacten te hebben met professionals die op díe terreinen vaardig zijn. Maar voordat we iemand zouden doorverwijzen naar bijvoorbeeld het sociale domein of anderszins, is het zaak de patiënt eerst zelf te vragen. Bij het bespreken van het spinnenweb wordt vanuit willen en kunnen besproken wat iemand zelf besluit te gaan doen. Wat vindt de patiënt belangrijk, en waar zou hij iets willen veranderen of wat zou hij meer aandacht willen geven:

– *Waar denk je zelf aan?*
– *Welke eerstvolgende stap zou je zelf kunnen zetten?*
– *Wie of wat heb je daarbij nodig?*

Het is verrassend hoe groot het *zelfoplossend vermogen* is van mensen richting een eerste stap. Ook hier geldt: iemand is vaak zelf zijn beste adviseur! Het is goed te bedenken dat veel oplossingen kleiner en dichter bij huis zijn dan we als huisarts geneigd zijn te denken. Zo horen we in de praktijk bijvoorbeeld dat een patiënt bedacht heeft om met een buurvrouw, partner of vriend te gaan wandelen, koffiedrinken of te gaan sporten. Ook is er binnen de informele zorg vaak een oplossing te vinden. Het kan ook zijn dat iemand geen idee heeft. Daarom hierna een aantal richtingen die in dat geval een aanknopingspunt kunnen bieden.

4.6.1 Online aanbod van apps

Als mensen behoefte hebben aan suggesties voor handelingsperspectieven en zij hebben goede zelfmanagement- en digitale vaardigheden, dan kan de GGD-*appstore* voor hen nuttig zijn. Deze appstore is opgezet en gevuld én wordt onderhouden door de gezamenlijke GGD's van Nederland. Hun doel is om gezondheidsapps te verzamelen die aansluiten bij de zes dimensies van Positieve Gezondheid. Selectiecriteria voor opname

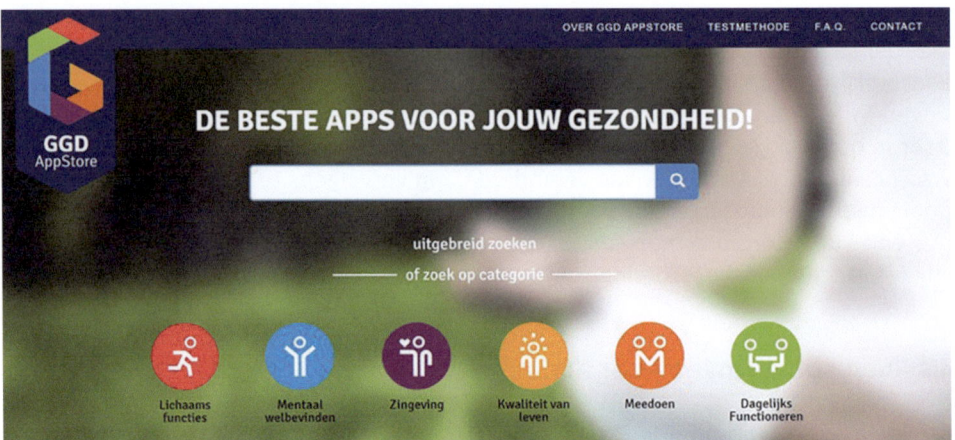

◨ **Figuur 4.8** De beginpagina van de GGD Appstore, met apps passend bij de dimensies van Positieve Gezondheid. (Bron: ▶ www.ggdappstore.nl)

– uit de vele gezondheidsapps – in de appstore zijn *respect voor privacy, begrijpelijkheid* en zo mogelijk *effectiviteit*. De apps zijn geordend naar de dimensies van Positieve Gezondheid en per app is aangegeven voor welke dimensies deze app wat kan betekenen (▶ www.ggdappstore.nl, ◨ fig. 4.8).

In ▶ par. 4.5 vind je voorbeelden van hoe Positieve Gezondheid kan bijdragen aan de kerntaken van de huisarts. Hierbij passen verschillende *handelingsperspectieven*, op alle zes dimensies. Dit aanbod, bijvoorbeeld sociaal maatschappelijk, vrijwilligerswerk of het programma Welzijn op Recept (zie ▶ par. 6.5 en ◨ fig. 6.7), is lokaal vaak allemaal beschikbaar, maar soms moeilijk vindbaar (zie ▶ H. 6). Een overzicht van handige links met aanbod vind je achterin het boek. Heel laagdrempelig beschrijven Jager en Grijpma in 'Klein geluk als je ziek bent' suggesties en praktische tips die aansluiten bij de dimensies en begrippen van het spinnenweb (Jager en Grijpma 2020).

4.6.2 Psychosociale klachten

Als er psychosociale klachten spelen, of er is een behoefte op het sociale domein, zijn er naast eventueel de POH GGZ vele mogelijkheden in de wijk, zowel vanuit informele als formele zorg, zie ook ▶ par. 5.6. Het aanbod zal per wijk, dorp of buurt variëren en de sociale kaart is hier leidend (▶ H. 6). Mochten de psychische problemen groter zijn, is voor de huisarts de weg naar de jeugd-GGZ of voor volwassenen de basis of specialistische GGZ bekend. Er zijn ook steeds meer (jeugd-)GGZ-instellingen die met Positieve Gezondheid werken. Zo kan de patiënt tijdens de wachttijd soms al beginnen met kleine stappen, die hij zelf al kan oppakken. Patiënten ervaren het als prettig als er één taal wordt gesproken in het vervolgaanbod (zie casus ▶ par. 6.5).

4.7 Positieve Gezondheid en gezonde leefstijl

Leefstijladvisering is een belangrijk onderdeel van de huisartsgeneeskundige zorg. Voor alle mensen met een chronische ziekte of risico daarop (o.a. overgewicht, rokenvalt) dit onder de kerntaak preventieve zorg, als geïndiceerde en zorggerelateerde preventie.

De huisarts en de praktijkondersteuner (POH) vervullen hierin een actieve signalerende en motiverende rol. Leefstijlverandering stimuleren vinden zorgprofessionals vaak lastig en men denkt dat het veel tijd kost. Als huisarts is het van belang ongezonde leefstijl te signaleren en bespreekbaar te maken. Wanneer er sprake is van leefstijlgerelateerd overgewicht of obesitas en de patiënt is gemotiveerd, dan kan er bijvoorbeeld een leefstijlconsult worden afgesproken bij de praktijkondersteuner (zie ▶ par. 4.7.1 Het leefstijlgesprek). De POH kan een patiënt uitnodigen voor een apart leefstijlconsult of aan het einde van de kwartaal- of jaarcontrole aandacht besteden aan leefstijlbegeleiding. Ook kan de gecombineerde leefstijlinterventie (GLI) passend zijn, zie ▶ H. 7.

Meer dan 80 % van de patiënten vindt het benoemen van overgewicht door de huisarts van toegevoegde waarde. Minder dan 1 % van de patiënten vindt dat de huisarts het overgewicht niet ter sprake mag brengen. Uit onderzoek (Aveyard et al. 2016) blijkt een dertig seconden durend advies van de huisarts met een gerichte verwijzing naar een groepsinterventie significant betere gewichtsreductie te geven dan alleen het advies van de huisarts om gewicht te verliezen. Als er in de wijk goed leefstijlaanbod beschikbaar is, kan een korte signalering en doorverwijzing dus al van toegevoegde waarde zijn (▶ H. 6). Het effect van groepsinterventies is al eerder aangetoond, waarbij langdurige interventies meer gewichtsreductie geven dan kortdurende interventies. Vandaar ook het aanbod van de gecombineerde leefstijlinterventies in de basisverzekering (▶ par. 6.7).

De uitdaging ligt bij de start (iemand zelf laten inzien dat hij met leefstijl aan de slag wil), maar vooral ook bij het volhouden. De huisarts heeft vooral een belangrijke rol bij signalering en bespreekbaar maken van leefstijl. Uit het genoemde onderzoek blijkt dat dit voor de huisarts zelf niet veel extra tijd hoeft te kosten.

4.7.1 Het leefstijlgesprek

Als je als huisarts of praktijkondersteuner zelf een patiënt wilt stimuleren tot leefstijlverandering kan *het andere gesprek* hierbij ondersteunen. Professionals blijken soms geneigd (te) snel adviezen te geven. De vraag is of dit aansluit bij wat de patiënt kan en wil. Met een persoonsgericht gesprek kun je inventariseren wat belangrijk is voor de patiënt ten aanzien van zijn algehele gezondheid. Hoe Positieve Gezondheid ingezet kan worden om leefstijl bespreekbaar te maken, wordt duidelijk in de casus leefstijl.

Casus nr. 15: Leefstijl

Een man van 23 jaar komt op het spreekuur met klachten aan het bewegingsapparaat. Het valt de huisarts direct op dat er sprake is van obesitas (BMI 32). Na het consult vraagt de huisarts uit nieuwsgierigheid of hij in gesprek wil over zijn overgewicht. Hij heeft daar al veel voor geprobeerd, maar mocht er iets nieuws zijn, staat hij er wel voor open. De huisarts legt uit dat ze eerst wat breder wil inventariseren hoe de patiënt zijn gezondheid ervaart. Hij kan hiervoor thuis online een vragenlijst invullen die zijn tevredenheid meet op de zes dimensies van Positieve Gezondheid. De huisarts vraagt hem een dubbel consult te plannen om dit te bespreken (◘ fig. 4.9).

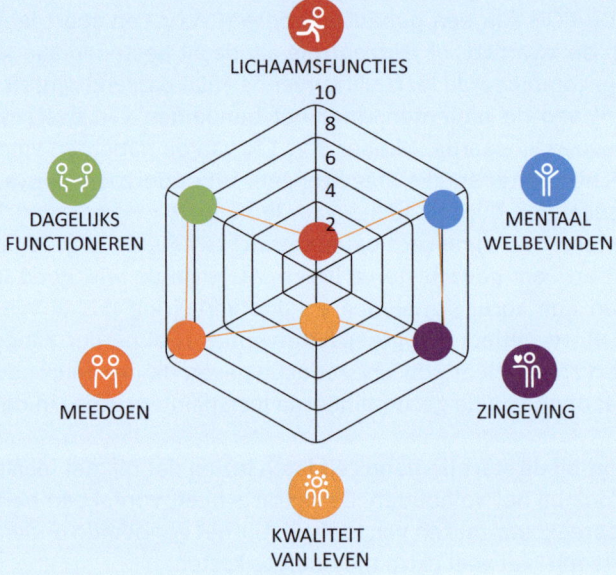

◘ **Figuur 4.9** Ingevuld spinnenweb bij patiënt met overgewicht

De week erna bespreken huisarts en patiënt het ingevulde spinnenweb. De patiënt blijkt een betekenisvol leven te leiden en tevreden te zijn met zijn mentale gezondheid. Ook op de dimensie meedoen en dagelijks functioneren is de patiënt tevreden. Hij zegt zich voor het eerst te realiseren wat er goed gaat. In al die jaren met overgewicht is er altijd focus geweest op het 'te dik' zijn, en wat hij niet goed deed. Daar is hij eerder meer dan minder van gaan eten. Hij is blij met zijn eigen inzichten, dat hij graag goed wil blijven functioneren in zijn werk en dagelijkse leven waar hij veel plezier in heeft, en dat hij met zijn vrienden en rijke sociale leven in een goede stemming wil blijven. Hij heeft echter wel lichamelijke klachten. Daar scoort hij veel lager, en dat bevordert zijn kwaliteit van leven niet. Zijn eigen conclusie en inzichten zijn dat hij echt iets wil veranderen aan zijn lichamelijke conditie om zijn leven te kunnen blijven leiden. "Met dit lichaam houd ik dat niet lang vol", zegt hij zelf. De huisarts vraagt wat hij zou willen. Hij houdt niet van

> diëtisten en goedbedoelde adviezen, maar hij heeft wel steun nodig, omdat het hem alleen niet lukt. De huisarts laat online een aantal mogelijkheden in de wijk en regio zien en ze maken een vervolgafspraak.
> Twee weken later komt patiënt retour en wil hij een verwijzing een gecombineerde leefstijlinterventie, en hij wil echt met zijn leefstijl aan de slag, op eigen motivatie. De huisarts vraagt wat hij van haar nog nodig heeft. "Eigenlijk niets, maar ik weet je te vinden als ik een terugval krijg." Sindsdien is patiënt niet meer op het spreekuur geweest. Enkele maanden later spreekt de huisarts de moeder van deze patiënt en vraagt hoe het met haar zoon gaat; "Hij is al 10 kilo afgevallen", zegt ze, "Hij wil nu echt zelf deze verandering."
> Drie consulten met de patiënt met daarin aandacht voor de zes dimensies van Positieve Gezondheid dragen mogelijk bij aan een besparing van ziektekosten (als consequenties van obesitas/chronische ziekte), een tevreden patiënt en een tevreden arts. Dit zijn de consulten waar de huisarts blij van wordt: "Ik heb bijna niets hoeven doen." De patiënt is gemotiveerd en heeft met eigen inzichten en intrinsieke motivatie zijn leefstijl verbeterd.

Vereniging Arts en Leefstijl is een vereniging die zich inzet voor de implementatie van leefstijlgeneeskunde in de spreekkamer, en zorgprofessionals ondersteunt in de advisering van hun patiënten. Ze ontwikkelde het zogenaamde leefstijlroer (◘ fig. 4.10). Met het leefstijlroer worden concrete voorbeelden gegeven van aandachtsgebieden waarop de patiënt zelf aan zijn leefstijl kan werken. Het spinnenweb en het leefstijlroer vullen elkaar goed aan. In eerste instantie wordt met Positieve Gezondheid de intrinsieke motivatie aangesproken. Met het leefstijlroer zijn praktische kleine stappen aangegeven waaruit de patiënt kan kiezen om stapsgewijs tot concrete gedragsverandering te komen. (▶ www.artsenleefstijl.nl).

Hoe verhoudt het spinnenweb zich tot het leefstijlroer? Beide tools gaan over (verbeteren van) de gezondheid van mensen dan wel patiënten. Beide tools kunnen zowel los als naast elkaar worden ingezet in de spreekkamer. De tools kunnen elkaar ook versterken, zoals geïllustreerd in ◘ fig. 4.11. Als de patiënt besluit tot leefstijlverandering biedt het leefstijlroer goede handelingsperspectieven om tot actie te komen. Gezamenlijk ondersteunen het spinnenweb en het leefstijlroer het proces van gedragsverandering in de richting van een gezonder leven (van inzicht, naar overzicht, naar uitzicht en actie). Met het spinnenweb komt de intrinsieke motivatie goed naar voren, die nodig is voor gedragsverandering. Als je daar meer over wilt lezen, zie het hoofdstuk over gedragsverandering in het Handboek voor leefstijlgeneeskunde (De Vries en De Weijer 2020). Met beide tools wordt de zelfregie versterkt. Bovendien is het voor beide tools zinvol om het zelf te ervaren. Als de zorgverlener het zelf heeft toegepast, draagt dit bij beide tools aanzienlijk positief bij aan het gebruik ervan.

Als de patiënt gemotiveerd is geraakt voor leefstijl en wellicht al kleine stapjes wil maken aan de hand van het leefstijlroer, zijn er nog veel handige tips beschreven in de NHG-zorgmodules Leefstijl. Deze biedt handvatten ten aanzien van alcohol, bewegen, roken en voeding voor de dagelijkse praktijk (NHG 2015). De huisarts of praktijkondersteuner kan voorlichting geven over leefstijl en de effecten en risico's van leefstijl op

het leefstijlroer

'Het leefstijlroer geeft handvatten om de juiste koers te bepalen voor een gezonde leefstijl. Je staat zelf aan het roer en kan zelf bijsturen. Het leefstijlroer is altijd in beweging, het geeft richting en maakt verbinding.'

persoonsgegevens

datum: _____
naam: _____
geboortedatum: _____

voeding
- ☐ eet minimaal 250 gram groenten en 2 stuks fruit per dag
- ☐ eet zo min mogelijk suiker en andere snelle koolydraten
- ☐ eet vers en onbewerkt (geen pakjes of zakjes)
- ☐ eet drie volwaardige maaltijden per dag, zo min mogelijk tussendoortjes
- ☐ drink ongesuikerde dranken, het liefst water en thee of koffie
- ☐ eet onverzadigde vetten zoals (extra vierge) olijfolie en noten
- ☐ eet meer plantaardige en minder dierlijke producten
- ☐ rook niet, gebruik geen drugs zo min mogelijk alcohol
- ☐ stop met calorieën tellen

sociaal
- ☐ breng tijd door met dierbaren
- ☐ investeer in vriendschappen en een sociaal netwerk
- ☐ wees vriendelijk en toon interesse in anderen
- ☐ maak ook fysiek contact
- ☐ omring je met mensen die energie geven

ontspanning
- ☐ ga elke dag naar buiten en zoek de natuur op
- ☐ zoek een ontspannende activiteit of hobby
- ☐ zet je smartphone vaker uit
- ☐ mediteer of doe af en toe even helemaal niets
- ☐ neem gedurende de dag korte pauzes

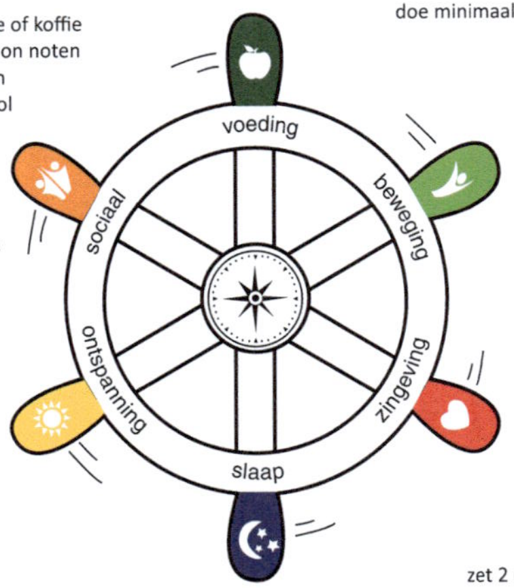

beweging
- ☐ zorg iedere week voor minimaal 150 minuten matig of zwaar intenzieve inspanning
- ☐ probeer elke dag 10.000 stappen te zetten (gebruik een stappenteller of fit-app)
- ☐ doe minimaal 2x per week spier- en botversterkende activiten
- ☐ ga op de fiets naar het werk of maak een lunchwandeling
- ☐ neem de trap in plaats van de lift
- ☐ voorkom veel stilzitten

zingeving
- ☐ richt aandacht op dat wat je blij maakt
- ☐ bepaal je persoonlijke doelen en missie
- ☐ vervang negatieve gedachten door positieve
- ☐ wees dankbaar voor wat goed is
- ☐ blijf jezelf ontwikkelen en nieuwe dingen uitproberen
- ☐ ontwikkel mindfulness en compassie

slaap
- ☐ zorg voor een koele en geventileerde slaapkamer
- ☐ drink geen cafeïne voor het slapen gaan
- ☐ zorg voor een regelmatig slaappatroon
- ☐ slaap 7 tot 8 uur
- ☐ zet 2 uur voor het slapen gaan alle beeldschermen uit

en verder
- ☐ _____
- ☐ _____
- ☐ _____

Arts en Leefstijl
Voor de zorg van morgen
www.artsenleefstijl.nl

■ **Figuur 4.10** Het leefstijlroer van Vereniging Arts en Leefstijl. (Bron: ▶ www.artsenleefstijl.nl)

4.7 · Positieve Gezondheid en gezonde leefstijl

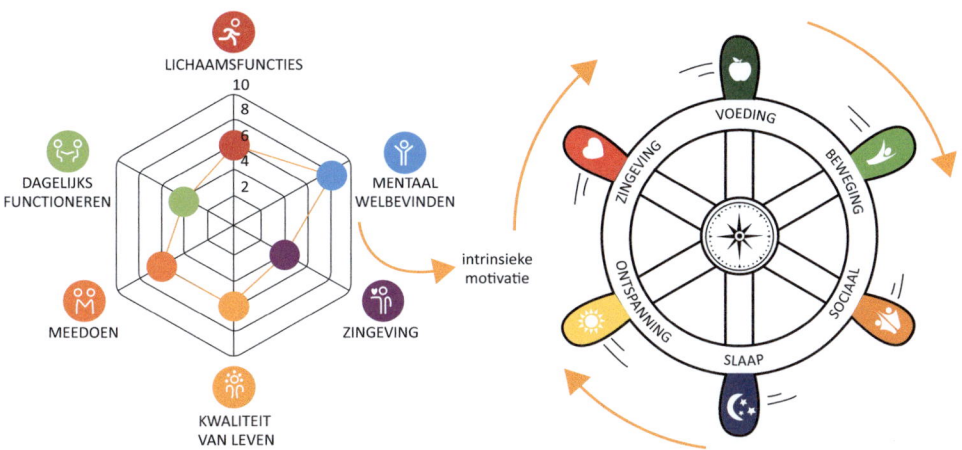

Figuur 4.11 Het leefstijlroer en het spinnenweb versterken elkaar. (Bron: ▶ www.allesisgezondheid.nl 2020)

de huidige en toekomstige gezondheid. Informatie op ▶ Thuisarts.nl kan deze voorlichting ondersteunen (▶ www.thuisarts.nl/gezonde-leefstijl). Ook is er veel online aanbod voor leefstijladvies, bijvoorbeeld op de GGD-appstore (▶ www.ggdappstore.nl/ ◘ fig. 4.8). Samen met de huisarts of praktijkondersteuner evalueert de patiënt periodiek of het lukt. Hiervoor kan het individueel zorgplan worden gemaakt, waarin betrokkenen (patiënt zelf, zorgverleners, mantelzorgers) doelen, afspraken, acties en een evaluatiemoment samen vastleggen.

Binnen de huisartsgeneeskunde zijn verschillende succesvolle initiatieven ontwikkeld om mensen te ondersteunen in hun leefstijl, zoals de begeleiding bij het stoppen met roken en de gecombineerde leefstijlinterventies beschikbaar binnen de zorgverzekeringswet. Er zijn meer mensen die hun leefstijl willen verbeteren, maar bij wie dit zelfstandig niet lukt. Zij kunnen worden verwezen naar het aanbod in de wijk. Om te zorgen dat men op duurzame wijze met leefstijlinterventies aan de slag gaat, is een Positieve Gezondheid-gesprek vooraf zeer aan te raden (▶ H. 6).

> **Reflectie**
>
> *Heb je voldoende inzichten in hoe je zelf kunt starten met het voeren van het andere gesprek?*
> *En hoe was het om zelf het spinnenweb in te vullen?*
> *Wat is voor jou belangrijk? Welke voornemens of veranderwens heb je?*
> *Hoe is het gegaan met concrete actiestappen?*
> *Is het gelukt? Wat zorgt ervoor dat je het niet hebt gedaan?*
> *Wat heb je (van wie) nodig om het toch te doen?*
> *Hoe kun je je eigen ervaringen meenemen naar de toepassing in de praktijk?*

Dit hoofdstuk ging over de spreekkamer, het contact van mens tot mens. Maar de spreekkamer is ingebed in een groter geheel. Hoe sluit je de praktijkorganisatie daarop aan? Daarover gaat ▶ H. 5.

4.7.2 Samenvatting

In dit hoofdstuk stond de spreekkamer centraal en gingen we in op het voeren van *het andere gesprek*. Positieve Gezondheid kwam eerst dichtbij door zelf het spinnenweb in te vullen. Als je als 'ervaringsdeskundige' zelf resultaten met je eigen gezondheid hebt behaald, ben je ook overtuigender naar de patiënt. Vervolgens volgde uitgebreide aandacht voor de persoonsgerichte gespreksvoering, die volgt op het spinnenweb, met voorbeelden van twee mogelijke gesprekroutes: oplossingsgerichte vragen en de route van het Actiewiel. Hoe begin je, welke vragen stel je, zodat je de patiënt uitnodigt om zelf oplossingen te vinden en in actie te komen? Aan de hand van de kerntaken werd besproken met wie je allemaal een Positieve Gezondheid-gesprek kunt voeren. Met voorbeelden, de vier verschillende tools, materialen, casuïstiek en tips ervaar je hoe je Positieve Gezondheid kunt toepassen in de praktijk.

Voor meer informatie, achtergrond of filmpjes over dit hoofdstuk zie QR scan.

Literatuur

Allesisgezondheid (2020). *Opgehaald van het web in oktober 2020 van* ▶ https://www.allesisgezondheid.nl/evenementen/webinar-het-andere-gesprek-in-de-spreekkamer/.

Aveyard, P., Lewis, A., Tearne, S., et al. (2016). Screening and brief intervention for obesity in primary care: A parallel, two-arm, randomised trial. *Lancet, 388,* 2492–2500.

Bannink, F. (2019). *Handboek oplossingsgerichte gespreksvoering*. Amsterdam: Pearson.

Bannink, F., & Jansen, P. (2017). *Positieve gezondheidszorg. Oplossingsgericht werken in de huisartspraktijk*. Amsterdam: Pearson Benelux B.V.

Bruntink, R., & Wapenaar, J. (2020). *Nazorg aan patiënten na een zware ziekte of ongeval. Verder leven na overleven, hoe restklachten het leven blijven beïnvloeden*. Amsterdam: Lannoo Campus.

Calnan, M. (1988). Towards a conceptual framework of lay evaluations of health care. *Social Science and Medicine, 27,* 927–933.

Campion, P., Foulkes, J., Neighbour, R., & Tate, P. (2002). Patient centredness in the MRCGP video examination: Analysis of large cohort. *BMJ, 325*(7366), 691–692. ▶ https://doi.org/10.1136/bmj.325.7366.691.

CRU+ (2019). *Praktisch lijn onderwijs communicatie en attitude (2019–2020)*. Utrecht: UMC. Opgehaald van het web in augustus 2020 van ▶ https://students.uu.nl/gnk/geneeskunde-b/onderwijs/studieprogramma.

De Maeseneer, J. (2017). *Family medicine and primary care*. Lannoo Campus: At the crossroads of societal change.

Literatuur

De Saint Exupéry, A. (2012). Citadelle, posthum, 1948. In Van der Kaap A. *Het eindeloze verlangen naar de zee*. Histoforum didactiek. Het online tijdschrift voor geschiedenisdidactiek. Opgehaald van het web in augustus 2020 van ▶ http://histoforum.net/columns/column14.html.

De Vries, M., & De Weijer, T. (2020). *Handboek leefstijlgeneeskunde. De basis voor iedere praktijk*. Houten: Bohn Stafleu van Loghum.

Franklin, C., Trepper, T. S., Gingerich, W. J., & McCollum, E. E. (2012). *Solution-focused brief therapy. A handbook of evidence based practice*. New York: Oxford University Press.

Hartwacht (2019). *Opgehaald van het web in oktober 2020 van* ▶ www.cardiologiecentra.nl/patienten/ons-zorgaanbod/hartwacht/

Hermsen, J. (2015). *Kairos, een nieuwe bevlogenheid*. Amsterdam: De Arbeiderspers.

Hermsen, S., & Ronteltap, A. (2020). Gedragsverandering. In De Vries & De Weijer, *Handboek voor leefstijlgeneeskunde* (pag. 272–280). Houten: Bohn Stafleu van Loghum.

Huber, M., Van Vliet, M., Giezenberg, M., et al. (2016). Towards a 'patient-centred' operationalisation of the new dynamic concept of health: A mixed methods study. *BMJ Open, 2016*(5), e010091.

In de kerngezond, Leidsche Rijn. ▶ www.indekerngezond.nl.

Illich, I. (1974). *Medical nemesis*. Londen: Calders en Boyars.

Jager, I., & Grijpma, M. (2020). *Klein geluk als je ziek bent*. Utrecht: AnkhHermes.

Jung, H. P., Baerveldt, C., Olesen, F., Grol, R., & Wensing, M. (2003). Patient characteristics as predictors of primary health care preferences: A systematic literature analysis. *Health Expectations, 6,* 160–181.

LRJG (2020). *Rapportage Implementatie van het persoonsgerichte 'andere' gesprek in de huisartspraktijk*. Opgehaald van het web in oktober 2020 van ▶ www.lrjg.nl/nieuws/ander-gesprek.

Lupyan, G., & Swingley, D. (2020). *It doesn't mean you're crazy – talking to yourself has cognitive benefits, study finds. Science daily*. Opgehaald van het web in september 2020 van ▶ https://www.sciencedaily.com/releases/2012/04/120417221613.htm.

Mauksch, L. B. (2017). Questioning a taboo. Physicians' interruptions during interactions with patients. *JAMA, 317*(10), 1021–1022. ▶ https://doi.org/10.1001/jama.2016.16068.

Medina, A., & Beyenbach, M. (2014). The impact of solution focused training on professional beliefs, practices and burn-out of child protection workers in Tenerife Island. *Child Care in Practice, 20*(1), 7–36.

Medisch Ondernemen (2019). *Ephraim M. Positieve Gezondheidsgesprekken geven huisartsenzorg een boost.* ▶ https://www.medischondernemen.nl/medisch-ondernemen/positieve-gezondheidsgesprekken-geven-huisartsenzorg-een-boost.

NHG (2015). *NHG Zorgmodules Opgehaald van het web in september 2020 van* ▶ https://www.nhg.org/sites/default/files/content/nhg_org/uploads/nhg-zorgmodules_leefstijl.pdf.

NIVEL (2019). *Burgers over kernwaarden en kerntaken, opgehaald van het web in oktober 2020 van* ▶ https://www.nivel.nl/nl/publicatie/burgers-over-kernwaarden-en-kerntaken-huisarts.

Ospina, N. S., Phillips, K. A., Rodriguez-Gutierrez, R., et al. (2019). Eliciting the patient's agenda- secondary analysis of recorded clinical encounters. *Journal of General Internal Medicine, 34,* 36–40. ▶ https://doi.org/10.1007/s11606-018-4540-5.

Oude Weernink (2020). *Een persoonsgericht gesprek in de Huisartspraktijk – Een Haalbaarheidsstudie*. Opgehaald van het web in oktober 2020 van ▶ www.lrjg.nl/nieuws/ander-gesprek.

Rosenberg, M. B. (2011) *Geweldloze communicatie. Ontwapenend, doeltreffend en verbindend*. Rotterdam: Lemniscaat.

Slagt, E. (2018). *Chronos loopt, Kairos vliegt. Over tijdsperceptie en het juiste moment van handelen*. Amsterdam: Brave New Books.

Spreekwoorden (2020). Opgehaald van het web in september 2020 van ▶ https://spreekwoorden.nl.

Te Brake, H., Van Lieshout, J., & Verhey, R. (2006). Grootgebruikers in de huisartspraktijk, een last voor de huisarts? *Huisarts en Wetenschap, 12,* 597.

Toekomsthuisartsenzorg (2020). *Kerntaken in de praktijk*. Opgehaald van het web in oktober van ▶ toekomsthuisartsenzorg.nl.

Van den Brekel-Dijkstra, K. (2019). Hoe Positieve Gezondheid bij kan dragen aan gezonde leefstijl. *Bijblijven, 35,* 70–79.

Van den Brekel-Dijkstra, K., Cornelissen, M., & Van der Jagt, L. (2020). De dokter gevloerd. Hoe voorkomen we burn-out bij huisartsen? *Huisarts en Wetenschap, 63*(7), 40–43. ▶ https://doi.org/10.1007/s12445-020-0765-8.

Van der Horst, H. E. (2018). Medicaliseren of normaliseren? De arts als evenwichtskunstenaar. *Nederlands Tijdschrift voor Geneeskunde, 162,* D3541.

Wiss, E. (2020). *Socrates op sneakers. Filosofische gids voor het stellen van goede vragen*. Ambo: Anthos.

Hoofdstuk 5

- macro
  regionaal/landelijk
- meso
  wijk/gemeente
- **micro
  praktijk/organisatie**
- nano
  patiënt/burger

heden. Ik zal mij open en toetsbaar opstellen, en ik ken mijn verantwoordelijkheid voor de samenleving. ==Ik zal de beschikbaarheid en toegankelijkheid van de gezondheidszorg bevorderen.== Ik maak geen misbruik van mijn medische kennis, ook niet onder druk.

Ik zal zo het beroep van arts in ere houden.

Dat beloof ik.
of
Zo waarlijk helpe mij God almachtig.

Positieve Gezondheid in de praktijk

5.1 Verlangen naar de eindeloze zee – 121
5.1.1 Positieve Gezondheid, ja maar... – 121

5.2 Implementatie van Positieve Gezondheid in je praktijk. Hoe begin je? – 123
5.2.1 Missie – 123
5.2.2 Visie – 124
5.2.3 Strategie – 124

5.3 De tijdmanagementmatrix – 126
5.3.1 Tijdmanagementmatrix huisartsenzorg – 126
5.3.2 Kwadrant I en IV – 127
5.3.3 Kwadrant III – 129
5.3.4 Kwadrant II – 129
5.3.5 Wat zou je anders willen doen? – 129
5.3.6 De tijdmanagementmatrix en Positieve Gezondheid – 130
5.3.7 Tijdmanagementmatrix en kerntaken project Toekomst Huisartsenzorg – 131
5.3.8 Het belang van kwadrant II – 133
5.3.9 Waar kun je nu concreet mee aan de slag gaan? – 133

5.4 Hoe kennismaken met Positieve Gezondheid? – 134
5.4.1 Inspiratie – 134

5.5 Hoe organiseer ik Positieve Gezondheid in mijn praktijk? – 136
5.5.1 Implementatie – 136
5.5.2 Meer tijd voor de patiënt, hoe te organiseren? – 136
5.5.3 Kleinere praktijken – 137
5.5.4 Inzet personeel – 138
5.5.5 Begrenzen van de zorg – 139

© Bohn Stafleu van Loghum is een imprint van Springer Media B.V., onderdeel van Springer Nature 2021
M. Huber et al., *Handboek Positieve Gezondheid in de huisartspraktijk*,
https://doi.org/10.1007/978-90-368-2653-2_5

5.6	De praktijkmedewerkers – 141	
5.6.1	De huisarts – 142	
5.6.2	POH somatiek – 143	
5.6.3	POH GGZ – 146	
5.6.4	De doktersassistente – 148	
5.7	De fysieke werkplek – 150	
5.8	Hoe zorg ik dat mijn team gemotiveerd blijft? – 152	
5.8.1	Het praktijkoverleg – 154	
5.8.2	De kettingbrief – 155	
5.8.3	Werkgroepjes Positieve Gezondheid – 156	
5.8.4	Effectief communiceren – 156	
5.8.5	Verbindende communicatie – 157	
5.8.6	Samenvatting – 159	

Literatuur – 160

> **Kernboodschappen H. 5**
> – Zonder verlangen naar de eindeloze zee geen echte inspiratie, implementatie en verankering van Positieve Gezondheid in de praktijk
> – Positieve Gezondheid bevindt zich met name in kwadrant II van de tijdmanagementmatrix
> – Welke zaken je van Positieve Gezondheid het eerst wilt invoeren hangt af van je missie, visie en strategie en je positie in de huisartspraktijk
> – Maak onderscheid tussen de kennismaking en inspiratie, het proces van implementeren en het verankeren van Positieve Gezondheid in je praktijk en besteed aan alle drie ruim aandacht

5.1 Verlangen naar de eindeloze zee

Zoals Saint Exupéry, in het motto aan het begin van dit boek, zijn werklui liet verlangen naar de eindeloze zee, zo laat je in de praktijk je collega's verlangen naar werken met Positieve Gezondheid. Niet door het ze op te leggen, maar door ze de voordelen ervan te laten ervaren. Het past ook bij dit hoofdstuk, waarin de vraag aan bod komt hoe je Positieve Gezondheid succesvol in je organisatie kunt inpassen. Kernboodschap is dat het niet voldoende is Positieve Gezondheid als een truc te zien, bijvoorbeeld door mensen in je organisatie opdracht te geven hout te verzamelen (patiënten het spinnenweb in te laten vullen). Iedereen in de praktijk zal het beeld moeten hebben dat Positieve Gezondheid bijdraagt aan het verwezenlijken van waar de praktijk voor staat (het verlangen naar de eindeloze zee). Alleen dan kan Positieve Gezondheid de plek in de organisatie krijgen die nodig is om echt anders te gaan werken als praktijk. Maar hoe pak je dat dan aan? Waarom zou je willen veranderen? Hoe krijg je de anderen mee in jouw enthousiasme? Wat voor verschil zou het maken anders te werken? En hoe zorg je ervoor dat je ermee bezig blijft? Dat het team betrokken blijft? Daarover gaat dit hoofdstuk. Vanuit het opstellen van een praktijkvisie en -missie wordt gekeken naar wat je anders zou willen doen. De tijdmanagementmatrix blijkt hierbij heel bruikbaar. Er wordt ingegaan op hoe je kunt kennismaken met Positieve Gezondheid, hoe Positieve Gezondheid in de praktijk geïmplementeerd kan worden en hoe het team gemotiveerd blijft om met Positieve Gezondheid bezig te blijven.

5.1.1 Positieve Gezondheid, ja maar...

Als het gaat om de vraag hoe je Positieve Gezondheid binnen je organisatie kunt toepassen, zijn er grofweg twee werkwijzen:
1. De ene werkwijze is om eerst gezamenlijk stil te staan bij wat de missie en visie van jouw praktijk is, om vandaaruit te bepalen wat de plek van Positieve Gezondheid daarin zou kunnen zijn. Dat werk je uit in een concrete strategie voor de organisatie. De ▶ par. 5.2 en 5.3 sluiten aan op deze werkwijze.
2. De andere werkwijze is om een onderwerp uit te kiezen dat je aanspreekt en dat kansrijk lijkt voor jouw praktijk. Daar ga je mee aan de slag. Bijvoorbeeld, omdat je eerst eens wilt kennismaken met Positieve Gezondheid om in te schatten of het wat voor je is. Of omdat je als praktijk toch al bezig bent met praktijkaccreditering en het past om een concreet verbeterproject uit te voeren (met de vraag: hoe

BINGO

ja maar, positieve gezondheid...

te abstract	eigen regie voeren kunnen mensen niet	dit klinkt te hippie-achtig	het heeft geen zin als alleen wij dit als huisarts gaan doen	is er evidence dat het werkt?
daar heb ik geen tijd voor	hoe leg ik dit aan de patiënten uit?	en wie moet dat betalen?	dit werkt niet in de spreekkamer	regels maken dat dit niet kan
ik ben niet zo'n positivo	de wachtkamer zit al zo vol	deze stroming hebben we een keer eerder gehad	NOG meer veranderingen?!!	en hoe doe je dat dan?
hoe begin je in hemelsnaam?	dit is maar een hype	is geen taak voor de huisarts	dit doe ik al	dit wordt niet gesteund door de politiek

gemaakt door @andersgezond.nu

◨ **Figuur 5.1** Positieve Gezondheid, ja maar... (Bron: ▶ www.andersgezond.nu)

laat je een praktijk kennismaken met Positieve Gezondheid als sommige praktijkmedewerkers daar misschien nog nooit van gehoord hebben?). Vervolgens kies je een nieuw onderwerp uit. Dit handboek en dit hoofdstuk in het bijzonder helpen je te bepalen welke onderwerpen je het meeste aanspreken en het passendst lijken. ▶ Paragraaf 5.4 tot en met 5.8 sluiten hier het best op aan.

Welke van de twee werkwijzen het passendst is, hangt af van jouw eigen situatie, voorkeur en werkstijl. Ben je een voorloper in de praktijk dan zal het bespreken van een nieuwe werkwijze en een fundamentele discussie over de misse en visie van de praktijk alleen werken als je hiervoor de ruimte krijgt van de andere praktijkmedewerkers. Er zijn talloze argumenten te verzinnen om niet met Positieve Gezondheid aan de slag te gaan. Zie hiervoor ◨ fig. 5.1. Wij begrijpen als auteurs én huisartsen maar al te goed dat het veel tijd en toewijding vraagt om je in iets nieuws te verdiepen. En die tijd hebben we niet altijd. Houd daarbij echter in gedachte dat door toepassing van Positieve Gezondheid in de praktijk, je als huisarts of praktijkmedewerker daadwerkelijk de juiste zorg op de juiste plek kunt verlenen. Daar hebben je patiënten wat aan en daar haal je als huisarts zelf ook veel voldoening uit.

Positieve Gezondheid richt zich op wat wél mogelijk is. Huisartsen die zelf iets hebben meegemaakt (ziekte of een verlies) blijken een bredere blik op gezondheid te ontwikkelen, die het makkelijker maakt om met Positieve Gezondheid aan de slag te gaan (Huber 2014). Gelukkig is dit geen voorwaarde.

Een veel gehoorde opmerking onder huisartsen en praktijkmedewerkers die kennismaken met Positieve Gezondheid is: 'Maar dit doe ik al!' Het kan inderdaad zo zijn dat je al wat breder uitvraagt wanneer een patiënt zijn klachten presenteert. Maar werk je dan al met Positieve Gezondheid? Dit soort opmerkingen zijn soms een uiting van weerstand. Dat kun je pas achterhalen door verder door te vragen. Lukt het niet om collega's te overtuigen? Focus je dan op een klein onderdeel van Positieve Gezondheid. Laat hiermee zien dat werken met Positieve Gezondheid jou en je collega's veel kan opleveren en bouw het vanaf daar uit.

5.2 Implementatie van Positieve Gezondheid in je praktijk. Hoe begin je?

> **Reflectie**
>
> Geef jezelf, als voorbereiding op dit hoofdstuk, even de ruimte om antwoord te geven op de volgende vraag: Wat zou je anders willen doen in de praktijk (wat je nu nog niet doet) dat een enorm positief effect op je werkplezier zou hebben als je het regelmatig zou doen? Schrijf dit antwoord op, we komen erop terug.

Een goed startpunt om bezig te gaan met de vraag over hoe Positieve Gezondheid toe te gaan passen in de praktijk, is stil te staan bij wat voor jou dat verlangen naar de eindeloze zee eigenlijk inhoudt. Hoe zou je daar vorm aan willen geven? Hoe zou je daarover in gesprek willen gaan met de andere medewerkers van de praktijk? En hoe zorg je ervoor dat hierbij de kernwaarden van ons huisartsenvak (zie ▶ H. 3) tot zijn recht komen? Je kunt dat zelf organiseren, maar je kunt ook hulp vragen van organisaties die begeleiden bij trainingen en implementatie (zie ▶ par. 5.4).

5.2.1 Missie

Het verlangen naar de eindeloze zee zou je ook kunnen vertalen in de vraag: Waartoe ben ik op aarde? en als je daar bedrijfsmatig naar kijkt is het antwoord op die vraag de *missie* van je organisatie. De missie zegt iets over de identiteit van je organisatie en geeft antwoord op de vraag: in welke fundamentele behoefte wordt door onze organisatie voorzien? Wat is de opdracht? Heb je helder wat die missie is? En sluit dit in voldoende mate aan bij wat je met jouw leven wil? Voegt het iets toe aan jouw eigen fundamentele behoefte? Ben je blij met je werk, zoals het gaat op dit moment? Loop je tegen dingen aan? Ben je vaker moe dan je zou willen? Hoe is dat voor anderen in de praktijk? Hebben zij de missie helder en denkt iedereen in de praktijk daar hetzelfde over? Waarschijnlijk niet. Heb je ooit wel eens aan de doktersassistentes gevraagd wat hun fundamentele behoeftes zijn en wat de consequenties hiervan kunnen zijn voor het werk dat ze (willen) doen? En als je dat als groep helder hebt, hoe zou het gedachtegoed van Positieve Gezondheid zich tot de geformuleerde missie verhouden?

5.2.2 Visie

Als je samen helder hebt wat je missie is, kun je aan de slag met de vraag: Waar willen we dan samen naar toe? Wat willen we bereiken? Antwoord op deze vraag is de *visie* van de organisatie. Wat is het gemeenschappelijke beeld van een haalbare en gewenste toekomst en wat is er voor nodig om daar te komen? Belangrijk daarbij is: wat verbindt jullie en waar geloven jullie samen in? En zie je in die visie ook een relatie met wie jij wilt zijn binnen de organisatie? Dit is het moment dat je samen kunt kijken naar wat het gedachtegoed van Positieve Gezondheid zou kunnen bijdragen aan jullie gewenste beeld van de toekomst. Mogelijk merk je dat er nog weinig kennis is over wat Positieve Gezondheid eigenlijk is. Een kort en praktisch filmpje van iPH en Unicum Huisartsenzorg kan laagdrempelig als kennismaking gebruikt worden (Unicum 2019). Op de webpagina van iPH zijn meer filmpjes met achtergrondinformatie te vinden (iPH 2019b) en kunnen ook sprekers benaderd worden als verdere inspiratiebron voor Positieve Gezondheid. Er kunnen workshops georganiseerd worden om te oefenen met het invullen van het spinnenweb en met het voeren van 'het andere gesprek' (zie ▶ H. 4). Om alle materialen in relatie tot dit hoofdstuk te bekijken, scan je de QR-code aan het eind van dit hoofdstuk.

5.2.3 Strategie

Als je het gevoel hebt dat er voldoende beeld is in je organisatie van wat Positieve Gezondheid is, is een volgende stap: wat gaan we dan concreet doen? Wat pakken we aan? Wat geven we prioriteit? Bedrijfsmatig wordt dat de *strategie* genoemd. In essentie gaat het hierbij om de juiste keuzes maken: gaan voor díe gewenste resultaten die ook tot de mogelijkheden tot verwezenlijking door de organisatie behoren. Het houdt dus rekening met het doel, maar ook met de middelen die hiervoor ter beschikking staan. Als je als praktijk deze stappen doorlopen hebt, weet je hoe Positieve Gezondheid zich verhoudt tot de missie van jouw praktijk, hoe Positieve Gezondheid zou kunnen bijdragen aan het gewenste toekomstbeeld van jouw praktijk en welke concrete Positieve Gezondheid-activiteiten je wilt gaan implementeren. In managementtermen: je hebt een strategie- en bedrijfsplan Positieve Gezondheid! Essentieel hierbij is dat je dit als een gezamenlijk proces ziet, waar iedereen zijn steentje aan heeft kunnen bijdragen. Alleen zo creëer je draagvlak en een gezamenlijk 'verlangen naar de eindeloze zee'.

Missie en visietraject huisartspraktijk Afferden

Huisartspraktijk Afferden (werkplek van auteur Hans Peter Jung) is als praktijk vanaf mei 2016 gedurende een klein jaar viermaal een middag bij elkaar geweest om te werken aan de missie en visie van de praktijk. Daarnaast is een kleiner groepje, bestaande uit één huisarts, twee praktijkondersteuners en één praktijkassistente, tussen deze bijeenkomsten geregeld bij elkaar geweest om vervolgstappen voor te bereiden. Ze brainstormden om de onderwerpen waarvan zij dachten dat die van belang waren voor de missie en visie, boven tafel te krijgen en deze werden in een vragenlijst voorgelegd aan alle praktijkmedewerkers. Alle praktijkmedewerkers konden deze vragen scoren op belangrijkheid en ze konden ook onderwerpen toevoegen. Dit diende als input voor de discussies in de bijeenkomsten om missie en visie samen te formuleren. Expliciet onderdeel van het traject was helder te krijgen wat Positieve Gezondheid zou kunnen bijdragen aan de missie en visie van de praktijk.

Afsluitend werd een missie- en visiedocument geschreven met een weergave van het proces hoe tot de missie en visie is gekomen, maar dat ook werd gevoeld als een afsluiting van een periode waarin de praktijk zich opnieuw richtte op de uitdagingen die ze te wachten stond.

Opvallend was dat breed ervaren werd dat de praktijkmedewerkers elkaar op een andere manier leerden kennen en dat dat bijdroeg aan een gevoel van verbondenheid en gezamenlijkheid. Bijzonder was dat een van de doktersassistentes naar aanleiding van dit traject een A4-tje in de assistentenkamer ophing met de tekst: 'It's a beautiful thing, when a passion and a career come together', die voor haar weergaf welk inzicht dit traject haar opgeleverd had. De missie en visie hangt op meerdere plekken in de praktijk. Bij elk maandelijks praktijkoverleg wordt gestart met het herhalen van de missie en visie en bij elke vergadering wordt van tevoren een van de aanwezigen gevraagd gedurende de vergadering bij te houden aan welke missie- en visie-elementen de besluiten een bijdrage leveren.

Missie van Huisartspraktijk Afferden (Waarom bestaan we?):
- Om goede eerstelijnszorg[1] te leveren
- Om een goede relatie tussen zorgverlening en de patiënt/gemeenschap te realiseren
- Om een plek te bieden om met plezier[2] te kunnen werken
- Om een goede organisatie neer te zetten waarin de hierboven genoemde missie gerealiseerd kan worden.

Visie van Huisartspraktijk Afferden (Waar gaan we samen naar toe):
- We willen werken vanuit Positieve Gezondheid
- We willen een goede werksfeer op onze praktijk

---

1 Wat is voor huisartspraktijk Afferden goede 1e lijnszorg? Evidence based, maar ook pragmatisch, betrokken, patiënt centraal, laagdrempelig, gebaseerd op vertrouwen, Positieve Gezondheid als uitgangspunt, zo mogelijk van ziekte en zorg naar gezondheid en gedrag, samenwerking, gebruik maken van verbindende (geweldloze) communicatie, (voldoende) tijd.
2 Wat is plezier? Trefwoorden die praktijkmedewerkers gaven: balans draaglast/draagkracht, passende werkdruk, betekenisvol werk, teamspirit, waardering, aandacht, jezelf kunnen zijn, veiligheid, gehoord worden, prettige omgeving, ontspanning en humor.

> - We willen dat er een goede balans is tussen draagkracht/draaglast bij de praktijkmedewerkers
> - We willen werken volgens de principes van Triple aim – kwaliteit van zorg leveren, – doelmatige zorg leveren, – bijdragen aan een beter ervaren gezondheidstoestand van de patiënt/gemeenschap.
>
> Strategie van Huisartspraktijk Afferden:
> Vanuit onze missie en visie zijn drie onderwerpen het meest cruciaal om mee aan de slag te gaan in onze praktijk: (1) Nieuwbouw, (2) Verbindende (Geweldloze) communicatie en (3) Goede organisatie.

5.3 De tijdmanagementmatrix

Om goed te kunnen bepalen welke taken nu prioriteit zouden moeten krijgen in de praktijk is het goed om eens te kijken naar de tijdmanagementmatrix van Eisenhower, die ook in de boeken van Stephen Covey (Covey 2010) is beschreven. Van belang hierbij is allereerst het onderscheid tussen belangrijke en urgente taken. Belangrijke taken zijn taken die je dichter bij je doel brengen: het verlangen naar de eindeloze zee! Heel wezenlijk dat je weet wat je missie en visie is. Een taak die werkelijk belangrijk is, draagt bij aan het bereiken van je missie en past bij de kernwaarden van het huisartsenvak. Een urgente taak daarentegen is een taak die snel af moet en die niet kan worden uitgesteld. Belangrijk je te realiseren: op urgente zaken reageer je, maar belangrijke kwesties die niet dringend zijn, vragen om een proactieve houding en bewuste keuze om deze aandacht te geven. Het is goed daarbij te beseffen dat een belangrijke taak niet urgent hoeft te zijn en een urgente taak niet belangrijk. Op basis hiervan kun je een matrix maken van belangrijke en niet-belangrijke taken en urgente en niet-urgente taken (◘ fig. 5.2).

Ook de taken die je in een huisartspraktijk tegenkomt kun je indelen volgens de tijdmanagementmatrix. Bepaal je als praktijk zelf wat waar in de matrix moet komen te staan? In feite wordt de tijd in de praktijk voor een van de volgende vier activiteiten gebruikt: urgent en belangrijk, urgent en niet belangrijk, niet urgent en belangrijk of niet urgent en niet belangrijk.

5.3.1 Tijdmanagementmatrix huisartsenzorg

Kijk eens naar de vier kwadranten in de tijdmanagementmatrix huisartsenzorg (◘ fig. 5.3). In kwadrant I staan activiteiten die belangrijk en dringend zijn. Het gaat hier om belangrijke zaken, zoals acute geneeskunde en palliatieve terminale zorg, die onmiddellijke aandacht vragen. Kwadrant-I-activiteiten trekken met name mensen aan die zich graag op problemen (van anderen) storten (waar ongetwijfeld veel huisartsen zich in zullen herkennen!), maar ook de zogenaamde uitstellers, mensen die een deadline nodig hebben om in actie te komen.

5.3 · De tijdmanagementmatrix

	Urgent	Niet urgent
Belangrijk	I. Activiteiten: - crises - urgente problemen - projecten waarvoor een deadline geldt - reactief	II. Activiteiten: - voorzorgsmaatregelen/kwaliteit - werken aan relaties samenwerking - nieuwe mogelijkheden onderkennen/innovatie - (proactieve) planning, ontspanning - scholing/training
Niet belangrijk	III. Activiteiten: - interrupties: - sommige telefoontjes, sommige post, sommige e-mailberichten, sommige whatsappberichten, sommige rapporten, sommige vergaderingen, - aardigheden tegenover anderen - reactief	IV. Activiteiten: - trivialiteiten - sommige post - sommige telefoontjes - tijdverdrijf - social media - plezierige activiteiten

Figuur 5.2 De vier kwadranten van de tijdmanagementmatrix. (Bron: vrij naar Covey 2010)

5.3.2 Kwadrant I en IV

Kwadrant-I-activiteiten; belangrijk en urgent, zijn makkelijk voorhanden en vaak zijn het ook bevredigende taken, waar je je als huisarts voor gesteld ziet. Of, zoals in het boek van Covey wordt omschreven: het zijn taken die je geliefd maken bij anderen! Het is echter ook het kwadrant van activiteiten die huisartsen volledig in beslag kunnen nemen. Waardoor je steeds harder gaat rennen en voortdurend gedwongen wordt van de ene naar de andere urgente situatie te vliegen. Waarbij je de grip verliest en een speelbal wordt in plaats van een spelverdeler. De waan van de dag. Mensen die zich zo in beslag laten nemen door urgente zaken, vluchten om onder de druk uit te komen, in onbelangrijke, niet-urgente bezigheden uit kwadrant IV. Het grootste deel van hun tijd besteden ze aan brandjes blussen oftewel symptoombestrijding (kwadrant I) en de rest vrijwel helemaal aan kwadrant IV. Aan de andere kwadranten komen zij niet toe. De kans is groot dat dit leidt tot stress, overbelasting en burn-out. Als je je richt op de activiteiten van kwadrant I hebben deze de neiging alsmaar groter te worden. In dat kader is onze constatering uit de inleiding van dit boek (▶ H. 1) interessant: maar bij een fractie van de door patiënten gepresenteerde klachten is de medisch-analytische

	Urgent	Niet urgent
Belangrijk	I. Activiteiten: - ziekte en zorg centraal (ZZ) - acute geneeskunde en palliatieve zorg (gericht op individu) - crisis management (reactief) - gericht op tekorten en pathologie - zorgen voor in plaats van zorgen dat - probleemgerichte werkwijze - vanuit de medisch-analytische werkwijze - brandjes blussen	II. Activiteiten: - gezondheid en gedrag centraal (GG) - preventie (Mens en Maatschappij centraal) MM - plannen van werkzaamheden (proactief), Meer Tijd voor de Patiënt (MTvdP) vanuit missie en visie - gericht op mogelijkheden en sterke kanten, kwaliteit, innovatie, leefstijlgeneeskunde - zorgen dat, in plaats van zorgen voor - oplossingsgerichte werkwijze - vanuit eigen (veer)kracht, eigen regie, vermogen aan te passen - scholing/training
Niet belangrijk	III. Activiteiten: - ingaan op oneigenlijke hulpvragen (reactief) - extra werk door onvoldoende triage - onvoldoende tijd - onterechte verwijzingen - hulpvragen op de verkeerde plek - medicalisering van levensvragen - toepassen medisch-analytische werkwijze in plaats van een houding van 'niet-weten', geen nee kunnen zeggen	IV. Activiteiten: - bureaucratie/administratie - medische keuringen - sommige overleggen - bezoek farmaceuten - afvinken lijstjes ketenzorg - protocollen om de protocollen - onderdelen praktijkaccreditering - 'roze krokodillen'(Kleijne 2019)

Figuur 5.3 De vier kwadranten van de tijdmanagementmatrix huisartsenzorg

werkwijze een geschikte activiteit om de vraag van de patiënt te benaderen. Tegelijkertijd echter hebben we geleerd de medisch-analytische werkwijze bij alle vragen in te zetten. Hiermee maken we zelf van heel veel urgente klachten een belangrijk probleem en dus een kwadrant-I-activiteit. Dit geeft een onderbouwing aan het idee dat kwadrant-I-activiteiten de neiging hebben zich te versterken en te vergroten. Alles wat je aandacht geeft groeit!

5.3.3 Kwadrant III

Eigenlijk zorgt onze medisch-analytische werkwijze ervoor dat veel activiteiten die eigenlijk in *kwadrant III* thuishoren (urgent, maar niet belangrijk) als kwadrant-I-activiteiten (urgent en belangrijk) ervaren worden. In werkelijkheid zijn deze activiteiten dringend omdat ze prioriteit hebben bij anderen (ik wil nú van mijn hoofdpijn af, ik wil een verwijzing, ik wil dat de afspraak voor dat onderzoek eerder plaatsvindt), of omdat we zelf slachtoffer geworden zijn en geen greep meer hebben op het werk dat op ons afkomt (patiënten die op ons spreekuur staan, die bij afdoende triage niet hadden hoeven komen, of dat we onvoldoende tijd hebben om uit te leggen dat een hersenscan het probleem niet oplost).

Het overlopen van kwadrant-I-activiteiten wordt voor een deel verklaard door kortetermijndenken, onvoldoende organisatie van de praktijk (onvoldoende triage van de doktersassistent) en het overspoeld worden door extra taken, zoals geschetst in ▶ H. 1. Het heeft echter ook te maken met niet op waarde schatten van het belang van (een goede missie en visie en focussen op) een *verlangen naar de eindeloze zee* en de daaruit voorkomende plannen. De tijdsdruk die hieruit voortvloeit leidt tot oppervlakkige of slechte relaties met onze patiënten en onze praktijkmedewerkers. Het zorgt er ook voor dat we ons afhankelijk maken van anderen (patiënten, zorgverzekeraars, politiek, gemeenten en specialisten). De kernboodschap van het boek De zeven eigenschappen van effectief leiderschap van Covey is dat effectieve mensen (dus ook huisartsen die Positieve Gezondheid effectief willen implementeren in hun organisatie) voortdurend bewaken dat ze zo min mogelijk activiteiten uitvoeren die in kwadrant III en IV thuishoren. Want, deze activiteiten, urgent of niet, zijn niet belangrijk. Daarnaast beperken ze de omvang van kwadrant I zo veel als mogelijk en opereren ze het meest in kwadrant II.

5.3.4 Kwadrant II

Aandacht voor *kwadrant II* is in de ogen van Covey de kern van effectief persoonlijk management en leiderschap. In kwadrant II staan activiteiten die niet urgent maar wel belangrijk zijn: goede relaties onderhouden, een persoonlijke missie schrijven, bewegen, langetermijnplanning, aandacht voor preventie en investeren in kwaliteit en innovatie. Het zijn allemaal zaken waarvan we weten dat we ze moeten doen, maar op de een of andere manier komen we er maar niet toe; ze zijn immers niet dringend.

5.3.5 Wat zou je anders willen doen?

Kijk nu eens naar wat je hebt opgeschreven als antwoord op de vraag gesteld aan het begin van dit hoofdstuk: *Wat zou je anders willen doen in de praktijk (wat je nu nog niet doet) dat een enorm positief effect op je werkplezier zou hebben als je het regelmatig zou doen?* In welk kwadrant zou je de activiteit waar je het over hebt plaatsen? Is het een belangrijke activiteit? Is het urgent? De activiteit die je opgeschreven hebt, hoort hoogstwaarschijnlijk thuis in kwadrant II. Ze is belangrijk, erg belangrijk zelfs, maar niet urgent. En omdat ze niet urgent is, doe je die dingen niet.

	Urgent	Niet urgent
Belangrijk	I. Activiteiten: - ziekte en zorg centraal (ZZ) - acute geneeskunde en palliatieve zorg (gericht op individu) - crisismanagement (reactief) - gericht op tekorten en pathologie - zorgen voor in plaats van zorgen dat - probleemgerichte werkwijze - vanuit de medisch-analytische werkwijze - brandjes blussen	II. Activiteiten: - gezondheid en gedrag centraal (GG) - preventie (mens en maatschappij centraal) MM - plannen van werkzaamheden (proactief), Meer Tijd voor de Patiënt (MTvdP) vanuit missie en visie - gericht op mogelijkheden en sterke kanten, leefstijlgeneeskunde - zorgen dat, in plaats van zorgen voor - oplossingsgerichte werkwijze - vanuit eigen (veer)kracht, eigen regie, vermogen aan te passen - scholing en training **POSITIEVE GEZONDHEID CENTRAAL**
Niet belangrijk	III. Activiteiten: - ingaan op oneigenlijke hulpvragen (reactief) - extra werk door onvoldoende triage - onvoldoende tijd - onterechte verwijzingen - hulpvragen op de verkeerde plek - medicalisering van levensvragen - toepassen medisch-analytische werkwijze in plaats van een houding van 'niet-weten', geen nee kunnen zeggen	IV. Activiteiten: - bureaucratie/administratie - medische keuringen - sommige verleggen - bezoek f... - afvinken... ...enzorg - protocollen om de protocollen - onderdelen praktijkaccreditering - 'roze krokodillen' (Kleijne 2019)

Figuur 5.4 De plek van Positieve Gezondheid in de vier kwadranten van de tijdmanagementmatrix huisartsenzorg.

5.3.6 De tijdmanagementmatrix en Positieve Gezondheid

Wat vertelt de tijdmanagementmatrix huisartsenzorg nu over het implementeren van Positieve Gezondheid in je organisatie? Kijk hiervoor naar fig. 5.4. Allereerst is het opvallend dat de kwadrant-II-taken in de huisartsenzorg nou precies de belangrijke thema's zijn van Positieve Gezondheid-activiteiten. Dat betekent dat als je je werk zo organiseert dat je zo veel mogelijk kunt opereren in kwadrant II, je waarschijnlijk al heel veel met de Positieve Gezondheid van jezelf, je praktijkmedewerkers en je patiënten bezig bent! Ben je daar nog niet zo tevreden over en zou je daar meer tijd aan willen besteden, dan is het zaak om met name activiteiten in kwadrant III en IV te beperken, zodat je daardoor meer tijd met Positieve Gezondheid bezig kunt zijn. Activiteiten in kwadrant I, belangrijk en urgent, zijn de kers op de taart in ons werk en leveren vaak veel voldoening op, maar belangrijk is om een goede balans tussen kwadrant I en II te bewaken en waar mogelijk ervoor te zorgen dreigende situaties vóór te zijn of te voorkomen. Activiteiten in kwadrant III en IV beperken en dreigende situaties die kwadrant-I-actie vragen voorkómen, is dan natuurlijk weer een kwadrant-II-activiteit.

5.3.7 Tijdmanagementmatrix en kerntaken project Toekomst Huisartsenzorg

Het is interessant om de tijdmanagementmatrix huisartsenzorg te projecteren over de afbeelding van de kerntaken van de inhoudelijke commissie van het project Toekomst Huisartsenzorg van de Woudschoten-conferentie (Toekomsthuisartsenzorg.nl 2019) (zie ▶ H. 3). Daarvoor moeten we de matrix wel even met de klok meedraaien zodat kwadrant II en I, respectievelijk links en rechts onderin de matrix staan en kwadrant IV en III, respectievelijk links en rechts boven in de matrix (zie ◘ fig. 5.5). Centraal als kerntaak voor de huisartsenzorg is het consult, waarin medisch-generalistische zorg wordt geleverd. In kwadrant I (belangrijk en urgent) is dan met name spoedeisende zorg en terminaal-palliatieve zorg gesitueerd en in kwadrant II (belangrijk en niet-urgent) preventieve zorg en zorg-coördinatie. In de afbeelding is te zien dat een gedeelte van de spoedeisende zorg in kwadrant III valt. Dit betreft met name urgente vragen of claims van patiënten die vanuit het perspectief van de huisarts niet urgent zijn of die zich urgent aandienen, maar niet belangrijk zijn (verkeerde of onvoldoende triage, patiënten in de ANW-dienst die ook op reguliere tijden gezien hadden kunnen worden). Ook is te zien dat een deel van de zorgcoördinatie zich in kwadrant IV kan bevinden. Dat is het geval wanneer de huisarts zaken gaat coördineren die beter door anderen of door de patiënt zelf hadden kunnen worden gedaan. De groene cirkel van medisch-generalistische zorg in het consult bevindt zich in het centrum van de matrix, dus in alle vier de kwadranten. Hier bepaalt de deskundigheid en de consultvaardigheid van de huisarts in welke kwadrant de meeste energie gestopt gaat worden. Huisartsen zijn primair opgeleid om via een medisch-analytisch denkmodel te bepalen welke zorg nodig is. Ernstige pathologie mag niet gemist worden. Hiervoor is de meest geschikte benadering het diagnose-receptmodel (zie ook ◘ tab. 3.3: Verschillen tussen het medisch-analytische denkmodel en het oplossingsgerichte model) en het controlemodel met statisch evenwicht (zie ◘ fig. 2.6: Twee verschillende denkmodellen over 'gezondheid' in beeld gebracht.). Dat past in kwadrant I. Slechts een gedeelte van de aan ons gestelde vragen kan echter op die manier geadresseerd worden. In kwadrant II biedt Positieve Gezondheid ruimte om oog te krijgen voor andere passende oplossingen voor de lichamelijke, geestelijke, emotionele en sociale uitdagingen waarmee de patiënt op spreekuur komt. Dit past beter bij het veerkracht-(*resilience*)model, aanpassingsvermogen en dynamisch evenwicht van het adaptatiemodel (zie ◘ fig. 2.6). Medicaliseren of normaliseren? In ▶ H. 4 is uitgebreid ingegaan op wat voor consultvaardigheden

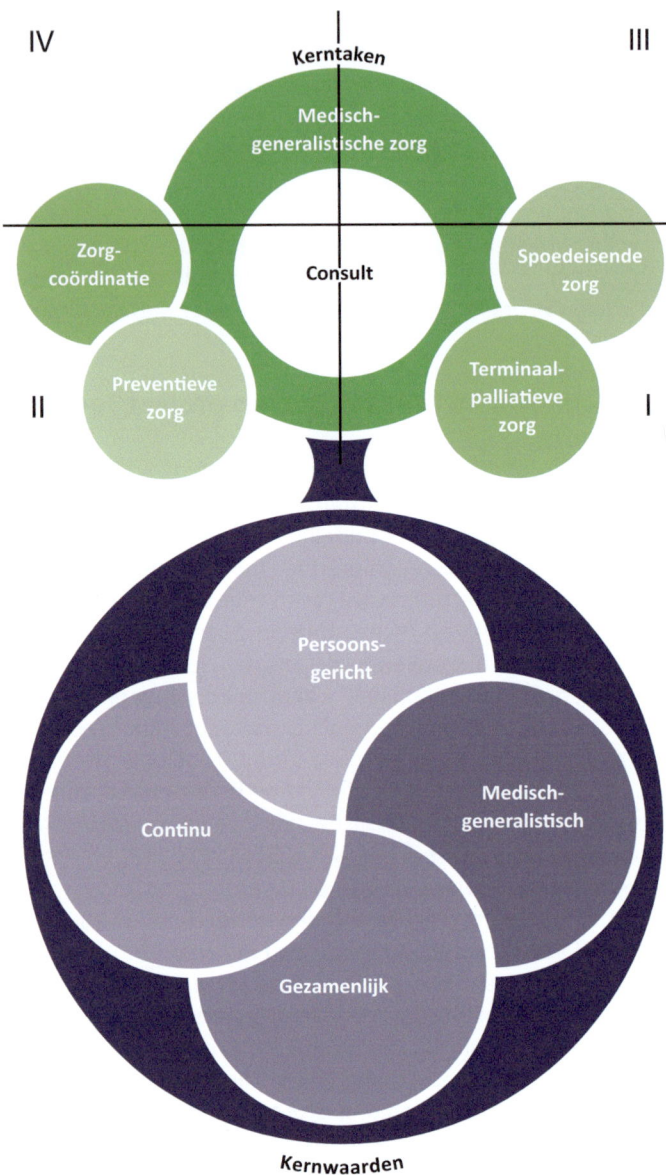

◘ **Figuur 5.5** De vier kwadranten van de tijdmanagementmatrix geprojecteerd op de kerntaken van de huisartsenzorg. (Bron: ▶ www.toekomsthuisartsenzorg.nl)

daarvoor nodig zijn. Preventieve zorg en leefstijlgeneeskunde kunnen in kwadrant II een plek krijgen en de huisarts kan in zijn rol als gids en bruggenbouwer de zorg coördineren en bezien in hoeverre oplossingen voor problemen meer in het sociale domein thuishoren (▶ H. 6). Voor veel hulpvragen is het medisch-analytische denkmodel niet passend. Proberen we de niet-medische vragen tijdens het consult toch in een medisch keurslijf te stoppen, dan zijn we in kwadrant III en IV aan het werken, afhankelijk van of de vraag als urgent of niet-urgent gepresenteerd wordt. Voldoende tijd in het consult (zingevingsgesprekken vragen om vertraging) en de juiste gespreksvaardigheden en attitude van de huisarts zijn van doorslaggevend belang om, daar waar mogelijk, bezig te kunnen zijn in kwadrant II en dus ook met Positieve Gezondheid.

5.3.8 Het belang van kwadrant II

Als we als huisartsen medische oplossingen of medische verklaringen proberen te bedenken voor de vele somatisch onverklaarde klachten, dan gaan we verder medisch onderzoek doen of we verwijzen patiënten door. Het probleem is echter dat tot 40 % van de lichamelijke klachten (hoofdpijn, buikpijn, etc.), die door patiënten in de huisartspraktijk worden gepresenteerd, geen vindbare lichamelijke oorzaak hebben (Olde Hartman et al. 2013; Rosendal et al. 2016; Kroenke 2014). In de tweede lijn is op sommige poli's (interne geneeskunde, gynaecologie) dit percentage nog hoger (60–70 %) (Nimnuan et al. 2001). Verder medisch onderzoek en doorverwijzen worden dan kwadrant-III- of IV-activiteiten. Ook tijdgebrek kan ervoor zorgen dat we ingewikkelde patiënten doorsturen, zonder dat die patiënten daar veel mee opschieten. Vaak weten we het wel als dat aan de orde is en voelen we ons onmachtig. Soms praten we dat goed, door de werkdruk hiervan de schuld te geven. Vraag je dan af of dat wel klopt. Kan het zijn dat je tijd probeert te winnen door tijd te besparen, door je kwadrant-II-activiteiten te beperken in plaats van activiteiten in kwadrant III en IV? Nu snap je waarschijnlijk waarom dat op termijn desastreus is.

Zorg dus dat je je missie, visie en strategie op orde hebt en dat je voldoende in beeld hebt wat jouw verlangen naar de eindeloze zee is en welke taken jij prioriteit geeft. Dat je goed weet wat er toe doet en wat belangrijk is. Sluit je dagindeling aan bij je missie, visie, strategie en de kernwaarden? Dan ga je vanuit jouw eigen Positieve Gezondheid de juiste keuzes maken en die stappen zetten die nodig zijn voor het implementeren van Positieve Gezondheid in je praktijk.

5.3.9 Waar kun je nu concreet mee aan de slag gaan?

Vanuit een missie- en visietraject zal duidelijk worden welke prioriteiten jij of jouw praktijk hebben bij de onderwerpen waarmee je aan de slag zou willen gaan met betrekking tot Positieve Gezondheid. Maar het kan zijn dat de praktijk nog helemaal niet toe is aan zo'n traject. Of zo'n overall-benadering past jou minder goed. Misschien is Positieve Gezondheid voor jou ook een nieuw concept, ben je nieuwsgierig, maar wil je zelf eerst wat ervaring opdoen op een aantal specifieke onderwerpen, zodat je het werken met Positieve Gezondheid wat meer op waarde kunt schatten. Maak dan zelf een keuze met welk onderwerp je als eerste aan de slag wilt gaan. De ervaring van de auteurs van dit boek leert dat in de vele workshops en trainingen Positieve Gezondheid die de auteurs gegeven hebben, er behoefte is aan concrete adviezen met betrekking tot drie onderwerpen:
1. Inspiratie: hoe kun je kennismaken met Positieve Gezondheid, vooral ook, ga je het verlangen voelen naar de eindeloze zee? Welke scholing is nodig?
2. Implementatie: hoe organiseer je het in je praktijk?
3. Verankering: hoe zorg je ervoor dat de veranderingen die je hebt doorgevoerd beklijven en je team gemotiveerd blijft met Positieve Gezondheid bezig te zijn?

> **Concrete onderwerpen waarmee je aan de slag kunt gaan**
>
> **Inspiratie**
> - Inspiratie/leren/scholing
> - Inspiratielezing/workshop/training met huisartsenteam of andere wijkprofessionals
>
> **Implementatie**
> - Welke patiënten?
> - Meer tijd voor de patiënt, hoe te organiseren?
> - Huisarts (innovatietheorie van Rogers, zie ▶ par. 5.6)
> - POH somatiek
> - POH GGZ (groepsconsulten)
> - Specifieke rol doktersassistentes/triage/begrenzen/Positieve Gezondheid aan de telefoon
> - De fysieke werkplek
>
> **Verankering**
> - Hoe krijg je en houd je je team betrokken?
> - Positief vergaderen, PIM-men (zie ▶ par. 5.8), Missie/visie benoemen op vergadering
> - Kettingbrief (zie ▶ par. 5.8)
> - Kleine werkgroepjes (PG team op de werkvloer)
> - Verbindende (geweldloze) communicatie

5.4 Hoe kennismaken met Positieve Gezondheid?

5.4.1 Inspiratie

Een goede manier om een indruk te krijgen wat er allemaal gaande is op het gebied van Positieve Gezondheid is de website van het Institute for Positive Health (▶ www.iph.nl) te bekijken. Je kunt je er ook inschrijven voor de iPH-nieuwsbrief om op de hoogte te blijven van de nieuwste ontwikkelingen (iPH 2019b). Wil je zelf ervaren wat Positieve Gezondheid is? Dan kun je op de website online het spinnenweb invullen en kijken hoe je zelf je eigen Positieve Gezondheid scoort op de zes dimensies, zoals al in ▶ H. 4 besproken is. Het kan interessant en leerzaam zijn om dit door alle praktijkmedewerkers te laten invullen en met elkaar te bespreken. De iPH Academy organiseert daarnaast scholing (lezingen, workshops, de basismodule Werken met Positieve Gezondheid, webinars, en masterclasses). Op de inspiratiepagina van de site worden veel praktijkvoorbeelden en ontwikkelingen beschreven. Er zijn meer dan veertig gecertificeerde trainers aangesloten bij iPH, die trainingen en workshops verzorgen. Andere plekken waar je inspiratie op kunt doen zijn de website Limburg Positief Gezond, website van het Netwerk Positieve Gezondheid Noordelijke Maasvallei en de website Positievegezondheidszorg. Ook de Nederlandse Vereniging voor Doktersassistenten organiseert trainingen Positieve Gezondheid, zie ▶ par. 5.6.

Er zijn ook al enkele publicaties verschenen waar Positieve Gezondheid in beschreven staat die ook tot inspiratie kunnen leiden. Het tijdschrift Bijblijven heeft een heel themanummer aan Positieve Gezondheid gewijd (Bijblijven 2019 nummer 8)

5.4 · Hoe kennismaken met Positieve Gezondheid?

(Meyboom-de Jong 2019; Huber 2019; Bannink en Jansen 2019; Jung et al. 2019; Hesdahl et al. 2019; Kingma 2019; Versteegde en Van Boven 2019; Walg 2019; Van den Brekel-Dijkstra 2019; Van Grinsven en Andries 2019).

Website Limburg Positief Gezond

De Provincie Limburg heeft haar eigen website Limburg Positief Gezond (▶ https://limburgpositiefgezond.nl/). Op de webpagina staan opnames van achttien inspiratiesessies Positieve Gezondheid van elk een klein uur, over uiteenlopende onderwerpen (huisartsenzorg, GGZ, schuldsanering, laaggeletterdheid, Positieve Gezondheid in je organisatie, gezond ouder worden, geldzorgen en gezondheid, natuur en gezondheid, de omgevingswet en Positieve Gezondheid, duurzame inzetbaarheid van werknemers, Positieve Gezondheid voor kwetsbare burgers en leefbaarheid en Positieve Gezondheid in de wijk).

Netwerk Positieve Gezondheid Noordelijke Maasvallei

Ook het Netwerk Positieve Gezondheid Noordelijke Maasvallei (Land van Cuijk en Noord-Limburg) heeft een webpagina met filmpjes over Positieve Gezondheid (▶ www.netwerkpositievegezondheid.nl/videos). Het netwerk heeft daarnaast een kennismakingsspel 'Positieve Gezondheid, er is geen Escape' en de workshop 'Eigen regie de rode draad, Positieve Gezondheid als vertrekpunt'. In de escaperoom maak je op een speelse en laagdrempelige manier kennis met Positieve Gezondheid. Aan het eind van het escapespel hebben de deelnemers kennisgemaakt met een aantal kernbegrippen. In het gesprek dat daardoor ontstaat komen zij erachter wat zij binnen hun eigen werk of rollen anders, niet meer of juist wel kunnen doen. De escaperoom is mobiel en kan in iedere ruimte worden gespeeld: van kantoor, tuinhuis tot spreekkamer. Het spel kan los gespeeld worden maar ook aangevuld worden met een lezing, actiegerichte workshop of onderdeel zijn van een symposium. Het is mogelijk om het spel aan te schaffen, maar het kan ook onder begeleiding van een van de regisseurs van het Netwerk Positieve Gezondheid Noordelijke Maasvallei gespeeld worden. De rode-draad-workshop gaat in op de kanteling in de zorg die nodig is voor het werken met Positieve Gezondheid. De rode-draad-workshop is ook in een train-de-trainer-programma beschikbaar. Naast de kanteling wordt het belang van de eigen regie en samenwerking duidelijk zichtbaar in deze workshop.

Oplossingsgericht werken

Kijk, als je meer wilt weten over oplossingsgericht werken, naar de webpagina van Fredrike Bannink (klinisch psycholoog) en Pieter Jansen (huisarts) (Bannink en Jansen, ▶ www.positievegezondheidszorg.nl). Je vindt daar een blog met artikelen en video's over Positieve Gezondheidszorg en je kunt er het boek *Positieve Gezondheidszorg. Oplossingsgericht werken in de huisartspraktijk* bestellen (Bannink en Jansen 2017). Fredrike Bannink, Pieter Jansen en Eva Kuiper geven korte inspiratiesessies en de driedaagse training Positieve Gezondheidszorg: Oplossingsgericht werken in de huisartspraktijk.

5.5 Hoe organiseer ik Positieve Gezondheid in mijn praktijk?

5.5.1 Implementatie

Realiseer je dat goede implementatie van Positieve Gezondheid een kwestie van lange adem is. Een proces van meerdere jaren. Er zijn verschillende organisaties die daarbij kunnen helpen, zoals de zorggroep in de regio waar huisartspraktijken bij aangesloten zijn en de Regionale Ondersteuningsstructuur(ROS) (▶ www.ros-netwerk.nl). Daarnaast zijn er meerdere organisaties die zich toegelegd hebben op de implementatie van Positieve Gezondheid (zie kader).

> **Begeleiding bij implementatie van Positieve Gezondheid**
>
> Partners van het Institute for Positive Health die kunnen helpen wanneer je gaat werken met Positieve Gezondheid: bij Anders Gezond (andersgezond.nu) kun je terecht voor inspiratie- en transformatiesessies Positieve Gezondheid en begeleiding voor de transformatie naar Positief Gezonde praktijkvoering voor zorg en welzijnsorganisaties (zie ◘ fig. 5.1). Vilans (▶ https://tinyurl.com/concept-positieve-gezondheid) begeleidt organisaties in de langdurende zorg die willen werken vanuit het concept Positieve Gezondheid. Met als doel: zorg en ondersteuning laten aansluiten bij de mens in plaats van andersom. Visiom (▶ www.visiom.nl) heeft als missie om gezondheid te brengen in de zorg. Vitale medewerkers, die in staat zijn om patiënten te ondersteunen met behulp van leefstijlcoaching. Visiom, is dé trainingspartner van iPH waar je kunt deelnemen aan de officiële open inschrijvingstrainingen van de basismodule Positieve Gezondheid.
> Het Netwerk Positieve Gezondheid Noordelijke Maasvallei heeft een programma geschreven voor de implementatie van Positieve Gezondheid in de huisartspraktijk. Dit programma bestrijkt een periode van twee jaar. (▶ https://tinyurl.com/implementatie-programma-hp).
> Het Bettery Institute (▶ www.bettery.nl) begeleidt veranderingen in zorg en welzijn met als doel dat mensen zich eigenaar voelen van hun gezondheid. Zodat zij die gezondheid positiever ervaren en minder zorg vragen. Bettery werkt voor gemeenten en (zorg)organisaties, die met Positieve Gezondheid aan de slag willen, door scholing en consultancy aan te bieden.

Hoe zorg ik dat ik meer tijd voor mijn patiënten krijg? Wat is de rol van de praktijkondersteuner somatiek en GGZ en de doktersassistente en heeft werken vanuit het concept van Positieve Gezondheid consequenties voor de werkplek en het praktijkpand? In de komende paragrafen gaan we daar verder op in.

5.5.2 Meer tijd voor de patiënt, hoe te organiseren?

Meest genoemde randvoorwaarde om Positieve Gezondheid te kunnen implementeren is meer tijd voor de patiënt (MTvdP). Sinds 2017 is MTvdP een van de belangrijkste speerpunten van het beleid van de Landelijke Huisartsen Vereniging (LHV) (Lambregtse 2017). De LHV heeft op haar site hiervoor een aparte webpagina aangemaakt:

▶ https://meertijdvoordepatient.lhv.nl/ (LHV.nl 2017). Meer tijd voor de patiënt kan op een aantal manieren gerealiseerd worden. De LHV hanteert de volgende indeling voor meer tijd voor de patiënt in de huisartspraktijk: een kleinere praktijk, inzet van personeel, langer consult, efficiënte praktijkvoering en het begrenzen van de zorg.

5.5.3 Kleinere praktijken

Doel van alle projecten waarbij de praktijkgrootte werd verkleind (zie kader) is om door effectieve zorg aan de ene kant de groei van ziekenhuiszorg te verminderen (substitutie) en aan de ander kant de focus te verleggen van ziekte en zorg naar gezondheid en gedrag en oplossingen in de wijk en het sociale domein. Evaluaties van de projecten laten zien dat het aantal verwijzingen naar het ziekenhuis hiermee daalt (soms fors: meer dan 25 % in praktijken in de Noordelijke Maasvallei en Gorinchem). Het werkplezier stijgt. De patiënttevredenheid stijgt. Er wordt minder medicatie voorgeschreven en minder diagnostiek aangevraagd (Jung et al. 2018, 2019). Patiënten krijgen meer spreekuurtijd en komen minder vaak.

Belangrijk aandachtspunt hierbij is de tijdelijkheid van de experimenten. Er is (nog) geen duurzaam financieringsmodel. Dat betekent bijvoorbeeld dat veel praktijken er noodgedwongen voor kiezen om een waarnemer de extra uren te laten invullen, met mogelijk minder affiniteit met het gedachtegoed van waaruit de wens tot praktijkverkleining is gekomen. Ook moet een praktijk ruimte hebben voor een extra huisarts. Daarnaast moet een extra huisarts beschikbaar zijn. Ook wordt een extra taakverzwaring bij de doktersassistente ervaren, die extra tijd investeert in de triage van de hulpvragen. Het grootste bezwaar is misschien wel dat het op dit moment niet eenvoudig is voor huisartspraktijken hierover afspraken te maken met de zorgverzekeraars. Bijvoorbeeld als huisartspraktijken, vanuit de wens bezig te willen zijn met Positieve Gezondheid, meer tijd voor de patiënt zouden willen krijgen. Dit terwijl er in het Hoofdlijnenakkoord Huisartsenzorg 2019–2022 afgesproken is dat er meer geld beschikbaar komt voor initiatieven met betrekking tot meer tijd voor de patiënt (Rijksoverheid 2018). De bovengenoemde pilots zijn in dat kader dan ook mede bedoeld om onderbouwing te verzamelen voor de effectiviteit van de interventie, die het bieden van structurele oplossingen, door overheid en zorgverzekeraars dichterbij kan brengen. Meeste kans van slagen om kleinere praktijken te realiseren lijkt het om als regio in gesprek te gaan met de preferente zorgverzekeraar. Neem hiervoor contact op met de huisartsenzorggroep waar u bent aangesloten of met de Landelijke Huisartsen Vereniging.

> **LHV: Meer Tijd voor de Patiënt: kleinere praktijken**
>
> Op een aantal plekken in Nederland (Noordelijke Maasvallei (regio Boxmeer)) en Gorinchem zijn experimenten gaande waarbij de praktijkgrootte werd verkleind naar 1.800 patiënten per fte huisarts. De regio Noordelijke Maasvallei was de eerste regio in Nederland die hiermee startte. Inmiddels doen negen huisartspraktijken mee. In de regio Gorinchem is gestart met twaalf huisartspraktijken, maar recent (2020) is de hele regio aangesloten. Ook in Hoorn is bij vier praktijken de praktijkgrootte verkleind. Zorgverzekeraar VGZ financiert de uitbreiding van fte in deze projecten, Zilveren Kruis en

zorgverzekeraar CZ ondersteunen samen met de achterstandsfondsen middels 'krachtige basiszorg' een aantal huisartspraktijken in de grote steden Amsterdam, Den Haag, Rotterdam en Utrecht. Hierbij wordt ook extra fte huisarts ingezet waardoor praktijkgroottes dalen tot onder de 1.800 patiënten per 1 fte. In Deventer en omgeving heeft zorgverzekeraar ENO in een project van drie jaar ruimte geschapen voor kleinere praktijken of extra inzet van personeel. Twintig praktijken doen hieraan mee. Huisartspraktijk Schilder-Spijkerman in Twello doet hieraan mee door voor één dag in de week een extra waarnemer in te zetten, met langere consulten en door meer oplossingsgericht te werken en minder diagnosegericht. Wat levert het Norbert Schilder op? "Het levert rust op en betere gesprekken met patiënten. Ik heb nu tijd om met een patiënt te praten, een extra vraag te stellen, keuzes toe te lichten. Ik kan een patiënt vragen zelf dingen uit te zoeken, zonder dat de patiënt het gevoel krijgt dat ik gehaast ben of hem tekort doe."
In Munstergeleen, ten slotte, heeft huisartspraktijk Hartje Dorp een overeenkomst met zorgverzekeraar CZ afgesloten binnen de proeftuin Anders Beter om vanuit het gedachtegoed van Positieve Gezondheid de praktijkgrootte te verkleinen door inzet van een extra waarnemer en POH. Ze wil zo meer tijd hebben om te kunnen praten over leefstijl en voeding en wil het netwerk met de buurt versterken, vanuit de behoefte samen te werken met burgers en het sociale domein (zie ▶ H. 6). Het gaat dus niet alleen om een structuurverandering van meer tijd, maar ook een cultuurverandering, andere missie, visie en werkwijze.

5.5.4 Inzet personeel

De inzet van meer personeel kan een uitdaging zijn. Het leidt tot een complexere organisatie met meer lijnen. Een goede verslaglegging wordt cruciaal. Elk teamlid moet goed op de hoogte zijn. Dat vraagt om een open cultuur en delegeren vanuit vertrouwen. Het inzetten van het gedachtegoed van Positieve Gezondheid is hierbij een meerwaarde. Zo kijkt iedereen in de praktijk met een brede blik naar gezondheid en naar hulpvragen van patiënten en is er aandacht voor de zes dimensies van gezondheid. Praktijken die extra personeel inzetten melden dat de extra kosten die de inzet met zich meebrengt niet altijd vergoed worden, maar dat de kosten van inzet van meer personeel opweegt tegen het extra werkplezier en de vermindering van werkdruk.

LHV: Meer Tijd voor de Patiënt: inzet personeel

Een andere manier voor een praktijk om meer tijd voor de patiënt te creëren is door extra inzet van niet-huisartsen. Mogelijkheden die op de website van de LHV beschreven staan: extra inzet van basisartsen, physician assistents (hbo met bijvoorbeeld een achtergrond als ergotherapeut of fysiotherapeut), praktijkmanagers, doktersassistenten met een extra opleiding tot spreekuurondersteuner huisarts of met een opleiding tot LEAN-coach (zie onder efficiënte praktijkvoering), verpleegkundig specialist (vaak met wijkverpleegkundige achtergrond), praktijkverpleegkundige of extra inzet van POH GGZ of somatiek. Dit leidt er praktisch altijd toe dat huisartsen de lengte van hun eigen spreekuren gaan uitbreiden van tien naar vijftien minuten. Ook neemt het werkplezier toe en de ervaren werkdruk daalt. In sommige praktijken leidde de extra inzet tot minder boze patiënten. Door taakdelegatie gaan huisartsen meer tijd investeren in de meer complexe hulpvragen van patiënten. Het leidt logischerwijs ook tot meer teamwork en samenwerking. Ook werd een betere werksfeer gerapporteerd, waardoor het voor sommige praktijken makkelijker werd om nieuwe huisartscollega's te vinden. Huisartspraktijk Respons in Hengelo gebruikte de extra tijd specifiek om meer met Positieve Gezondheid bezig te kunnen zijn.

LHV: Langer consult en efficiënte praktijkvoering

Langer consult
De omvorming tot kleinere praktijken en extra personeel leidt in de meeste gevallen tot inzet van een langere consultduur met de ervaring dat patiënten hierdoor langer, maar ook minder vaak op spreekuur komen. Alle praktijkvoorbeelden op de webpagina van de LHV die hier vermeld staan, staan ook vermeld in het kader bij kleinere praktijken of inzet personeel. Er is een taakverschuiving ontstaan in de taakverdeling tussen enkelvoudige problemen (die bij de doktersassistente terecht kunnen) en complexere problemen waar de huisarts meer tijd voor nodig heeft. De COVID-19-tijd leert dat veel enkelvoudige problemen ook online of digitaal besproken kunnen worden, waardoor meer ruimte voor andere gesprekken overblijft. Praktijken en patiënten hebben hier door COVID-19 noodgedwongen ervaring mee opgedaan en de verwachting is dat ze deze online mogelijkheden blijven gebruiken.

Efficiënte praktijkvoering
Efficiënte praktijkvoering levert tijd op. De LHV organiseert cursussen 'Organiseer je praktijk' (▶ www.lhv.nl/academie) met als doel regie te houden op je praktijkvoering (LHV 2020). Je krijgt advies over hoe je praktijk te organiseren en om te gaan met e-mails, tijd voor administratie en het verdelen van de zorgoverstijgende activiteiten. Welke structuur voor de overleggen het meest passend is en hoe je slim kunt organiseren. Bijvoorbeeld door te experimenteren met een inloopspreekuur, of juist het afschaffen ervan. Een specifieke methode die je kan helpen de praktijkvoering efficiënt te maken is de LEAN-methode. De LEAN-methode is een systematiek van denken met als doel verspilling van tijd en materialen tegen te gaan. Het begint bij het LEAN organiseren van materialen en inrichting, daarna kijk je naar processen. Zit daar tijdverspilling in die opgelost kan worden door zaken beter te organiseren? Praktijken die met LEAN werken melden dat het tijd oplevert en rust geeft, omdat je minder heen en weer loopt, niet hoeft te zoeken en je geen overbodige dingen doet. Je houdt dus meer tijd over om een ander gesprek met je patiënten te voeren. De LHV geeft meerdere LEAN-cursussen (▶ www.lhv.nl/academie).

5.5.5 Begrenzen van de zorg

Het bewaken van de eigen grenzen is essentieel voor de eigen gezondheid van de huisarts. De hoge percentages van burn-out onder huisartsen is een teken dat het bewaken van grenzen moeilijk is (Van den Brekel-Dijkstra et al. 2020). Waar huisartsen grenzen leggen is heel persoonlijk. Sommigen richten hun werk zo in dat ze zich focussen op het medische domein en de medische kerntaken, vanuit de kerngedachte dat je niet én verantwoordelijk kan zijn voor de acute zorg aan patiënten en tegelijkertijd de tijd hebt voor sociale problematiek. Het toevoegen van het woordje 'medisch' aan de kernwaarde generalistisch naar aanleiding van de Woudschoten-conferentie (zie ▶ H. 3) is hier ook een weerslag van. Als het begrenzen van de zorg echter betekent dat taken die in de tijdmanagementmatrix in kwadrant II thuishoren (belangrijk, maar niet urgent) niet meer worden uitgevoerd dan zal dat juist een averechts effect hebben op het welzijn van de dokter (zie ▶ H. 5.3). Daarnaast is het goed ons te realiseren dat patiënten vaak een veel bredere benadering van gezondheid hebben dan veel (huis)artsen (zie ▶ H. 2). Vanuit leefstijlgeneeskunde blijkt dat veel gezondheidsproblemen zich afspelen tussen het medische en het sociale domein. De huisarts wordt vaak gevraagd om te duiden in welk domein de hulpvraag kan worden opgelost. Veel huisartsen ontlenen daarbij juist heel veel werkplezier aan het ontrafelen van ook de sociale context van een hulpvraag. Sommige huisartspraktijken werken samen met het sociaal team of een hometeam. Hierin dragen huisartsen casussen aan die door of in samenwerking met het sociaal domein moeten worden opgepakt (hierover meer in ▶ H. 6).

> **Begrenzen van de zorg. Aantal contacten huisartspraktijk Afferden 1998–2019**
>
> Het aantal contacten in huisartspraktijk Afferden laat in een periode van tien jaar (1998–2008) een verdrievoudiging zien (van 5.000 naar 15.000 contacten). In dezelfde periode neemt het aantal ingeschreven patiënten amper toe (+ 10 %), dat kan de stijging van het aantal contacten dus niet verklaren. De LHV laat in een factsheet zien dat de toename van het aantal contacten een landelijke trend is (LHV 2019). Om de werkdruk aan te kunnen besluit praktijkhouder Hans Peter Jung een extra collega erbij te nemen (Hylke de Waart). Dit leidt echter niet tot een afname van de werkdruk. In het jaar dat er twee artsen in de praktijk werken is zelfs sprake van de grootste toename van het aantal contacten, namelijk een stijging van 25 % (2010). Van 15.000 naar 20.000 contacten in één jaar. Het lijkt erop dat het scheppen van nieuw aanbod (nieuwe collega) leidt tot extra vraag. De jaren erop blijft het aantal contacten stabiel. In 2015 komen beide collega's tot de conclusie dat het echt anders moet willen ze dit kunnen volhouden. Dit leidt tot een experiment met zorgverzekeraar VGZ waarbij de huisartspraktijk stopt met het declareren van verrichtingen en in plaats daarvan een vast bedrag per patiënt per jaar krijgt (een abonnementsvergoeding in plaats van een verrichtingenvergoeding). Daarnaast vergoedt de zorgverzekeraar het aantrekken van een derde collega (Saskia Benthem). Ook besluiten de huisartsen te gaan werken met het concept van Positieve Gezondheid met de zes dimensies en het andere gesprek. Interessant is dat toen de tweede collega het team kwam versterken en de werk- en financieringswijze niet werd aangepast, er een sterke stijging van het aantal contacten was. Na de komst van de derde collega bij een andere werk- en financieringswijze was er echter juist een sterke daling van het aantal contacten te zien. De contacten duurden gemiddeld wel langer. Vanaf 2017 lijkt er een stabilisatie van het aantal contacten te ontstaan op het niveau van 2008. Voor huisartspraktijk Afferden is de conclusie duidelijk: het begrenzen van de zorg met een extra collega, zonder andere werk- en financieringswijze geeft geen werkdrukvermindering, omdat bij eenzelfde werkwijze het aantal contacten door nieuw aanbod snel zal toenemen. Wanneer echter de capaciteit uitgebreid wordt en

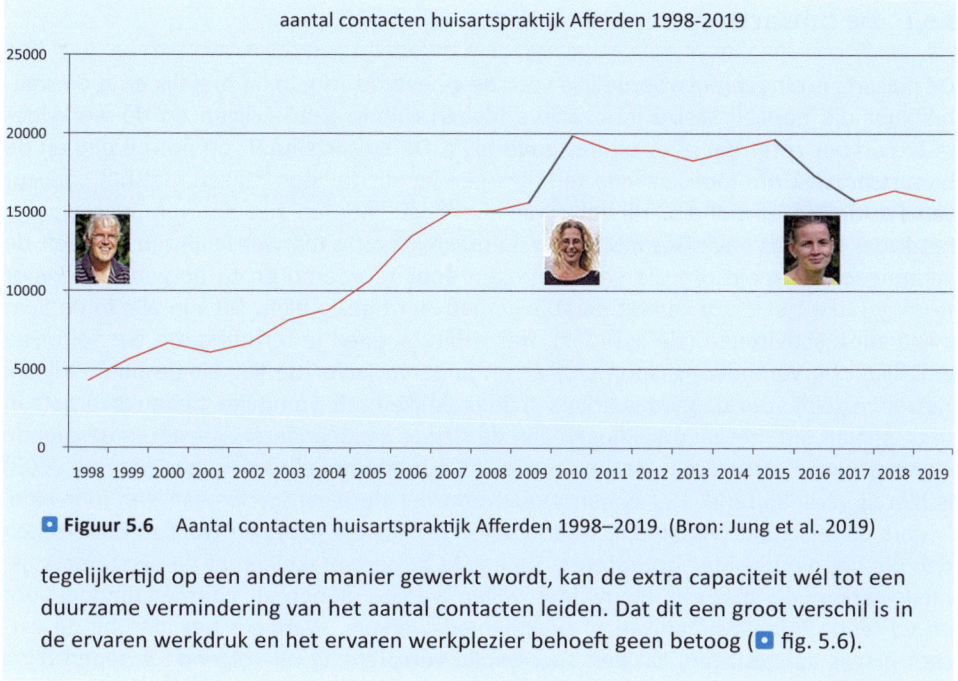

Figuur 5.6 Aantal contacten huisartspraktijk Afferden 1998–2019. (Bron: Jung et al. 2019)

tegelijkertijd op een andere manier gewerkt wordt, kan de extra capaciteit wél tot een duurzame vermindering van het aantal contacten leiden. Dat dit een groot verschil is in de ervaren werkdruk en het ervaren werkplezier behoeft geen betoog (fig. 5.6).

De oplossingen genoemd op de webpagina van de LHV voor meer tijd voor de patiënt worden beschreven vanuit het perspectief van de huisarts. Vanuit het perspectief van de patiënt kan meer tijd voor de patiënt ertoe leiden dat de patiënt meer ruimte of mogelijkheid krijgt om zelf met oplossingen te komen, die overigens vaak buiten het medisch domein liggen. Al lijkt het in eerste instantie een investering om meer tijd te besteden aan de patiënt, het kan ertoe leiden dat de patiënt uiteindelijk minder vaak terugkomt op het spreekuur. Ook de andere zorgprofessionals van het huisartsenteam kunnen vanuit de visie van Positieve Gezondheid bijdragen aan meer zelfregie van de patiënt. Iedere huisartspraktijkmedewerker kan hierin een andere rol vervullen en ze versterken elkaar. Hierna kijken we meer specifiek naar de rol van de verschillende medewerkers bij het toepassen van Positieve Gezondheid in de praktijk.

5.6 De praktijkmedewerkers

Het prioriteren van werkzaamheden is een belangrijke stap in de richting van de implementatie van Positieve Gezondheid in de huisartspraktijk. Maar het zijn uiteindelijk de mensen die werkzaam zijn in de praktijk die bepalen in hoeverre Positieve Gezondheid met succes wordt geadopteerd in de organisatie. Elk teamlid heeft hierin een eigen rol.

5.6.1 De huisarts

De huisarts is eindverantwoordelijke voor de geleverde zorg in de praktijk en is de sleutelfiguur die bepaalt welke innovatieve ideeën ruimte gaan krijgen op de werkvloer of die ervoor zorgt dat alles bij het oude blijft. De huisarts heeft de positie binnen de huisartspraktijk om mensen mee te krijgen en kennis te laten maken met het concept van Positieve Gezondheid. Hij zal ervan overtuigd moeten zijn dat veranderingen in het kader van Positieve Gezondheid in de praktijkorganisatie wenselijk zijn en heeft de verantwoordelijkheid om die veranderingen door te voeren en te borgen om ervoor te zorgen dat het team van de praktijk gemotiveerd bezig blijft. Dit zijn alle in de kern kwadrant-II-activiteiten (zie ▶ H. 5.3). Het is hierbij goed je te realiseren dat sommige praktijken bij verandering vooroplopen en anderen liever de kat uit de boom kijken. Hetzelfde geldt voor de medewerkers in de praktijken zelf. Sommige medewerkers staan te trappelen om met nieuwe dingen aan de slag te gaan, anderen koesteren bestaande en vertrouwde structuren. Het innovatie- en adoptiemodel van Rogers (Rogers 2003) is hierbij verhelderend. Het is een model omtrent de levenscyclus van een innovatie. Rogers onderscheidt vijf stadia, waarin vijf verschillende groepen worden onderscheiden die het nieuwe idee accepteren. De eerste huisartspraktijken of de eerste praktijkmedewerkers die met een nieuw idee willen werken dienen als voorbeeldmodel voor de volgende huisartspraktijken of praktijkmedewerkers. Wanneer het idee bij de eersten niet is aangeslagen, zal een succesvolle verspreiding bij volgende groepen bijna onmogelijk worden. In het innovatie- en adoptiemodel van Rogers worden vijf categorieën onderscheiden (zie ◘ fig. 5.7): innovators (innovatoren), early adopters (pioniers), early majority (voorlopers), late majority (achterlopers) en de laggards (achterblijvers).

De 2,5 % eerste gebruikers van het nieuwe idee worden de innovators genoemd. Het zijn de eersten die met een nieuw gedachtegoed experimenteren. Na de innovators volgen in het adoptiemodel van Rogers de early adopters. De early adopters betreft de volgende 13,5 % die het idee omarmen. Het nieuwe idee kan pas als succesvol worden gedefinieerd als de groep early adopters enthousiast is over het idee en het toepassen. De early adopters vormen de belangrijkste groep, want zij zijn de

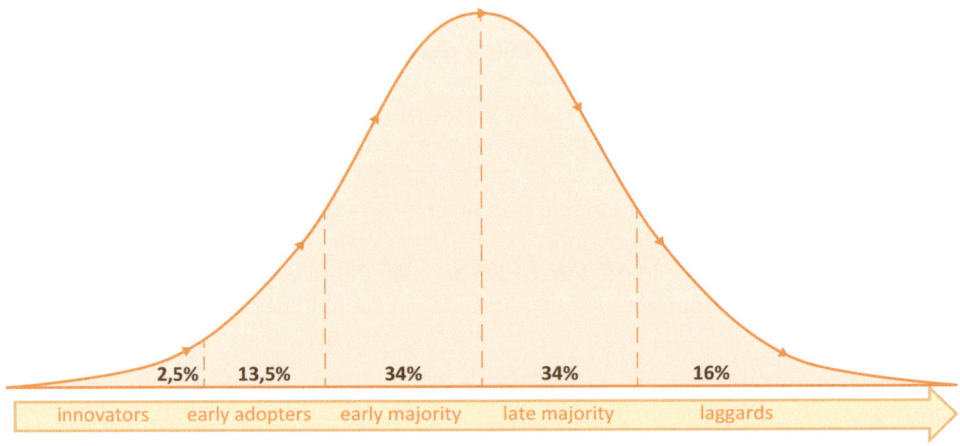

◘ **Figuur 5.7** Het omarmen van een nieuw idee volgens het innovatie- en adoptiemodel van Rogers. (Bron: Rogers 2003)

opinieleiders en zijn dus het voorbeeldmodel voor de volgende geïnteresseerden voor het idee. Wanneer de early adopters met het idee aan de slag gaan zullen de overige groepen ook het idee willen omarmen. De groep early majority betreft 34 % van het totaal. De early majority bestaat uit mensen die graag met het idee aan de slag willen, maar wat voorzichtiger zijn met uitproberen en liever eerst afwachten tot ze door de early adopters over de streep worden getrokken. De late majority bestaat ook uit 34 % van het totaal en betreft voornamelijk die praktijken of praktijkmedewerkers die alleen met het nieuwe idee aan de slag gaan wanneer de meerderheid het idee al heeft uitgeprobeerd of wanneer ze er niet meer omheen kunnen. De laatste groep in het adoptiemodel van Rogers bestaat uit de laggards en betreft de laatste 16 %. Laggards hechten veel waarde aan traditie en houden niet van verandering. Ook hebben laggards over het algemeen weinig ruimte of energie om met nieuwe ideeën aan de slag te kunnen.

Kijk eens goed naar je eigen positie in je praktijk en naar het adoptieproces van Rogers. Ben je een early adopter en ben je in de positie in je praktijk om een nieuw idee uit te dragen? Wie zullen daarbij het makkelijkst volgen? Is dat voldoende basis om te kunnen starten? Heb je een beeld van wie liever zou willen afwachten? Wie komen met name met argumenten om *niet* met Positieve Gezondheid aan de slag te gaan? Positieve Gezondheid, ja maar... (zie ◘ fig. 5.1). Zijn dat misschien late majority of laggards?

5.6.2 POH somatiek

De praktijkondersteuner somatiek ondersteunt de huisarts in de behandeling van patiënten die een chronische lichamelijke aandoening hebben. In de meeste gevallen is dit diabetes, astma, COPD (bronchitis en longemfyseem) of een hart- en vaatziekte. De praktijkondersteuner is aan het begin van deze eeuw in het leven geroepen ter ondersteuning van de huisarts. Ze doet dit aan de hand van programmatische zorg (ook wel ketenzorg genoemd) voor deze chronische aandoeningen en met succes! Maar liefst 85 % van de patiënten met diabetes type 2, bijvoorbeeld, krijgt tegenwoordig zorg die voldoet aan de richtlijnen en standaarden. Bij de start was dit twee derde (Den Outer 2019; Klomp et al. 2020). Tegelijkertijd lopen praktijkondersteuners tegen een aantal fundamentele problemen aan als het gaat om de invulling van hun werk:

- Programmatische zorg is per definitie *ziektegericht* en is gestandaardiseerd in protocollen en richtlijnen, maar een patiënt met een chronische ziekte is meer dan alleen zijn ziekte.
- Daarnaast zijn er steeds meer (kwetsbare) ouderen met meerdere chronische ziekten die niet goed in ziektegerichte programmatische zorg passen.
- Ook worden de administratieve taken die het registreren van ketenzorg met zich meebrengt steeds meer als een belasting ervaren.
- Programmatische zorg wordt vaak als een keurslijf gevoeld waarbij weinig ruimte is voor een persoonsgerichte benadering of om samen met de patiënt te beslissen over wat voor hem belangrijk is.

Er is duidelijk behoefte aan een invulling van het leveren van zorg die meer uitgaat van de wensen en voorkeuren van individuele patiënten. Een meer generieke benadering van patiënten met chronische aandoeningen, waarbij de verschillende zorgprogramma's geïntegreerd worden, lijkt daarbij wenselijk. Er ontstaat dan mogelijk ook ruimte voor de begeleiding door de praktijkondersteuner van patiënten met andere chronische aandoeningen (hartfalen, jicht, hypothyreoïdie, chronische nierschade, atrium fibrilleren en osteoporose). Radboudumc is bezig met het project 'De Ketenzorg ontketend' om te onderzoeken hoe integrale zorgprogramma's het beste vormgegeven kunnen worden (Radboudumc 2018). De belangrijkste ontwikkeling hierin voor de praktijkondersteuner lijkt de verandering van geprotocolleerde standaardzorg naar meer persoonsgerichte zorg. Het concept van Positieve Gezondheid is bij uitstek geschikt om de behoeften, wensen en ideeën van de patiënt met één of meerdere chronische ziekten in het *andere gesprek* tussen patiënt en praktijkondersteuner boven tafel te krijgen. Deze behoeften en wensen kunnen vervolgens in een individueel zorgplan worden vastgelegd. Leefstijl vormt in de verschillende bestaande zorgprogramma's een belangrijk thema. De benadering van leefstijl is echter veelal generiek en verschilt bij de betreffende chronische aandoening niet of nauwelijks. De integratie van zorgprogramma's biedt mogelijkheden voor een efficiëntere organisatie van leefstijladvisering en -begeleiding. Vanuit een Positieve Gezondheidsbenadering kan gekeken worden naar welke leefstijladviezen het beste aansluiten bij waar de patiënt mee bezig wil zijn.

Wanneer de praktijkondersteuner los kan komen van de gestandaardiseerde programmatische zorg kan er ruimte ontstaan om meer te betekenen voor de zeer kwetsbare ouderen. Daarbij gaat het om een klein deel van de ouderen bij wie door een opeenstapeling van chronische aandoeningen in combinatie met mentale condities en sociaal-maatschappelijke omstandigheden (dreigend) regieverlies optreedt. Deze zeer kwetsbare ouderen behoeven een bijzondere vorm van integrale zorg en ondersteuning met een persoonsgericht, proactief en samenhangend karakter en ruim aandacht voor mantelzorg. De publicatie 'Kwetsbare ouderen thuis, handreiking voor integrale zorg en ondersteuning in de wijk' bevat een overzicht van rollen en taken die handvatten bieden bij het organiseren van ondersteuning en zorg aan zeer kwetsbare thuiswonende ouderen (Wind en Ten Velde 2019) (zie hiervoor ▶ H. 6). Het belang van proactieve zorg (vroegtijdig signaleren van problemen om latere escalatie te voorkomen) door (onder andere) de praktijkondersteuner en het belang om vanuit Positieve Gezondheid naar alle levensdomeinen te kijken wordt in deze publicatie expliciet genoemd.

> **Een praktijkondersteuner somatiek en Positieve Gezondheid**
>
> Simone Dekker werkt sinds 2005 in huisartspraktijk Afferden. Eerst als doktersassistente, maar omdat ze wat meer verdieping in haar werk wilde, koos ze voor de opleiding tot praktijkondersteuner somatiek. Waar ze tegenaan liep was dat de ketenzorg te veel het afvinken van lijstjes was. Bijvoorbeeld dat 90 % van de gevraagde indicatoren bij de patiënten van de doelgroep gemeten moet zijn om de praktijk in aanmerking te laten komen voor de maximale financiering voor de ketenzorgpatiënten. Tegelijkertijd gaf het ook wel houvast. Toen de praktijk zich meer ging richten op kwetsbare ouderen en Positieve Gezondheid was dat in het begin best spannend. Het was even zoeken hoe Simone daar voor haar gevoel een goede invulling aan kon geven. Dat moest groeien in de loop van de tijd. De pijlers van het spinnenweb van Positieve Gezondheid werden een nieuw soort houvast. Het is inmiddels heel natuurlijk geworden voor Simone om in de gesprekken met haar patiënten te informeren naar hoe het met slapen gaat en met de eetlust, of mensen naar tevredenheid wonen, over het dagelijks functioneren, zingeving, meedoen en kwaliteit van leven. Ze vindt het leuk om te puzzelen bij complexe problemen van patiënten. Was dat in het begin van haar praktijkondersteunerscarrière

met name op het medisch-inhoudelijk gebied, nu ligt het ook op een breder menselijker vlak. Ze heeft gemerkt hoe bevredigend het is voor haar patiënten en voor haarzelf dat ze een luisterend oor kan bieden. "Hoe oprecht blij mensen kunnen zijn als je bij ze langs komt. Om de mens achter de ziekte weer te kunnen zien. Wat is mooier en leuker dan dat: dat je met kleine dingen iets kunt betekenen voor een ander. Even een beetje aandacht geven."

Op de vraag of ze een concrete patiënt zou kunnen noemen waarop dit betrekking heeft, moet ze onmiddellijk denken aan een weduwe van ruim in de tachtig, die vanwege diabetes in de ketenzorg zat en elke drie maanden geprikt werd volgens ketenzorg-protocol. De patiënt belde de praktijk haast dagelijks voor tal van lichamelijke klachten. Een pijntje hier, een pijntje daar, met veel ongerustheid en veel behoefte aan bevestiging dat er niets ernstigs aan de hand was. Het gaf veel druk op het werk van de praktijkassistentes en de huisartsen. Totdat er werd besloten dat Simone één keer in de zes weken bij de dame op huisbezoek zou gaan. "Gewoon even kletsen. Hoe gaat het met de kinderen? Maak je je ergens zorgen over?" Erg belangrijk voor de patiënt bleek: hoe houd ik de regie, terwijl het geheugen her en der wat steekjes laat vallen. Wat wil ik zelf? Het lukte om thuiszorg in te zetten toen Simone haar duidelijk maakte dat dat belangrijk kon zijn om zo lang mogelijk thuis te blijven wonen. Duidelijk werd hoe groot mevrouw haar angst was om te moeten verhuizen. Wat bleek na verloop van tijd? De patiënt hield op met dagelijks bellen van de praktijk en had veel minder zorg over haar lichamelijke klachten. De praktijk stopte met driemaandelijks controleren van haar suikers. Die waren al die jaren stabiel gebleven, zonder medicatie, en controle had geen echte meerwaarde voor de patiënt. Het bleek voor de patiënt veel belangrijker die tijd te stoppen in echte aandacht voor waar zij zelf mee bezig was. Voor Simone een mooi voorbeeld van hoe werken met Positieve Gezondheid de inhoud van haar werk als praktijkondersteuner veranderd heeft.

Groepsconsulten diabetes

Vanuit het gedachtegoed van Positieve Gezondheid draaien de praktijkondersteuner somatiek van Spectrum Medisch Centrum in Meppel groepsbijeenkomsten met tien tot twaalf diabeten. In zes tot acht bijeenkomsten leren diabeten zelf hun controles te doen en leren ze ook van elkaar hoe ze zichzelf fit kunnen blijven voelen met diabetes. Afwisselend zijn de diëtiste en fysiotherapeut aanwezig bij de bijeenkomsten om een bijdrage te leveren aan de verbetering van de kennis over invloed van voeding en leefstijl op diabetes. Alle (medische) zaken die je als diabeet wilt weten komen ter sprake. Zowel nieuwe als reeds langer bekende diabeten nemen deel. Aan het einde van de cyclus beschikken de deelnemers over de vaardigheden om hun eigen gezondheid te managen, beschikken ze over een netwerk van lotgenoten waarmee ze via een forum contact kunnen onderhouden. Aan de hand van het Positieve Gezondheid-spinnenweb worden deelnemers gecoacht om hun eigen veranderwens te formuleren en hierin stappen te maken.

De praktijkondersteuners van Spectrum Medisch Centrum zijn erg enthousiast over deze groepsconsulten en worden door deze werkvorm uitgedaagd om niet de klassieke diabetescontroles te doen met het afvinken van de lijstjes, maar interactief de zelfredzaamheid van de diabeten te vergroten.

5.6.3 POH GGZ

De functie praktijkondersteuner huisarts – geestelijke gezondheidszorg is in 2007 ontstaan. Deze functie was nodig om de toenemende vraag naar hulp bij psychische en psychosociale problemen en de stijging van kosten van de relatief duurdere tweede lijn op te vangen. In opdracht van het ministerie van VWS heeft toen de LVG (Landelijke Vereniging Georganiseerde eerste lijn, nu InEen), een eerste beschrijving van de functie gemaakt in haar rapport 'Praktijkondersteuning GGZ in de eerste lijn' (LVG 2007). Sinds 2007 zijn er in Nederland steeds meer POH's GGZ actief. De functie POH GGZ heeft een specifieke plaats in de gezondheidszorg en vraagt daarmee om specifieke kwaliteiten van de professional. Kennis en ervaring op het gebied van uiteenlopende psychische klachten en psychiatrische aandoeningen is een must. De POH GGZ werkt in gezamenlijke verantwoordelijkheid met de huisarts en begeleidt zelfstandig patiënten. Dit gebeurt binnen de huisartsenvoorziening (Landelijke Vereniging POH GGZ 2020).

Een POH GGZ ziet in principe patiënten waarbij geen vermoeden is van een psychiatrische stoornis, een zogenaamde DSM-classificeerbare stoornis, maar enkel sprake is van psychische klachten. Is er wel sprake (of een vermoeden) van een DSM-stoornis, dan alleen voor die patiënten waarbij er een lage beperking in functioneren is, de impact van de klachten beperkt is en er een laag risico is op gevaar voor ernstige (zelf)verwaarlozing, geweld, suïcide of automutilatie. Daarnaast kunnen patiënten met stabiele chronische problematiek, die geen behandeling maar langdurige monitoring behoeft en waarbij sprake is van een steunsysteem, terecht bij de POH GGZ.

Door de aard van de aangeboden klachten aan de POH GGZ zal de POH GGZ eerder oplossingsgericht dan ziektegericht werken. Dat maakt dat het concept van Positieve Gezondheid goed bij de POH GGZ tot zijn recht kan komen. De POH GGZ is in de ideale positie om samen met de patiënt te kijken naar niet-medische oplossingen voor de gepresenteerde klachten door expliciet te kijken naar mentaal welbevinden, zingeving, meedoen in de samenleving, kwaliteit van leven en dagelijks functioneren. Hierdoor kan zij een goed beeld krijgen van de mogelijkheden die er in de gemeenschap aangeboden worden om de zelfredzaamheid en samenredzaamheid van patiënten te vergroten. Daarnaast heeft ze een goed beeld van de mogelijkheden die het sociaal domein (welzijn, sociaal team, maatschappelijk werk) te bieden hebben en kan ze hier gericht gebruik van maken.

> **Groepsconsulten door de POH GGZ**
>
> Al enkele jaren organiseert Lili Jung, praktijkondersteuner GGZ bij praktijk De Wit Huisartsen in Heerlen groepsconsulten voor haar patiënten. Oorspronkelijk gaf ze hierin met name mindfulnesstrainingen, maar geleidelijk heeft ze hiervoor een Positieve Gezondheid-intake bedacht en Positieve Gezondheid-groepsconsulten ontwikkeld. Inmiddels heeft ze al meer dan tweehonderd patiënten in deze groepen begeleid. Waarom is ze met deze groepen begonnen en wat heeft het gebracht? Wat adviseert ze andere POH-ers die dit ook doen of zouden willen doen?
> Lili: "Door te werken met patiënten via Positieve Gezondheid creëer je optimisme en hoop. Ik ging me afvragen hoe het werken hiermee in een groepsconsult zou zijn. Zouden patiënten elkaar kunnen motiveren en elkaar dus ook dit goede gevoel kunnen geven? Zou dat op een laagdrempelige manier kunnen, anders dan de meer traditionele psychologische behandelingen?

5.6 · De praktijkmedewerkers

Ik ben begonnen met drie opeenvolgende consulten, maar kreeg algauw de vraag naar meer. Inmiddels zijn het vijf groepsconsulten geworden, waarbij steeds het accent op één van de zes pijlers van het spinnenweb ligt."
Een patiënte (28 jaar) met haar ervaring van de groepsconsulten:
"Ik heb al eerder groepsbijeenkomsten gehad. Groepsbijeenkomsten blijven spannend, maar het is het uiteindelijk wel waard voor mij om me niet door die spanning te laten afschrikken. Ik weet dat ik niet de enige ben met deze gedachten en gevoelens. Het voordeel van een groep is telkens een stroom van erkenning en herkenning als een ander in de groep dingen benoemt die ik ook heb en ervaar. Dit is voor mij dan net even die extra bevestiging van: zie je ik ben niet gek, ik ben echt niet de enige.
In de groepsbijeenkomsten heb ik veel gehad aan de onderwerpen 'mentaal welbevinden' en 'zingeving/veerkracht' uit het spinnenweb. Met deze onderwerpen heb ik geleerd: ik heb gedachten, maar ik ben niet mijn gedachten. Door mijn piekerstemmetje een naam te geven, is het mij gelukt om meer afstand van mijn negatieve gedachten te nemen. Hierdoor kwam er voor mij meer ruimte om te focussen op helpende gedachten als wat wil ik? Wat vind ik? Wat werkt? Wat werkte in het verleden? Door mijn gevoel van onzekerheid dat ik niet goed genoeg ben er te laten zijn, kreeg het juist minder grip op mij en kreeg ik meer ruimte om ondanks mijn angst nieuwe dingen uit te proberen."

Tips van Lili Jung voor POH GGZ-ers die willen starten met groepsconsulten

POH GGZ-ers die willen starten met Positieve Gezondheid in groepsconsulten: begin met de pijler 'kwaliteit van leven' uit het spinnenweb. Met dit startpunt wordt de focus automatisch gelegd op de kracht in plaats van de klacht van de patiënt, een persoonlijke ervaring. Maar hoe krijg je dit in de praktijk nu in een kort, eerste gesprek op tafel? Meestal wordt gestart met de klacht, maar op een manier waarin nauwkeurig wordt vastgesteld wat de patiënt dan vooral niet wil. Vervolgens wordt duidelijk vastgesteld wat de patiënt wel wil of er voor in de plaats wil hebben. Er zijn slechts drie intakevragen nodig die in een half uur verhelderen wat 'kwaliteit van leven' betekent voor de desbetreffende patiënt:
1. Wat zijn je wensen of dromen? Denk aan: relatie(s), woning, werk, daginvulling, financiën, waar geniet je van, wat maakt je gelukkig, waarin zou je je in de komende vijf jaar ontwikkeld willen hebben?
2. De wondervraag: Stel je gaat vanavond slapen en er gebeurt een wonder waarin je genoemde wensen of dromen uitkomen. Je wordt wakker maar weet niet dat dit wonder is gebeurd, welk verschil maakt dit dan? Wanneer merk je in de loop van de dag dat dit wonder wel degelijk is gebeurd? Laat de patiënt zich dit gedetailleerd inbeelden, visualiseren.
3. Welk genoemd verschil kun je nu (en de uitdaging is binnen 24 uur) al in de praktijk brengen, al is het maar een klein beetje?

Een patiënte (29 jaar) met haar ervaring bij de intake van de groepsconsulten:
"De intake heb ik als heel fijn ervaren omdat het anders was. Vooruitblikken zorgt ervoor dat ik meer duidelijkheid krijg in waar ik naartoe wil. Ook een heel fijne stap om kennis

> te maken, zo ervoer ik dat naar een psycholoog gaan ook leuk kan zijn. Het verlaagde voor mij de drempel, ondanks dat ik er erg tegenop zag, viel het heel erg mee. Deze dingen hebben indruk op mij gemaakt en waren ook fijn om thuis te bespreken. Ik ging na een eerste gesprek al positiever naar buiten."
>
> De antwoorden op de vragen zijn steeds verhelderend en doelgericht waardoor soms slechts één consult nodig is. De voordelen:
> - Delen van informatie in een groep inspireert. De deelnemers fungeren daarnaast vaak als elkaars spiegel en klankbord. Na deze intake is het gemakkelijk mensen bij elkaar te krijgen.
> - De thema's van Positieve Gezondheid spreken iedereen aan.
> - Bedenk voor het uitvoeren van groepsconsulten als POH GGZ welke interventies je bij individuele gesprekken vaak gebruikt, zet ze in bij de groep, die interventies werken in een groepsverband namelijk versterkend.
> - De groepsdynamiek is iets heel bijzonders, dat krijg je in een individueel gesprek soms niet voor elkaar.

5.6.4 De doktersassistente

De rol van de doktersassistente in de organisatie van de huisartspraktijk is cruciaal. Dat is werkend vanuit het concept van Positieve Gezondheid niet anders. Met name de planning van de spreekuren wordt grotendeels door hen bepaald door middel van triage. Onder triage wordt verstaan het dynamische proces van urgentie bepalen plus de vervolgactie. De patiënt en zijn zorgvraag staan hierbij centraal (Nederlandse Triage Standaard 2014). De meeste vragen bereiken de praktijk via de telefoon. De assistente moet de vragen vaak onder hoge tijdsdruk zo goed mogelijk verwerken. Met uitzondering van de herhaalrecepten worden de meeste hulpvragen aan de huisarts doorgegeven. De urgentiegraad van deze hulpvragen varieert. Bij sommige patiënten is een spoedvisite vereist, maar een aantal patiënten hoeft de arts niet op de dag zelf te zien. Een deel van de hulpvragen kan mogelijk door een andere hulpverlener worden opgelost, zoals de praktijkondersteuner, assistente of fysiotherapeut. Adequate triage voorziet in differentiatie van de hulpvraag wat betreft inhoud, urgentie, soort hulpverlener en tijdsbeslag. De doktersassistente handelt een deel van de hulpvragen telefonisch af. Zij kan telefonisch zelfzorgadviezen geven, hiervoor verwijzen naar Thuisarts.nl en eenvoudige verrichtingen (zoals bloeddrukcontrole, oren uitspuiten en glucosemeting) naar een assistentenspreekuur verwijzen. De overige hulpvragen worden verdeeld over de huisarts en andere hulpverleners.

In een triagesysteem is dus onderscheid te maken tussen een 'filterdeel' en een 'delegatiedeel'. Een triage-instrument zoals de NHG-triagewijzer is een gestructureerde methode die de praktijkassistente kan helpen deze beoordeling te maken (NHG 2020). Onderzoek laat zien dat triage door de doktersassistente kan leiden tot een daling van het aantal praktijkconsulten van 10 % (filterdeel) (Reitz et al. 2007). Daarnaast bepaalt de doktersassistente de vervolgactie op de (zorg)vraag van de patiënt (delegatiedeel). Als de doktersassistente kennis heeft van het concept van Positieve Gezondheid kan ze deze gericht inzetten in de triage. Met name oplossingsgerichte vragen, zoals: 'Waar hoop je op?' en 'Wat voor verschil zal het antwoord op je zorgvraag voor je maken?' kunnen helpen inzicht te krijgen in de werkelijke behoefte van de patiënt. Dit kan leiden tot een andere vervolgactie dan wanneer deze vragen niet worden gesteld. Aan de ene kant helpt het om al aan de telefoon oplossingen aan te dragen voor vragen waarvan duidelijk wordt dat de patiënt deze zelf met behulp van advies kan oplossen, of die zelfs helemaal niet thuishoren in het medisch domein. Aan de andere kant kan de doktersassistente, wanneer duidelijk wordt dat zingevingsvragen of ingewikkeldere problematiek speelt, juist extra ruimte hiervoor plannen in het spreekuur van de huisarts. Hierdoor kan ze een belangrijke rol spelen in het creëren van meer tijd voor de patiënt. Als ze het aantal praktijkconsulten met 10 % kan laten dalen, is er meer ruimte voor andere consulten die meer tijd vragen. Dit vraagt wel een andere benadering van sommige hulpvragen (zie kader Verkoudheid en triage door de doktersassistente). Dat maakt dat doktersassistentes ook wel druk kunnen voelen als er gewerkt gaat worden volgens het concept van Positieve Gezondheid.

> **Nederlandse Vereniging voor Doktersassistenten**
>
> De Nederlandse Vereniging voor Doktersassistenten organiseert bijscholingen Positieve Gezondheid en daarnaast specifieke trainingen triage vanuit Positieve Gezondheid speciaal voor doktersassistenten (leden en niet-leden) (▶ https://tinyurl.com/gezondheid-scholing).

Om ervoor te zorgen dat de huisarts en de praktijkondersteuners meer tijd voor hun patiënten hebben, wordt het nog belangrijker om te voorkomen dat patiënten met oneigenlijke hulpvragen op het spreekuur komen of dat patiënten op de verkeerde plek gepland worden. Sommige praktijken die met Positieve Gezondheid werken, kiezen er daarom bewust voor om de telefonische beschikbaarheid van assistentes uit te breiden, zodat assistentes meer tijd voor de patiënten aan de telefoon hebben.

> **Verkoudheid en triage door de doktersassistente (naar eigen regie en zelfzorg)**
>
> Als patiënten bellen voor een afspraak om naar de longen te laten luisteren in verband met een verkoudheid, is het maar de vraag of dat echt nodig is. De doktersassistente kan hierover uitleg geven en verwijzen naar Thuisarts.nl (▶ https://tinyurl.com/ik-ben-verkouden) waarin met een filmpje en tekst wordt uitgelegd dat een verkoudheid vanzelf overgaat. Er staat ook wanneer wel contact met de huisarts gezocht moet worden. Dat vraagt wel wat van de assistente, want uitleg geven kost tijd, die er soms niet is. Ook kan de patiënt teleurgesteld reageren als de wens tot een afspraak bij de dokter niet gehonoreerd wordt. De basishouding van de assistente om hulpvaardig te willen zijn en patiëntgericht en patiëntvriendelijk te willen werken, maakt het daarnaast lastig om niet in te gaan op de zorgvraag van de patiënt. Nee zeggen is altijd moeilijker dan ja. Helemaal als de assistente ziet dat er nog een plekje vrij is op het spreekuur van de huisarts. Als de huisarts dat ook geen probleem vindt (de longen zijn zo geluisterd, het is een makkelijk en snel consult en kan gedeclareerd worden) is een afspraak snel gemaakt. De patiënt is blij verrast, het geeft de assistente een goed gevoel en het is niet belastend voor de huisarts. Het probleem is alleen dat als je als praktijk 25 jaar lang op deze manier met deze hulpvraag omgaat, patiënten leren dat het klaarblijkelijk zinvol

is om de longen te laten luisteren bij een verkoudheid. Medicaliserend, dus. Het aantal verzoeken neemt hierdoor toe en op het moment dat het niet zo goed uitkomt in de planning om mensen met deze hulpvragen te zien, wordt het lastiger om deze vraag niet meer te honoreren. "Ja maar, de vorige keer kon dat wel."

Het anders gaan doen in de praktijk vraagt wel wat van de doktersassistente, maar ook van de dokter en zeker ook van de patiënt. Het vraagt voldoende tijd aan de telefoon voor uitleg en leren omgaan met weerstand als een zorgvraag een vervolg krijgt dat de patiënt niet verwachtte. Bij eigen regie en veerkracht stimuleren past het om de eigen verantwoordelijkheid hierop aan te spreken. Het vraagt om begrip als de patiënt desondanks een afspraak bij de dokter wil. En het is ook noodzakelijk dat een huisarts dezelfde boodschap afkondigt als haar assistente op het spreekuur. Blijf consequent. Ook als het erg druk is en het eigenlijk sneller is om maar even naar die longen te luisteren, dan uit te leggen waarom je dit niet doet. Als je kijkt naar de tijdsmanagementmatrix in ◘ fig. 5.3 dan geldt ook hier weer het belang van de bereidheid van doktersassistente en huisarts te investeren in kwadrant-II(belangrijk en niet urgent)-activiteiten (goed plannen, nadruk op zorgen dat, in plaats van zorgen voor, stimuleren van eigen veerkracht, eigen regie en vermogen zelf dingen op te lossen). Kwadrant-III(urgent en niet belangrijk)-activiteiten komen dan minder voor (honoreren van oneigenlijke hulpvragen, onvoldoende triage, geen nee kunnen zeggen en hulpvraag op de verkeerde plek).

In de praktijk blijkt het voor doktersassistentes vaak moeilijk om actief bezig te blijven met Positieve Gezondheid. Dit komt door de hectiek van de dag en de praktische taken van de assistente. Ook hier geldt dat de doktersassistente inzicht kan krijgen in wat Positieve Gezondheid inhoudt door zelf het spinnenweb in te vullen en het te bespreken met collega's. In sommige praktijken werken de doktersassistentes al proactief door samen met de patiënt het spinnenweb in te vullen als voorbereiding voor een kennismakingsgesprek bij inschrijving van een nieuwe patiënt. Of zij vullen eerst het spinnenweb in met de patiënt bij klachten als moeheid, burn-out, et cetera. Het kan ook werken om ruchtbaarheid te geven aan deze nieuwe vorm van werken, door patiënten op verschillende manieren te informeren. Leg op de website van de huisartspraktijk bijvoorbeeld uit dat jullie werken met Positieve Gezondheid en wat dit betekent voor de patiënt. Verspreid nieuwsbrieven of vertel iets over Positieve Gezondheid in een lokaal blaadje of in een folder in de praktijk. De doktersassistente kan helpen om in kaart te brengen welke communicatiemiddelen jullie kunnen gebruiken en de doktersassistente kan helpen om de boodschap verder te verspreiden.

5.7 De fysieke werkplek

De meest laagdrempelige: aanpassing van de fysieke werkplek aan Positieve Gezondheid is folders en flyers van het spinnenweb neer te leggen in de wachtkamer, waarin mensen uitgenodigd worden het spinnenweb in te vullen en daarna met de huisarts te bespreken. Een van de auteurs van dit handboek maakte een keer mee dat een patiënt, die een afspraak had gemaakt voor rugklachten, in tranen de spreekkamer in kwam met de folder in zijn hand en zei: 'Wat fijn, eindelijk eens iemand die

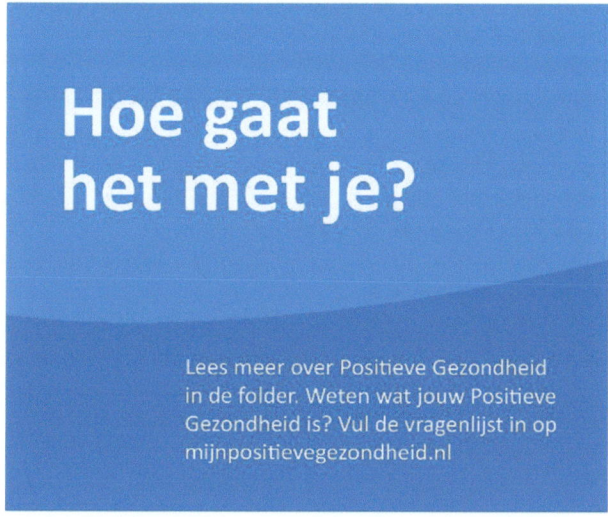

Figuur 5.8 Poster met uitnodiging om het spinnenweb in te vullen. (Bron: ▶ www.iph.nl)

vraagt hoe het met me gaat!'. Daarnaast kunnen posters in de wachtkamer opgehangen worden, zie fig. 5.8. Een andere mogelijkheid is een informatiezuil te plaatsen met posters, folders et cetera. Ook kan in de wachtkamer een animatiefilmpje Positieve Gezondheid voor patiënten vertoond worden op het WIS (wachtkamerinformatiesysteem) (iPH.nl).

De meest ingrijpende manier om de fysieke werkplek aan te passen is door de totale praktijk in te richten aan de hand van het concept Positieve Gezondheid, waarbij de kleuren bij de zes dimensies van Positieve Gezondheid in looplijnen zichtbaar zijn in de praktijk. Een voorbeeld hiervan is Spectrum Medisch Centrum in Meppel (zie kader). Het is een mooie manier van 'nudging' om mensen erop te attenderen dat de zorgprofessionals die in dit gezondheidscentrum werken naar de hele mens en niet alleen naar de klacht kijken. In een huisartspraktijk in Arnhem hebben ze bijvoorbeeld alle ziektegerichte folders in de kast gezet en dus uit het zicht, om vooral de focus te leggen op het wenkende perspectief en waar je wilt dat mensen naartoe bewegen. Dus geen posters met wat niet goed is of niet mag, maar beelden met wat je wilt dat er gebeurt, dat mensen gaan doen. In weer een andere praktijk komt elke twee maanden een ander concept van Positieve Gezondheid in de wachtkamer aan bod.

> **Spectrum Medisch Centrum Meppel**
>
> In Meppel hebben samenwerkende huisartsen en therapeuten de hoofden bij elkaar gestoken om een nieuw gezondheidscentrum neer te zetten. Onder begeleiding van diverse experts hebben zij een gezamenlijke missie en visie geformuleerd waarin Positieve Gezondheid een belangrijke hoeksteen werd. Geënthousiasmeerd door het gedachtegoed van Machteld Huber zijn zij op zoek gegaan naar partners binnen de eerstelijns gezondheidszorg die deze visie met hen samen wilden uitdragen. Een lokale ondernemer ondersteunde het plan door een oude Gamma-bouwmarkt beschikbaar te stellen. Met de deelnemende partijen en met inspraak van de patiëntenraad werden alle disciplines als vlakken over de beschikbare ruimten verdeeld, waarbij ruimte voor ontmoeting en onderlinge samenwerking centraal stond.
> Alle disciplines zijn gehuisvest rond een ruime, centrale wachtruimte, met centraal ook de huisartspraktijk, als spin in het web.
> Vanuit daar werden zes vleugels conform de zes domeinen van Positieve Gezondheid gevormd waarin de samenwerkende disciplines van het desbetreffende domein hun spreekkamers hebben. De medewerkers van de huisartspraktijk zitten daardoor soms in een andere vleugel, zodat bijvoorbeeld de POH somatiek vlakbij de diëtiste, fysiotherapeuten en podotherapeut haar spreekkamer heeft.
> Zo weerspiegelt de architectuur van het gezondheidscentrum de visie die het centrum wil uitdragen.
> In totaal zijn zo'n dertig verschillende disciplines gehuisvest in het centrum. Op de kleinere eerste verdieping is voor alle medewerkers van het centrum een ontmoetingsruimte gecreëerd, waar laagdrempelig samen tijdens de koffie- of lunchpauze overlegd kan worden en nieuwe samenwerkingsinitiatieven ontwikkeld worden onder het motto 'Samen beter!'.

5.8 Hoe zorg ik dat mijn team gemotiveerd blijft?

Zoals dit hoofdstuk al liet zien komt er nogal wat bij kijken om een verandering van werkwijze te introduceren in de praktijk. Vervolgens moet de veranderde werkwijze dan ook nog verankerd worden, daar wordt vaak te licht over gedacht en amper rekening mee gehouden. Goed je te realiseren dat dit een proces is van jaren, met periodes waarin er veel energie en enthousiasme is en periodes waarin de aandacht wat weg zakt. 'Progress is not linear, but three steps forward and two steps back' (Wye en McClenahan 2000). InEen heeft geïnspireerd op het model van Foggs dit in beeld gebracht voor een webinar over duurzame implementatie in de praktijk van *het andere gesprek* (◘ fig. 5.9). Het laat zien wat er komt kijken bij het verankeren van een nieuwe werkwijze. InEen ondersteunt de beweging van persoonsgerichte zorg. Wat maakt dat je het andere gesprek *wilt* gaan toepassen? Wat maakt dat je het andere gesprek *kan* gaan toepassen en wat heeft je praktijk *nodig* om het te blijven doen (triggers)?

Studies over effectieve veranderingen in de patiëntenzorg waarin gekeken is naar factoren verklarend voor het succes van het doorvoeren en vasthouden van verandering komen steeds uit op onderlinge samenwerking en leiderschap (Wensing en Grol 2017). Het is daarbij niet verbazingwekkend dat met name als artsen zelf de leiding namen in verbetertrajecten in de zorg er meer projecten succesvol uitgevoerd werden, dan wanneer mensen van buiten de leiding hadden (Weiner et al. 1997). In het

5.8 · Hoe zorg ik dat mijn team gemotiveerd blijft?

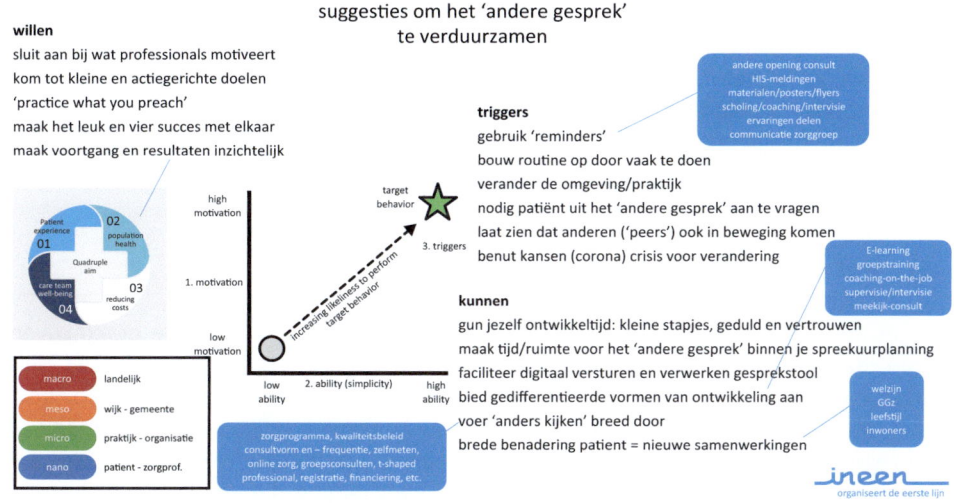

■ Figuur 5.9   Het verankeren van het andere gesprek (variatie op Foggs model)

doorvoeren en vasthouden van veranderingen speelt de *organisatiecultuur* ook een cruciale rol. Een organisatiecultuur waarbinnen Positieve Gezondheid haar natuurlijke plek heeft gevonden ontstaat niet vanzelf. Dat kost tijd (jaren), energie en geld! Literatuur over de voorwaarden voor een goede organisatorische context voor de implementatie van nieuwe werkwijzen laat zien dat de volgende zaken van belang zijn (Wensing en Grol 2017):

– Leiderschap met een consistente visie op verbetering van de zorg, stellen van concrete, ambitieuze doelen, hanteren van strikte deadlines en een voorbeeldfunctie. Het blijkt niet te werken om als leiding van een instelling aanvankelijk enthousiasme uit te stralen, maar de feitelijke uitvoering vervolgens te delegeren.
– Een open, op verandering gerichte cultuur, te bereiken door iedereen erbij te betrekken, medewerkers voortdurend te scholen en te zorgen voor effectieve onderlinge communicatie.
– Management van veranderprocessen verloopt effectief wanneer je mensen kiest in de organisatie die toegewijd willen werken aan de verandering. Stel een projectteam samen waarin alle betrokkenen meedoen, laat snel successen zien (het gevoel moet ontstaan dat het echt iets oplevert voor patiënten en zorgverleners), maar neem ook de tijd voor de verandering en zorg dat er voldoende budget beschikbaar is. Hoe? Kijk voor mogelijkheden voor extra financiering naar ▶ H. 7.
– Ervaringen in tal van implementatieprojecten wijzen daarnaast op het grote belang van het inbouwen van het implementatieplan in bestaande structuren. Het advies is om te benutten wat er al is (Wye en McClenahan 2000). Een structuur die in de meeste huisartspraktijken aanwezig is, is het praktijkoverleg. Denk aan mogelijkheden om die overleggen te gebruiken om Positieve Gezondheid op de agenda te houden.
– Eenduidige documentatie en registratie van *het andere gesprek* kunnen ook bijdragen aan duurzame implementatie. Hier is landelijk nog niets over afgesproken. In Leidsche Rijn wordt ICPC P49 gebruikt (preventieve verrichting) waar in

probleemlijst 'PG-gesprek' wordt genoteerd; dit staat voor zowel persoonsgericht gesprek als Positieve Gezondheid-gesprek. Hier kan het spinnenweb aan gekoppeld worden, zodat het makkelijk terug te vinden is in het dossier. Technologisch zijn er ook steeds meer mogelijkheden om het spinnenweb aan het medisch dossier te koppelen. Er zijn ook praktijken die Positieve Gezondheid als een gespreksmanier zien, dat niet specifiek hoeft te worden vastgelegd met ICPC.

5.8.1 Het praktijkoverleg

De meeste huisartspraktijken kennen één of meer vormen van reguliere praktijkoverleggen, dagelijks, wekelijks of maandelijks, voor alleen de huisartsen, voor het hele praktijkteam of met andere betrokkenen in de zorg (thuiszorg, welzijn, fysio, apotheker, etc.). Positieve Gezondheid kan een duurzame plek krijgen op de agenda van deze reguliere overleggen door afspraken te maken over *positief vergaderen*. We zijn gewend dat overleggen en vergaderingen gaan over dingen die we anders willen, die dus niet goed gaan. Bannink en Jansen noemen dat in hun boek Positieve Gezondheidszorg probleemgericht vergaderen en stellen daar oplossingsgericht vergaderen tegenover. Zie ◘ tab. 5.1.

Vergaderingen kunnen daarnaast anders verlopen als je zorgt voor een positief begin. In huisartspraktijk Afferden wordt het maandelijkse praktijkoverleg, waarbij alle praktijkmedewerkers aanwezig zijn, begonnen met één van de praktijkmedewerkers die iets positiefs meldt over alle aanwezige praktijkmedewerkers. De medewerker heeft zich hiervoor aangeboden in het voorafgaande overleg. Dat betekent dat hij een maand zijn collega's heeft kunnen observeren op positieve gebeurtenissen of momenten.

◘ Tabel 5.1 Verschillen tussen probleemgericht en oplossingsgericht vergaderen

probleemgericht vergaderen	oplossingsgericht vergaderen
focus op problemen: ongewenste situatie in het heden en verleden	focus op het (gezamenlijke) doel: gewenste situatie in de toekomst
focus op wat men of organisatie niet wil	focus op wat men of organisatie wil
focus op wat niet (meer) werkt	focus op wat werkt
focus op problemen	focus op uitzonderingen op problemen
analyse van problemen en knelpunten, zwakke kanten van personen en team; hypothesevorming	analyse van positieve kenmerken, sterke kanten en hulpbronnen van personen en team: hypothesevorming aan elkaar
geschiedenis van problemen: zoeken naar oorzaken en aanwijzen van schuldige(n)	geschiedenis van eerdere successen van personen en van team: wat werkte eerder en hoe lukte dat?
suggesties van personen en team worden niet of onvoldoende gewaardeerd en gebruikt	suggesties van personen en team worden gewaardeerd en gebruikt
voorspelling, er wordt geen actie ondernomen	uitdenken van eerstvolgende stappen en ondernemen van actie

Uit: Bannink en Jansen. Positieve Gezondheidszorg. Oplossingsgericht werken in de huisartspraktijk (2017, pag. 192). Overgenomen met toestemming van de uitgever.

Nadat de positieve gebeurtenissen zijn gemeld, wordt aan alle aanwezigen gevraagd of ze positieve gebeurtenissen willen toevoegen aan de al genoemde positieve gebeurtenissen. Aan het einde van de vergadering wordt er een nieuw persoon gevraagd die de maand erop iets positiefs te melden over iedere medewerker. Afferden begint haar vergaderingen al jaren op deze positieve manier en het wordt door iedereen zeer gewaardeerd. Het is opvallend dat de positieve sfeer die hierdoor opgeroepen wordt de rest van de vergadering merkbaar blijft. In het boek van Bannink en Jansen wordt dit melden van positieve gebeurtenissen positief incident melden (PIM-men) genoemd, analoog aan het veilig incident melden (VIM-men) in het kader van de Wet kwaliteit klachten en geschillen zorg (Wkkgz). In een huisartspraktijk in Hengelo hebben ze een krijtbord op tafel staan waar ze de successen per dag opschrijven en dan in hun overleg bespreken. Het is goed elke maand te ervaren wat oplossingsgericht vergaderen en benoemen wat goed gaat met de deelnemers aan de vergadering doet. Het is een maandelijkse reminder hoe goed deze benadering ook voor patiënten kan zijn en stimuleert dit ook in de spreekuren te blijven toepassen.

Een tweede ritueel in het maandelijks praktijkoverleg in Afferden is dat één persoon van het team gedurende de vergadering observeert in hoeverre alles wat gezegd en besloten wordt bijdraagt aan de missie en visie van huisartspraktijk Afferden (zie tweede kader aan het begin van dit hoofdstuk) en dus bijdraagt aan het werken met Positieve Gezondheid in de praktijk. Het zorgt ervoor dat de praktijk maandelijks herinnerd wordt aan de missie en visie en de plek van Positieve Gezondheid daarin en stimuleert iedereen tijdens de vergadering een bijdrage aan het verwezenlijken ervan te leveren.

In Afferden hebben de drie huisartsen wekelijks een overleg. Vast onderdeel van dit overleg is het bespreken van alle verwijzingen van de week voorafgaande aan de week van de vergadering. Alle verwijzingen worden via ZorgDomein verzonden en geregistreerd. ZorgDomein is een digitaal platform waarop huisartsen verwijzingen naar het ziekenhuis en GGZ kunnen regelen. De meeste huisartsen in Nederland werken hiermee. Het is eenvoudig om uit ZorgDomein wekelijks een lijst uit te printen. Doel van het bespreken van de verwijzingen in het overleg is om van elkaar te leren welke afwegingen tot de verwijzing hebben geleid en of er ook alternatieven voor de verwijzing kunnen zijn, bijvoorbeeld in plaats van verwijzen naar het ziekenhuis een oplossing in het sociale domein of meer aandacht voor één van de andere dimensies van Positieve Gezondheid. Het speelde een belangrijke rol in de daling van het aantal verwijzingen naar de tweede lijn (Jung et al. 2018).

5.8.2 De kettingbrief

Een manier om met elkaar te delen wat je op een dag is opgevallen met het werken met Positieve Gezondheid (zowel wat goed ging als wat meer moeite kostte) is om in je huisartseninformatiesysteem (HIS) een neppatiënt aan te maken en bij toerbeurt elke medewerker van de praktijk iets op te laten schrijven in het journaal van deze patiënt wat hij beleefd heeft die dag in zijn werk met betrekking tot Positieve Gezondheid. In Afferden gebeurt dit al enkele jaren in het dossier van de heer *P. Gezondheid* (zie ▯ fig. 5.10). De e-regel van het journaal heeft als titel *kettingbrief* gekregen. Het wordt door alle praktijkmedewerkers goed gelezen en zorgt ervoor dat Positieve Gezondheid bij iedereen op het netvlies blijft. Sommige medewerkers zijn er fanatieker in het

13-08-2020	S	JDW: een jonge vrouw klimt op uit een diep dal door haar gevoelens te delen en te gaan leven naar haar waarden, ze is begonnen haar eigen koers te varen
	E	kettingbrief
13-08-2020	S	SD: Mooi om te zien hoe iemand zijn leefstijl 180 graden om kan draaien op eigen kracht (keer diabetes om)
	E	kettingbrief
12-08-2020	S	HP mooi om te horen hoe E. de hoop vraag een keer gesteld heeft bij een vriend en hoe verrassend het antwoord was
	E	kettingbrief
12-08-2020	S	ED: Een patiënte ergert zich al 40 jaar lang aan bepaald gedrag van haar partner. Toen ze allebei nog jonger waren, werkten en hun kind opvoedden was er genoeg afleiding. Nu partner al meer dan 10 jaar met pensioen is komen ze elkaar net iets te vaak tegen. Pte verwacht nog steeds dat als zij wat zegt hij zijn gedrag zal veranderen. Dat gaat niet gebeuren, Hoe kan ze het anders aanpakken, waar krijgt ze energie van? Met vriendinnen fietsen op een vaste middag in de week. Alleen thuis zijn als partner naar vrienden toegaat op een vaste avond in de week. Kan ze dat uitbreiden, er meer van gaan doen? Ze gaat het proberen. Misschien lukt het op die manier om de sfeer thuis te verbeteren.
	E	kettingbrief
29-07-2020	S	ED: Pte van begin 20 met diverse lichamelijke en psychische klachten heeft de online versie van de 4 daagse gelopen samen met haar moeder. Elke dag tussen de 10 en 18 km. Ze krijgt het speciaal gemaakte online 4 daagse kruisje thuisgestuurd en brengt dat de volgende keer mee. Heel bijzonder.
	E	kettingbrief
27-07-2020	S	HP lekker aan de slag geweest de afgelopen weken met R. met Positieve Gezondheid, op alle niveaus bekeken wat we doen aan PG, samen een spinneweb ingevuld en R. heeft wat dingen opgeschreven om een verhaal voor de doktersassistenten in T. te kunnen houden, volgende week mee verder met E!
	E	kettingbrief
20-07-2020	S	HdW: vrijwilliger houdt mij op de hoogte van complexe patiënt die opgenomen is in zh waar geen plek voor te vinden is en de vrijwilliger krijgt van mij weer feedback over hoe ze het moet doen. hoe mooi kan de samenwerking zijn. de een leert, de ander hoeft er veel minder tijd in te steken en de patiënt is er het meest mee geholpen
	E	kettingbrief

Figuur 5.10 Kettingbrief Positieve Gezondheid uit huisartseninformatiesysteem Afferden; aan het begin van de S-regel staan de initialen van de medewerker die de journaalregel heeft ingevuld (Bron: Jung 2020)

dossier met voorbeelden te vullen, anderen minder. Soms is even een wake-up call nodig om de discipline aan te halen.

5.8.3 Werkgroepjes Positieve Gezondheid

Een andere mogelijkheid is dat je in de praktijk kleine werkgroepjes samenstelt bestaande uit een doktersassistente, een praktijkondersteuner en een huisarts en om de zes weken een overleg hebt rondom een thema van Positieve Gezondheid. Dat kan zijn om een hoofdstuk te bespreken uit dit handboek Positieve Gezondheid, dat kan zijn om elkaar een opdracht te geven om te oefenen met oplossingsgerichte vragen, te oefenen met het spinnenweb of om een passende tekst te bedenken over Positieve Gezondheid op de webpagina van de praktijk.

5.8.4 Effectief communiceren

Een open, op verandering gerichte cultuur, te bereiken door iedereen erbij te betrekken, medewerkers voortdurend te scholen en te zorgen voor effectieve onderlinge communicatie, lijkt een belangrijke voorwaarde voor het invoeren en borgen van nieuwe manieren van werken (Wensing en Grol 2017). Dat geldt dus ook voor het invoeren en borgen van werken met Positieve Gezondheid. Het kan daarom goed zijn om eens kritisch te kijken naar hoe je met elkaar communiceert en wat in de communicatie bijdraagt aan een open, op verandering gerichte cultuur en welke communicatie dat belemmert. In onze communicatie veroordelen we elkaar erg makkelijk. Hierdoor creëren we afstand in plaats van verbinding (zie fig. 5.11). 'Je luistert niet', 'Je houdt je niet aan de afspraak', 'Je weet dat ik geen ingreepje halverwege het spreekuur wil doen', 'Is die volle naaldencontainer nou nog niet vervangen, is dat nou LEAN werken?'

5.8 · Hoe zorg ik dat mijn team gemotiveerd blijft?

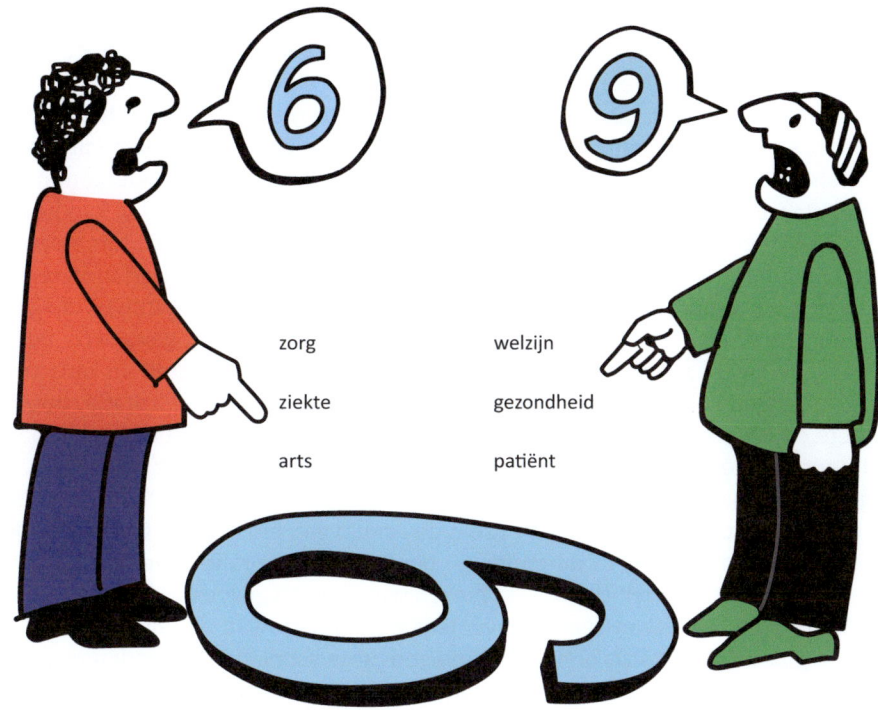

Figuur 5.11 Effectief communiceren?

(zie voor LEAN ook het kader Efficiënte Praktijkvoering in dit hoofdstuk). Hiermee ontnemen we onszelf de mogelijkheid om werkelijk met elkaar in contact te komen. Als we op deze manier spreken, dan denken en communiceren we vanuit wat er naar ons idee mankeert aan het gedrag van anderen. Dat doen we ook ten aanzien van onszelf. Onze aandacht is dan gericht op het vaststellen in hoeverre iets fout is en niet op de behoeften van onszelf en de ander. Dus gericht op wat niet goed gaat en niet op waar je naartoe wilt. Gericht op het probleem, niet op de oplossing. Dit heeft te maken met irritaties, die we dagelijks kunnen ervaren, maar waarbij we wijzen naar de ander, of naar onszelf, in plaats van eerst te kijken naar wat die irritatie zegt over de behoefte bij jezelf die daarmee samenhangt. Hierdoor raak je makkelijk vast in je emotie van frustratie, woede of verdriet wanneer je in contact treedt met andere mensen. Dit maakt het erg moeilijk om je eigen behoefte nog gezegd te krijgen, zodat je deze verdringt.

5.8.5 Verbindende communicatie

Een vorm van effectief communiceren is *verbindende communicatie*. Verbindende communicatie is een methode die de drempel verlaagt om te zeggen wat je dwarszit, door je te leren hoe je uiting kunt geven aan je ongenoegen, zonder te wijzen naar de ander of jezelf. Dat is goed voor de eigen gezondheid en voor de relatie met de ander. Verbindende communicatie is ontwikkeld door Marshall Rosenberg en werd door hem *geweldloze communicatie* genoemd (Rosenberg 2011). Marshall Rosenberg geeft in zijn boek heel praktisch weer hoe je de boodschap onderscheidt van de manier waarop iets gezegd wordt en vervolgens hoe je jouw boodschap kunt brengen zonder jezelf of de ander te schaden. Hij leert je te zeggen wat je wil én te horen waar het de ander om gaat. Het is een taal van mededogen waarmee de machtsstrijd wordt overstegen en wordt bewogen naar samenwerking en vertrouwen. Zo verloopt de communicatie ontwapenender, doeltreffender en leidt zij tot verbinding. Verbindende communicatie geeft structuur aan een gesprek zodat men het doel ervan in het oog kan houden, ook als daarbij emoties spelen. Het geeft ook rust, omdat je ervaart dat het mogelijk is om de eigen behoeften te combineren met behoeften van anderen en morele waarden waarop de ander aanspreekbaar is. Ook ontdek je waar de verantwoordelijkheid begint en stopt: ieder is verantwoordelijk voor eigen interpretaties, gevoelens, behoeften en handelingen. Je kunt het heft in handen nemen terwijl anderen de kans krijgen dit ook te doen, voor henzelf. Zo ontdek je dat er een manier is om irritatie, boosheid of andere emoties te kanaliseren op een manier die het gesprek niet afbreekt, maar in stand houdt. Rosenberg koos twee dieren om zijn ideeën krachtig en duidelijk over te brengen: de jakhals en de giraffe. Zij staan symbool voor twee kwaliteiten in ons. De jakhals is gericht op het probleem en zoekt de schuld van emoties als verdriet of boosheid bij jezelf (ik ben fout) of de ander (jij bent fout). De giraffe is gericht op zoeken naar een oplossing bij jezelf (je bewust maken van je eigen gevoelens en behoeften) of de ander (je bewust maken van de gevoelens en behoefte van de ander) (Mol 2020). Het kan erg zinvol zijn om als praktijk samen gericht te scholen in verbindende communicatie. Door te oefenen met elkaar leer je elkaar beter kennen en spreek je makkelijker dezelfde taal. De woorden jakhals en giraffe kunnen daarbij een begrip worden en onderdeel van de gezamenlijke taal. Je kunt elkaar daardoor makkelijker helpen om bij moeilijke situaties met jezelf en de ander in verbinding te blijven. In Nederland is het op tientallen plekken mogelijk met je team cursussen en trainingen verbindende communicatie te volgen gecertificeerd door 'the center for nonviolent communication'(C-NVC 2020).

Herkennen van emoties door verbindende communicatie

Je bent doktersassistente. Het is vijf voor vijf. Het antwoordapparaat kan er bijna op. Het was een drukke, hectische dag. Ook omdat je weet dat de huisarts die vandaag werkt haar jonge kinderen voor half zes van het kinderdagverblijf moet ophalen. Veel uitloop is er dus niet op zo'n dag. Die druk was eigenlijk de hele dag al voelbaar. Er mag niets mis gaan. En je voelt je daar verantwoordelijk voor. En dan gaat de telefoon. Het zal toch niet: meneer B. Die belt ook altijd aan het einde van de dag en ja hoor, hij vraagt weer om een visite.
Het zijn dit soort situaties waarin je gevaar loopt (verkeerde) beslissingen te nemen op basis van emoties. Meneer B. belt altijd voor onnozele dingen, denk je, en er is nu echt geen ruimte. Die visite kan en moet hoe dan ook niet gehonoreerd worden. Je zet je schrap aan de telefoon. Meneer B. merkt de weerstand en reageert daarop door erg boos te worden en juist een visite te eisen. Je weet niet meer hoe het verder moet en verbindt ten einde raad de patiënt maar door met de huisarts. Je voelt je schuldig.
Even later loopt de dokter langs de balie met haar visitetas. Zonder een woord te zeggen maar met een blik in haar ogen die veelbetekenend is: wat een rotdag.

> Verbindende communicatie leert je je emoties te herkennen en te benoemen op het moment dat ze zich aandienen. Als je daartoe in staat bent, kun je beter reageren op het verzoek van een ander (om een visite) en je beter verdiepen in die ander. Ook als het vijf voor vijf is. Er ontstaat ruimte om te luisteren naar de ander. Die ander hoeft zich dan niet schrap te zetten en voelt zich gehoord, zonder dat dat betekent dat je ook per se tegemoet komt aan het verzoek van de ander. Je realiseert je daarbij waar je verantwoordelijkheid begint en stopt. Jij kunt er niets aan doen dat er nog kinderen op het kinderdagverblijf opgehaald moeten worden, meneer B. ook niet. Je legt de keuze voor wel of geen visite dan ook bij de huisarts. Als je vervolgens de patiënt doorverbindt naar de huisarts schat deze in dat het verantwoord is een dag met de visite te wachten en lukt het haar vrij makkelijk om dat zo met meneer B. af te spreken.
> Even later loopt de dokter langs de balie zonder haar visitetas. Ze zwaait naar je met een glimlach. Ik ben weg, fijne avond!

De huisartspraktijk is ingebed in een gemeenschap van dorp of wijk. Hoe verhoudt een praktijk zich tot deze gemeenschap? Daarover gaat ▶ H. 6.

5.8.6 Samenvatting

Dit hoofdstuk ging over de organisatie van de huisartspraktijk en de rol van de verschillende medewerkers. Hoe kun je Positieve Gezondheid succesvol in je organisatie inpassen? Kernboodschap is dat het niet voldoende is Positieve Gezondheid als een truc te zien, bijvoorbeeld door mensen in je organisatie opdracht te geven de spinnenwebvragenlijst in te laten vullen. Iedereen in de praktijk zal het beeld moeten hebben dat Positieve Gezondheid bijdraagt aan het verwezenlijken van de kernwaarden waar de praktijk voor staat. Alleen dan krijgt Positieve Gezondheid de plek in de organisatie die nodig is om echt anders te gaan werken. Maar hoe pak je dat aan? Vanuit het opstellen van een praktijkvisie en -missie wordt gekeken naar wat je anders zou willen doen. De tijdmanagementmatrix blijkt hierbij heel erg bruikbaar. Er werd ingegaan op hoe je kunt kennismaken met Positieve Gezondheid, hoe Positieve Gezondheid in de praktijk geïmplementeerd kan worden en hoe het team gemotiveerd blijft om met Positieve Gezondheid bezig te blijven.

Voor meer informatie, achtergrond of filmpjes over dit hoofdstuk zie QR scan.

Literatuur

Afferden-Limburg.nl (2019). *Analyse dorpsdagboeken Afferden*. Opgehaald van het web in augustus 2020 van ▶ https://afferden-limburg.nl/tag/dorpsdagboeken/.
Bannink, F., & Jansen, P. (2017). *Positieve gezondheidszorg. Oplossingsgericht werken in de huisartspraktijk.* Amsterdam: Pearson Benelux.
Bannink, F., & Jansen, P. (2019). Samenwerken aan een beter leven. *Bijblijven, 35,* 18–25.
Bannink, F., & Jansen, P. (2020). *Positieve Gezondheidszorg*. Opgehaald van het web in augustus 2020 van ▶ https://www.positievegezondheidszorg.nl/#home.
Covey, S. (2010). *De zeven eigenschappen van effectief leiderschap*. Amsterdam: Business Contact.
Den Outer, B. (2019). Ketenzorg vraagt om een persoonsgerichte, geïntegreerde benadering. *De eerste lijns platform voor strategie en innovatie*. Opgehaald van het web in september 2020 van ▶ https://www.de-eerstelijns.nl/2019/10/ketenzorg-vraagt-om-een-persoonsgerichte-geintegreerde-benadering/.
De Saint-Exupéry, A. (2012). Citadelle, posthum 1948. In: Van der Kaap A. (Red.), *Het verlangen naar de eindeloze zee. Histoforum didactiek. Het online tijdschrift voor geschiedenisdidactiek*. Opgehaald van het web in augustus 2020 van ▶ http://histoforum.net/columns/column14.html.
Hesdahl, B., Houben, C., & Smeijsters, R. (2019). Positieve gezondheid helpt de huisarts naar mens én omgeving te kijken. *Bijblijven, 35,* 39–48.
Huber, H. (2019). Positieve gezondheid – de status anno 2019. *Bijblijven, 35,* 7–17.
Huber, M. (2014). *Towards a new, dynamic concept of Health. Its operationalisation and use in public health and healthcare, and in evaluating the health effects of food.* Maastricht: Maastricht University. ISBN 978-94-6259-471-5.
iPH Institute for Positive Health (2019a). *De iPH academie*. Opgehaald van het web in augustus 2020 van ▶ https://iph.nl/academie/.
iPH Institute for Positive Health (2019b). *Samen werken aan positieve gezondheid*. Opgehaald van het web in augustus 2020 van ▶ https://iph.nl/.
iPH Institute for Positive Health (2019c). *Positieve gezondheid op de tekentafel van architecten*. Opgehaald van het web in augustus 2020 van ▶ https://iph.nl/positieve-gezondheid-op-de-tekentafel-van-architecten/.
Jung, H.P., Baerveldt, C., Olesen, F., Grol, R., & Wensing, M. (2003). Patient characteristics as predictors of primary health care preferences: A systematic literature analysis. *Health Expectations, 6,* 160–181.
Jung, H. P., Jung, T., Liebrand, S., Huber, M., Stupar-Rutenfrans, S., & Wensing, M. (2018). Meer tijd voor patiënten, minder verwijzingen? *Huisarts en Wetenschap, 61*(3), 39–41. ▶ https://doi.org/10.1007/s12445-018-0062-y.
Jung, H. P., Liebrand, S., & Van Asten, C. (2019). Uitkomsten van het hanteren van positieve gezondheid in de praktijk. *Bijblijven, 35,* 26–35.
Kleijne, I. (2019). Huisarts zet stempel met paarse krokodil in. *Medisch Contact*. Opgehaald van het web in augustus 2020 van ▶ https://www.medischcontact.nl/nieuws/laatste-nieuws/artikel/huisarts-zet-stempel-met-paarse-krokodil-in.htm.
Klomp, M., Mutsaerts, J. F., Rempe, J., Neumann, R., & Vogelzang, F. (2020). *Denkraam integratie zorgprogramma's voor chronische aandoeningen*. Utrecht: InEen.
Kroenke, K. (2014). A practical and evidence-based approach to common symptoms: A narrative review. *Annals of Internal Medicine, 161*(8), 579–586.
Lambregtse, C. (2017). Meer tijd voor de patiënt. *LHV de Dokter, 8*(4), 8–11.
Landelijke Huisartsen Vereniging (2017). *Meer tijd, welke oplossing past bij uw praktijk*? Opgehaald van het web in augustus 2020 van ▶ https://meertijdvoordepatient.lhv.nl/.
Landelijke Huisartsen Vereniging (2020). *LHV academie*. Opgehaald van het web in augustus 2020 van ▶ https://www.lhv.nl/lhv-academie.
Landelijke Vereniging Georganiseerde eerste lijn (2007). *Praktijkondersteuning GGZ in de eerste lijn. Een eerste beschrijving van de functie praktijkondersteuning GGZ in de eerste lijn*. LVG, Utrecht opgehaald van het web in augustus 2020 van ▶ https://www.praktijksteun.nl/pub/file/Praktijkondersteuning%20GGZ%20in%20de%20eerste%20lijn.pdf.
Landelijke Vereniging POH-GGZ (2020). *Functieprofiel*. Opgehaald van het web in augustus 2020 van ▶ https://www.poh-ggz.nl/poh-ggz/functieprofiel/.
LHV.nl Landelijke Huisartsen Vereniging (2019) *Factsheet*. Opgehaald van het web in augustus 2020 van ▶ https://www.lhv.nl/actueel/dossiers/meer-tijd-voor-de-patient%20.
Meyboom-de Jong, B. (2019). Redactioneel ten geleide. *Bijblijven, 35,* 4–6.

Literatuur

Mol, J. (2020). *De giraf en de jakhals in ons. Over geweldloos communiceren*. Amsterdam-Duivendrecht: SWP.

Nationale Diabetes Challenge (2020). *De Nationale Diabetes Challenge. Doe mee aan NDC 2020*. Opgehaald van het web in augustus 2020 van ▶ https://www.nationalediabeteschallenge.nl/.

Nederlands Huisartsen Genootschap (NHG) (2020). *NHG Triagewijzer 2020*. Opgehaald van het web in augustus 2020 van ▶ https://www.nhg.org/triagewijzer.

Nederlandse Triage Standaard (2014). *Nederlandse Triage Standaard, ketenstandaard voor triage in de acute zorg*. Opgehaald van het web in augustus 2020 van ▶ https://de-nts.nl/.

Nederlandse Zorg Autoriteit (2020). *Beleidsregel regionale ondersteuning eerstelijnszorg – BR/REG-20146*. Opgehaald van het web in augustus 2020 van ▶ https://puc.overheid.nl/nza/doc/PUC_277025_22/1/.

Nimnuan, C., Hotopf, M., & Wessely, S. (2001). Medically unexplained symptoms: An epidemiological study in seven specialities. *Journal of Psychosomatic Research, 51,* 361–367. ▶ https://doi.org/10.1016/S0022-3999(01)00223-9.

Olde Hartman, T. C., Blankenstein, A. H., Molenaar, A. O., Bentz van den Berg, D., Van der Horst, H. E., Arnold, I. A., et al. (2013). NHG-Standaard Somatisch Onvoldoende verklaarde Lichamelijke Klachten (SOLK). *Huisarts en Wetenschap, 56*(5), 222–230.

Radboud UMC. *ZonMw grant of 250k for Erik Bischoff*. Opgehaald van het web in augustus 2020 van ▶ https://www.radboudumc.nl/en/news/2018/zonmw-grant-of-250k-for-erik-bischoff.

Reitz, G. F., Stalenhoef, P., Heg, R., & Beusmans, G. (2007). Triage in de huisartspraktijk. *Huisarts en Wetenschap, 13,* 656–659.

Rijksoverheid.nl (2018). *Bestuurlijk akkoord huisartsenzorg 2019–2022*. Opgehaald van het web in augustus 2020. ▶ https://www.rijksoverheid.nl/documenten/convenanten/2018/07/11/bestuurlijk-akkoord-huisartsenzorg-2019-2022.

Rogers, E. (2003). *Diffusion of innovations*. New York: Free Press.

ROS netwerk (2020). *Positieve gezondheid*. Opgehaald van het web in augustus 2020 van ▶ https://www.ros-netwerk.nl/thema-s/positieve-gezondheid.

Rosenberg, M. B. (2011). *Geweldloze Communicatie*. Rotterdam: Lemniscaat.

Rosendal, M., Carlsen, A. H., & Rask, M. T. (2016). Symptoms as the main problem: A cross- sectional study of patient experience in primary care. *BMC Family Practice, 17*(1), 29.

The Center for Nonviolent Communication. Opgehaald van het web in augustus 2020 van ▶ https://www.cnvc.org/.

Toekomsthuisartsenzorg.nl (2019). Opgehaald van het web in juli van ▶ https://toekomsthuisartsenzorg.nl/.

Unicum Huisartsenzorg (2019*). Positieve gezondheid in de huisartspraktijk Unicum Huisartsenzorg*. Opgehaald van het web in augustus 2020 van ▶ https://www.unicum-lekstroom.nl/tools/positieve-gezondheid.

Van den Brekel-Dijkstra, K. (2019). Hoe Positieve Gezondheid bij kan dragen aan gezonde leefstijl. *Bijblijven, 35,* 70–79.

Van den Brekel-Dijkstra, K., Cornelissen, M., & Van der Jagt, L. (2020). De dokter gevloerd. Hoe voorkomen we burn-out bij huisartsen? *Huisarts en Wetenschap, 63*(7), 40–43. ▶ https://doi.org/10.1007/s12445-020-0765-8.

Van Grinsven, S., & Andries, M. (2019). Culturele interventies dragen bij aan positieve gezondheid ouderen. *Bijblijven, 35,* 80–90.

Versteegde, T., & Van Boven, K. (2019). Positieve gezondheid een onsamenhangend concept. *Bijblijven, 35,* 55–58.

Walg, C. (2019). Vertrekken vanuit Positieve Gezondheid vraagt om core, naast cure en care. *Bijblijven, 35,* 59–69.

Weiner, B., Shortell, S., & Alexander, J. (1997). Promoting clinical involvement in hospital quality improvement efforts: The effects of top management, board and pysician leadership. *Health Services Research, 32*(4), 491–510.

Wensing, M., & Grol, R. (2017). *Implementatie. Effectieve verbetering van de patiëntenzorg*. Houten: Bohn Stafleu van Loghum.

Wind, A., & Ten Velde, B. (2019). *Kwetsbare ouderen thuis*. Handreiking voor integrale zorg en ondersteuning in de wijk. Opgehaald van het web in augustus 2020 van ▶ https://www.beteroud.nl/beteroud/media/documents/handreiking-kwetsbare-ouderen-thuis-mei-2019_2.pdf.

Wye, L., & McClenahan, J. (2000). *Getting better with evidence*. London: King's Fund.

Hoofdstuk 6

macro
regionaal/
landelijk

meso
wijk/gemeente

micro
praktijk/organisatie

nano
patiënt/burger

heden. Ik zal mij open en toetsbaar opstellen, en ik ken mijn verantwoordelijkheid voor de samenleving. Ik zal de beschikbaarheid en toegankelijkheid van de gezondheidszorg bevorderen. Ik maak geen misbruik van mijn medische kennis, ook niet onder druk.

Ik zal zo het beroep van arts in ere houden.

Dat beloof ik.
   of
Zo waarlijk helpe mij God almachtig.

Positieve Gezondheid in de wijk

6.1 Blinde vlek – 167

6.2 Waarom Positieve Gezondheid in de wijk? – 168

6.3 De mens centraal, rol van de burger – 168
6.3.1 Zelfzorg – 170
6.3.2 Lotgenotencontact – 172
6.3.3 Informele zorg – 173
6.3.4 Gemeenschapskracht – 174

6.4 Bewonersinitiatieven in de wijk – 175

6.5 Uitwerking kernwaarde gezamenlijk en kerntaak zorgcoördinatie – 179
6.5.1 Een andere rolverdeling: van poortwachter naar gids of bruggenbouwer – 179
6.5.2 Samenwerken rondom patiënt in de wijk – 182
6.5.3 Positieve Gezondheid als gemeenschappelijke taal – 184
6.5.4 Samenwerking sociaal en medisch domein – 184
6.5.5 Welzijn op Recept – 191
6.5.6 Toepassing Positieve Gezondheid paramedici – 193

6.6 Integrale samenwerking in de wijk – 195
6.6.1 Preventie in de Buurt – 197
6.6.2 De wijk gezonder maken vanuit Positieve Gezondheid (Louis Bolk-wijkmodel) – 200

6.7 Preventie en leefstijl in de wijk – 204
6.7.1 Gecombineerde leefstijlinterventie (GLI) – 207
6.7.2 Samenvatting – 208

Literatuur – 209

© Bohn Stafleu van Loghum is een imprint van Springer Media B.V., onderdeel van Springer Nature 2021
M. Huber et al., *Handboek Positieve Gezondheid in de huisartspraktijk*,
https://doi.org/10.1007/978-90-368-2653-2_6

> **Kernboodschappen H. 6**
> – De artseneed beschrijft dat de arts zijn verantwoordelijkheid voor de samenleving kent
> – De huisarts werkt hierin samen met andere betrokkenen in de wijk
> – Inzicht krijgen wat de burger wil en kan is essentieel
> – Burgerinitiatieven, informele zorg en andere wijkinitiatieven kunnen voor de huisarts veel meer betekenen dan nu wordt gezien
> – Positieve Gezondheid kan een vliegwiel zijn om in de wijk aan de slag te gaan op alle dimensies van het spinnenweb

---

Definities

Voor definities van de veelgehanteerde begrippen zelfzorg, burgerinitiatieven, gemeenschapskracht, welzijn, informele zorg, gemeente, GGD, sociaal domein, medisch domein, zie addendum aan het einde van dit hoofdstuk en in bijlage.

In de *artseneed* staat dat de arts een rol heeft in de *verantwoordelijkheid voor de samenleving*. Wat houdt deze verantwoordelijkheid in? Wie zijn hiervoor naast de arts nog meer verantwoordelijk? Hoe kan gezondheid in de samenleving en in de leefomgeving van de mensen worden vormgegeven? Wat betekent dit concreet op buurt-, wijk- of gemeentelijk niveau? Bij (hulp)vragen aan de huisarts waarbij een *medisch-generalistisch* antwoord niet de oplossing is, blijkt er vaak nog een blinde vlek voor de mogelijkheden aan sociaal-maatschappelijk en leefstijlaanbod in de wijk. Om goed te kunnen aansluiten bij wat de burger zelf kan en wil, is het zinvol dit aanbod te kennen en te vinden. In ▶ H. 4 las je hoe Positieve Gezondheid de patiënt inzicht geeft in zijn eigen gezondheidssituatie, en hoe dat zelfregie stimuleert. Deze versterking van regie komt ook steeds meer voor in buurten en wijken waar bewoners zich organiseren om gezond samen te leven in hun gemeenschap.

De zorg rondom de patiënt wordt steeds meer *gezamenlijk* vormgegeven met andere partners in de wijk. Op individueel niveau betekent dit bijvoorbeeld meer afstemming met en rondom een patiënt. Op populatieniveau kan dit bestaan uit betrokkenheid bij integrale gezondewijknetwerken. Niet iedere huisarts hoeft hier zelf bij aanwezig te zijn, maar afvaardiging vanuit de huisartspraktijk is van belang voor een goede verbinding tussen het medische en sociale domein. Samenwerking vindt dus plaats binnen de praktijk, tussen de eerste en tweede lijn, maar ook met vele betrokkenen uit buurt of wijk.

Reflectie

We laten je eerst even stilstaan bij de volgende vragen.
Schrijf de antwoorden voor jezelf op, we komen hier later op terug.
– *Welke patiëntengroep zie je veel terug in je praktijk?*
– *Wat zouden deze patiënten zelf kunnen doen ten aanzien van hun gezondheid?*
– *Zijn er andere professionals in de wijk die deze patiënten ook kunnen ondersteunen?*
– *Wat zou samenwerking rondom de patiënt je kunnen opleveren?*

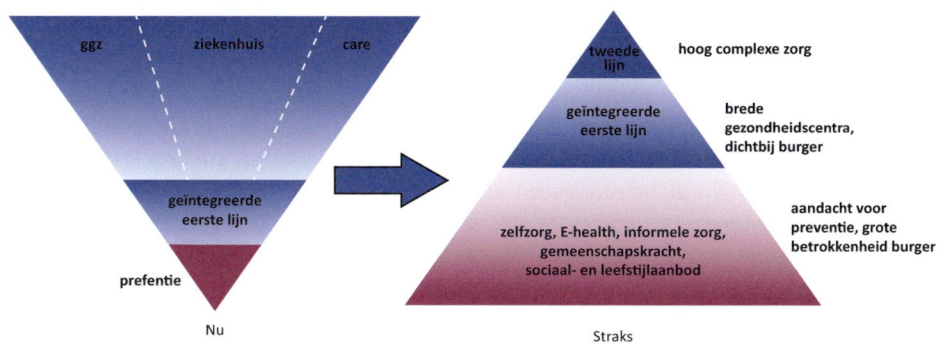

Figuur 6.1 Visie op de kanteling in de zorg – van ZZ naar GG (vrij naar Leerink, destijds Menzis)

6.1 Blinde vlek

De zorg lijkt nog steeds gefocust op het diagnosticeren en behandelen van ziektes en het inzetten van zorg (ZZ) en te weinig op gezondheid en gedrag (GG) en mens en maatschappij (MM) (Polder 2012). Bij de verschuiving van ZZ naar GG en MM is gezondheid het vertrekpunt en staat de mens centraal in de steeds complexere maatschappij. Vele domeinen zijn betrokken bij het vormgeven van een gezonder Nederland. Zouden de mogelijkheden die vanuit de wijk geboden worden voor de huisarts onderbelicht kunnen zijn?

De crises in de huisartsenzorg zouden kunnen worden voorkomen, of verlicht wanneer er taakverlichting voor de huisarts plaatsvindt. De huisarts is laagdrempelig beschikbaar voor gezondheidsvragen. Vele mensen komen echter met klachten die het gevolg zijn van onderliggende mentale, sociaal-maatschappelijke of leefstijlproblemen. Wordt de juiste zorg wel op de juiste plek geleverd? Hoe kan de zorg proactiever worden ingericht, in plaats van te wachten tot een ziekte zich aandient? Dit vraagt meer aandacht voor preventie en grotere betrokkenheid en regie van de mensen zelf. Met persoonsgerichte zorg ontstaat een beter beeld van wat de burger nodig heeft voor een goede gezondheid in zijn leefomgeving.

Zoals in fig. 6.1 inzichtelijk wordt gemaakt, staan we voor een kanteling van een voornamelijk ziektegerichte benadering (blauwe deel van de piramide) naar een bredere basis voor preventie en zelfmanagement. Het roze deel van de piramide in fig. 6.1 kan worden ingevuld met: zelfzorg, informele zorg, gemeenschapskracht, technologische ondersteuning met e-health en sociaal-maatschappelijk en leefstijlaanbod. Hierin is een grotere rol voor de burgers zelf en de publieke gezondheid weggelegd.

Met een beter beeld van wat de burger nodig heeft voor een goede gezondheid in zijn leefomgeving, kan de zorg proactief worden ingericht in plaats van te wachten tot een ziekte zich aandient. Mocht er toch ziekte spelen, dan ligt de nadruk vooral op hoe daarmee te leren omgaan. Bijvoorbeeld door te focussen op wat iemand wel kan. Er zal meer nadruk komen op een betekenisvol leven. De geïntegreerde eerste lijn blijft hierbij van groot belang. Het vraagt wel een mentaliteitsverandering van de professionals. Er is ook een verandering nodig ten aanzien van de verwachtingen van de burger richting de zorg: van zorgvrager naar zelfoplosser. Door die zelfregie te bevorderen, wordt Positieve Gezondheid in de wijk steeds beter mogelijk.

6.2 Waarom Positieve Gezondheid in de wijk?

Positieve Gezondheid vormt een rode draad in de Landelijke Nota Gezondheidsbeleid 2020–2024 'Gezondheid Breed Op De Agenda' (Rijksoverheid.nl 2020a) (zie ▶ H. 7). Een gezondheidsprobleem staat veelal niet op zichzelf, maar hangt samen met uitdagingen op verschillende domeinen. Zo kan ook een aanpak buiten het gezondheidsdomein leiden tot gezondheidswinst. Gezondheid in de fysieke en sociale leefomgeving van mensen is een van de speerpunten van de nota. Andere gezondheidsvraagstukken zijn het verkleinen van gezondheidsachterstanden, de druk op dagelijks leven van de jeugd en volwassenen, en vitaal ouder worden. Met Positieve Gezondheid kunnen deze gezondheidsvraagstukken in een ander licht worden bekeken, het is een verbindend thema voor het gezondheidsbeleid. Het speelveld waarin deze transformatie plaatsvindt beweegt zich steeds meer in netwerken (◘ fig. 6.4 en 6.5) in regio's (▶ par. 7.3) en wijken. Een gezonde wijkaanpak is van toegevoegde waarde voor het vormgeven van samenwerking rondom gezondheidsthema's die spelen in een wijk. Hierbij kunnen met de betrokkenen in de wijk afspraken worden gemaakt. Positieve Gezondheid kan een vliegwiel zijn om met elkaar aan de slag te gaan in een wijk of netwerk op alle dimensies van het spinnenweb. Positieve Gezondheid blijkt een verbindende en herkenbare taal voor alle *spelers* in het veld. Met het brede perspectief op gezondheid wordt de mens, de bewoner, in zijn leefomgeving centraal gesteld.

Daar waar gezondheid in de wijk integraal wordt georganiseerd zie je een beweging van nazorg naar voorzorg ontstaan. Er kan bijvoorbeeld vanuit data inzicht worden verkregen op gezondheidsthema's die veel voorkomen in een wijk, dorp of gemeente. Met een integrale gezamenlijke aanpak kunnen gezondheidsvraagstukken worden aangepakt, met meer aandacht voor preventie en aandacht voor goede samenwerking van medisch en sociaal domein. Voor de huisarts kan het een takenverlichting betekenen als de vele niet medisch-generalistische vraagstukken niet alleen in de spreekkamer van de huisarts belanden. Welzijn op Recept, zoals reeds genoemd in ▶ par. 4.6.1, is een programma dat daar uitstekend op inspeelt. Het ondersteunt de huisarts om na *het andere gesprek* bij sociaal-maatschappelijke problematiek naar het juiste vervolgaanbod toe te leiden. De nieuwe kernwaarde *gezamenlijk* en kerntaak *zorgcoördinatie* zijn hierbij van groot belang.

Nieuwsgierig geworden naar welke voorbeelden er zijn van Positieve Gezondheid die tot meer zelfregie leiden bij de bewoners? Het roze deel in de basis van de piramide van ◘ fig. 6.1 zal in de toekomst veel breder (moeten) worden. Allereerst beschrijft dit hoofdstuk wat de mensen zelf kunnen doen voor hun gezondheid. Daarnaast hoe bewoners zich organiseren en wat de basisstappen zijn voor een gezonde wijkorganisatie. Deze zijn van belang zodat aanbod in de wijk makkelijker beschikbaar en vindbaar wordt en er een goede verbinding ontstaat tussen sociaal en medisch domein. Positieve Gezondheid in de wijk is van toegevoegde waarde voor de geïntegreerde eerste lijn om *samen te werken aan betekenisvolle zorg.*, de ondertitel van ons boek.

6.3 De mens centraal, rol van de burger

Als je de mens centraal wilt stellen is het nodig te weten wat hij belangrijk vindt. Uit het onderzoek dat ten grondslag ligt aan het ontstaan van Positieve Gezondheid blijkt dat de burger gezondheid breed ziet (▶ par. 2. 4). Positieve Gezondheid volgt het

6.3 · De mens centraal, rol van de burger

perspectief van de burger, dus de brede gezondheid met alle zes dimensies van het spinnenweb. Als huisarts zijn we gewend de hulpvraag van de patiënt te verduidelijken. In eerste instantie houdt de huisarts zich bezig met *medisch-generalistische* klachten, echter hier blijken vaak (psycho)sociaal-maatschappelijke problemen of andere (bijvoorbeeld leefstijl) uitdagingen aan ten grondslag te liggen.

Een actieve rol van de patiënt heeft lang ontbroken in het zorglandschap dat op ziekte is ingesteld. Daar is veel in veranderd de afgelopen jaren.

Het is van belang dat de patiënt zelf goede input geeft, goed begrijpt wat er aan de hand is, wat hij kan verwachten ten aanzien van het beloop en wat hij zelf kan doen. Hiervoor kan het persoonsgerichte gesprek vanuit Positieve Gezondheid (▶ H. 4) erg behulpzaam zijn. Bij het bespreken van eventuele doelen van de patiënt wordt bekeken welke ondersteuning nodig is, en van wie. Er is een legio aan mogelijkheden voor begeleiding beschikbaar in dorpen en wijken, zowel sociaal-maatschappelijk, psychologisch als op het gebied van leefstijl en zingeving. Om goed te weten waar de patiënt het beste terecht kan, is het wenselijk dat de huisarts (en zijn collega's) van de huisartsvoorziening weet wie er beschikbaar zijn in de wijk en regio en welk aanbod er is.

Voordat we als huisartsen direct in de oplossingsmodus schieten, is het van belang eerst af te wachten waar de patiënt zelf mee komt. Bij het bespreken van het spinnenweb is het soms verrassend hoe groot het zelfoplossend vermogen van de mensen zelf is. Mensen komen met verschillende vaak eenvoudige ideeën. Een patiënte die zich fitter wilde voelen: 'Ik ga vanaf nu elke dag met de fiets naar mijn werk'; of iemand die meer ontspanning zocht: 'Ik wil mijn yoga weer op gaan pakken'. Bij een patiënt met verhoogde spierspanning in nek en schouder door veel stress op het werk bleek de eerste stap: 'Ik ga toch eens praten met mijn werkgever, over minder werken', of bij iemand met overgewicht: 'Ik ga stoppen met mijn acht cappuccino per dag'. Al lijken het in eerste instantie kleine stappen, het is goed ons te realiseren, dat vele hulpvragen van de patiënt niet altijd een medisch antwoord behoeven. Én het beste advies is meestal het advies dat mensen zichzelf geven. Het is goed je hiervan bewust te zijn als professional, zodat je het vinden van oplossingen door patiënten zelf meer kan stimuleren.

Vanuit de zorgverlener gezien, kan het verfrissend zijn om vanuit een ander, breder perspectief naar patiënten te kijken. In de medische wereld gebruiken we de term *patiënten*. Impliciet kiezen we met het woord patiënt al voor een ziektegerichte benadering. Zouden we het in plaats van patiënten niet over burgers, mensen of bewoners moeten hebben? Hiermee komt de mens meer in zijn kracht. Het perspectief verschuift dan subtiel mee van *zorgen voor* de patiënt, naar *zorgen dat* de hulpvrager inzicht krijgt in wat zijn vraag en eventuele aandoening inhoudt, hoe hij hiermee om kan gaan, wat hij zelf kan doen, of waar hij ondersteuning kan vinden. Zoals ook in de leeswijzer beschreven, hebben we ervoor gekozen om vanuit het perspectief van de zorgverlener wel de term patiënt aan te houden. Vooral om ons bewust te zijn door welke bril we kijken, is deze nuance hier nog een keer expliciet benoemd.

We nemen je mee naar verschillend aanbod en mogelijkheden in de wijk waarin burgers veel voor elkaar kunnen betekenen. Dit wordt vaak samengevat als informele zorg, waarbij we beginnen met zelfzorg.

6.3.1 Zelfzorg

Zelfzorg is een breed begrip. Vaak worden termen als zelfhulp, zelfregie, zelfzorg en zelfmanagement door elkaar gebruikt. De term zelfmanagement wordt vaak in het licht van chronische ziekten gebruikt. Negen van de tien chronisch zieken voelen zichzelf primair verantwoordelijk voor de dagelijkse omgang met hun ziekte. Zij willen zelf de regie voeren over hun eigen zorg en leven, het liefst met informele hulp van familie en vrienden (Heijmans M et al. 2014). Zelfzorg Ondersteund (ZO!) hielp zorgverleners om mensen met een chronische aandoening zo goed mogelijk te ondersteunen. Zij ondersteunden zorgorganisaties en projecten met praktische middelen en financiering om onder andere met Positieve Gezondheid op een andere manier een gesprek te voeren in de spreekkamer. (▶ www.zelfzorgondersteund.nl; sinds 2020 is ZO opgeheven en wordt de zelfzorgondersteuning vanuit de verzekeraar verder ondersteund).

Zelfzorg gaat over wat je zelf kunt aanpakken rondom gezondheid en ziekte. Een goed voorbeeld voor stimuleren van zelfzorg in de praktijk is met Thuisarts.nl (▶ www.thuisarts.nl). Dit stimuleert niet alleen zelfregie, het leidt ook tot een afname van huisartsbezoeken. Thuisarts is een betrouwbare website, met medische informatie en hulpmiddelen voor advies en actie. Zowel zinvol voor de praktijkmedewerkers als voor de patiënten. Er kan naar verwezen worden voor zelfhulp of de site kan in een consult worden ingezet voor uitleg over de hulpvraag. Het gebruik van Thuisarts is de afgelopen jaren enorm toegenomen en de inhoud wordt regelmatig aangepast aan actuele ontwikkelingen in de zorg en maatschappij. De kennis en zelfzorg van de burger wordt gestimuleerd. Ook kan met een keuzehulp door mensen inzicht worden verkregen in bepaalde beslissingen rondom hun gezondheid. Uit onderzoek blijkt dat het zorggebruik bij de huisarts na de lancering van de website Thuisarts.nl afgenomen is met 12 %. Op nationaal niveau betekent dit een maandelijkse afname van 675.000 huisartsbezoeken. De resultaten zijn gepubliceerd in BMJ en Huisarts & Wetenschap (Spoelman et al. 2017). Het is een mooi voorbeeld waarbij met inzet van digitale ondersteuning zelfzorg wordt gestimuleerd dat ook tot taakverlichting voor de huisarts leidt.

Zelfzorg

Thuisarts: Betrouwbare informatie over ziekte en gezondheid

Thuisarts.nl is bedoeld voor iedereen die informatie zoekt over *gezondheid* en *ziekte*:
- Als u gezond wilt blijven
- Als u wilt weten wat u zelf aan klachten kunt doen
- Als u wilt weten hoe u met uw klachten om kunt gaan
- Als u wilt weten wie u kan helpen
- Als u wilt weten of u naar de (huis)arts moet gaan
- Als u zich wilt voorbereiden op een gesprek met uw (huis)arts
- Als u de uitleg en adviezen van uw (huis)arts nog eens na wilt lezen

Elke tekst begint met een paar belangrijke punten:
- Wat merk ik?
- Waardoor komt het?
- Wat kan ik er zelf aan doen?
- Welke behandelingen zijn er? Kan ik kiezen? Wat zijn de voor- en nadelen?
- Wanneer moet ik de huisarts of specialist bellen?

Als mensen met *het andere gesprek* ontdekken wat ze nodig hebben voor hun gezondheid, zijn er in eerste instantie digitaal al veel doorverwijsmogelijkheden. Mensen zoeken informatie over hun gezondheid op, ondersteund door bijvoorbeeld online apps, wearables of andere digitale of technologische ondersteuning of gadgets. Jongeren groeien hier al mee op en zijn autodidactisch ten aanzien van informatievoorziening op het gebied van gezondheid. We beschreven al de toegevoegde waarde van Thuisarts.nl. Het is een goed voorbeeld van een *e-health* toepassing in de huisartspraktijk. In dit boek zal op dit belangrijke thema E-health niet uitgebreid worden in gegaan. In het kader lees je enige informatie over toepassing in de huisartspraktijk om zelfzorg bij de burgers te stimuleren en ondersteunen.

E-health

De beroepsorganisaties steunen e-health van harte. In het dossier E-health van het NHG (NHG 2020) staat: 'Voor het NHG ligt de prioriteit bij toepassingen die de huisarts helpen in de zorg voor patiënten. Dit betreft in eerste instantie voorlichting en de mogelijkheden voor contact tussen huisarts en patiënt. Hierbij is aandacht voor drie thema's:
- Online dienstverlening van de huisarts: e-consult, online afspraken en online recepten aanvragen
- Ondersteuning van zelfmanagement door patiënten, onder meer door het gebruik van een individueel zorgplan
- Ondersteunen van de patiënt door het digitaal beschikbaar stellen van gegevens uit het huisartseninformatiesysteem (HIS) bijvoorbeeld voor gebruik in een persoonlijk gezondheidsdossier (PGO)'

Het NHG ziet het als haar taak e-health-toepassingen kritisch te volgen, waar nodig richtlijnen en praktische hulpmiddelen te ontwikkelen en kennis te delen. E-health kan een flinke bijdrage leveren aan de toenemende zorgbehoefte en aan preventie van ziekten. Dat betekent wel dat iedereen gebruik moet kunnen maken van de vele e-health-toepassingen. En dat is nog lang niet zo. Voor veel mensen zijn e-health-toepassingen niet duidelijk of te ingewikkeld. Bijvoorbeeld voor mensen met beperkte (gezondheids)vaardigheden, mensen die moeite hebben met lezen en schrijven, en voor veel ouderen en mensen met een migratieachtergrond. Zij maken nog weinig gebruik van e-health en juist deze mensen kunnen veel baat hebben bij de mogelijkheden die e-health biedt. Pharos, het landelijke expertisecentrum met oog voor gezondheidsverschillen, stimuleert met het programma eHealth4All toepassing voor iedereen (Pharos 2020). Zoals in ▶ par. 4.2 beschreven, is er in samenwerking met Pharos een eenvoudige tool (▶ www.iph.nl/tools/eenvoudige-tool) ontwikkeld, zodat Positieve Gezondheid beschikbaar is voor iedereen. Voor ondersteuning bij digitaal beschikbaar stellen van gegevens uit het HIS, is het versnellingsprogramma OPEN (▶ www.open-eerstelijn.nl) opgericht. InEen, LHV en NHG ondersteunen hiermee de huisartsen bij het veilig online delen van medische gegevens met hun patiënt; in een nieuwsbericht van InEen 'de blik vooruit' wordt een korte uitleg gegeven over het programma OPEN: 'OPEN biedt praktische ondersteuning, zoals scholing voor professionals en voorlichtingsmateriaal voor patiënten. De noodzaak voor digitalisering en meer zelfregie is groot. Nu werkt een op de zeven mensen in de zorg. Met de stijgende zorgvraag stijgt binnen vijftien jaar dat aantal naar een op de vier. Dat is onhaalbaar. Er moet iets gebeuren. Alleen door regionale en landelijke krachtenbundeling, ook financieel, en met voldoende ondersteuning is dat mogelijk (InEen 2020).' Er is nog een wereld te winnen met de inzet van digitalisering. Individueel digitaal aanbod met Positieve Gezondheid bestaat uit het bij het invullen van het

> online spinnenweb (bijvoorbeeld als consultvoorbereiding), om tot zelfreflectie te komen. Handelingsperspectieven en veel lokaal aanbod kan ook vaak online worden gevonden op een (lokale) sociale kaart en bijvoorbeeld de GGD Appstore, (▶ Fig. 4.8).

6.3.2 Lotgenotencontact

Behalve zelfzorg en het raadplegen van Thuisarts.nl of andere digitale ondersteuning, kan ook lotgenotencontact burgers helpen om hun zelfregie te versterken. Lotgenotencontact of ervaringsdeskundigheid wordt zowel digitaal als in persoon vorm gegeven. In Limburg wordt lotgenotencontact georganiseerd voor mensen met bepaalde ziektebeelden of situaties waar mensen op dat moment tegenaan lopen (▶ fig. 6.2).

In dit krantenartikel is te lezen dat lotgenotencontact heilzaam werkt voor mensen. Met Burgerkracht Limburg wordt zelfhulp dichtbij en makkelijk bereikbaar gemaakt. Initiatiefnemer Venhuis ontdekte zelf de kracht van lotgenotencontact en zette een netwerk op. Burgerkracht Limburg (in andere provincies Zorgbelang genoemd) faciliteert hem. Venhuis: 'Het is van belang dat mensen weten dat er zelfhulp bestaat. Deze beweging wordt landelijk steeds groter. Het zou mooi zijn als het nog beter bekend wordt bij eerstelijnsverwijzers.'

Internationaal is er met lotgenotencontact al veel ervaring. Zo is er wereldwijd een groot platform PatientsLikeMe (▶ www.patientslikeme.com). In Duitsland bestaat de landelijke organisatie van zelfhulpgroepen Nakos al dertig jaar (▶ www.nakos.de). Duitsland kent ruim 100.000 zelfhulpgroepen voor uiteenlopende onderwerpen. Zelfhulpgroepen zijn daar gemakkelijk en dichtbij huis te vinden in regionale netwerken (Kontaktstellen) rondom centrumgemeenten. In deze Kontaktstellen worden groepen gefaciliteerd met ruimte, beheer, gemeenschappelijke ondersteuning, PR en een lichte coördinatie. De groepen zelf zijn autonoom, vaak verbonden aan een patiëntenvereniging en krijgen hier ook hun inhoudelijke voeding vandaan. Uit onderzoek in Duitsland blijkt niet alleen inhoudelijk toegevoegde waarde, maar ook financieel. Met een Social Return on Investment (SROI) wordt maatschappelijke meerwaarde berekend met een genomen

PROEF SUCCESVOL

Contact lotgenoten heilzaam

SITTARD-GELEEN/HEERLEN
DOOR HENNIE JEUKEN

Een geslaagde proef in Zuid-Limburg met lotgenotencontact moet in heel Nederland navolging krijgen. Mensen voelen zich er goed bij en het biedt kans kosten te besparen.

In België wordt drie keer zo vaak een beroep gedaan op ervaringsdeskundigen als in Nederland. En in Duitsland tot wel vijftien keer zo vaak, waardoor alleen al de Krankenkasse (zorgverzekeraar) jaarlijks een half miljard euro bespaart, legt Wim Venhuis van Burgerkracht Limburg uit.

Zijn organisatie werkt aan 'een samenleving waarin iedereen meedoet'. De kennis en ervaring van burgers die iets meegemaakt hebben, wordt nu veel te weinig benut. Venhuis: „Dat kan beter. Het bespaart de maatschappij niet alleen veel geld, het zorgt er ook voor dat mensen zich beter voelen."
Burgerkracht Limburg heeft met succes in Sittard-Geleen en Heerlen het voor Nederland bijzondere project *Zelfregietool.nl* opgezet. Eén digitaal platform waarbinnen mensen snel, dichtbij en gemakkelijk kennis en ervaringen van lotgenoten kunnen vinden. Dat hoeft zich niet te beperken tot ziekten, maar kan bijvoorbeeld ook gaan over schulden en echtscheiding. Bij dit project hebben 170 lotgenotengroepen zich aangesloten.
Vanwege de positieve ervaringen wil Burgerkracht, met Gerd Leers als ambassadeur, het project verder gaan uitrollen. Eerst in Lim-

> *Dit moet na mantelzorg en vrijwilligerswerk de derde pijler worden van de informele zorg.*
>
> Wim Venhuis, Burgerkracht Limburg

burg en vanaf 2021 in het hele land. „Lotgenotencontact moet na vrijwilligerswerk en mantelzorg de derde pijler worden van de informele zorg", zegt Venhuis.
Via Zelfregietool.nl wordt ook een netwerk opgebouwd van corona-ervaringsdeskundigen voor zorgprofessionals en (ex-)patiënten. Zorgverzekeraars, gemeenten, de provincie en huisartsenkoepels in Zuid-Limburg steunen het project. „We zijn in gesprek met Heerlen en Sittard-Geleen om te kijken hoe we de zichtbaarheid en vindbaarheid kunnen vergroten", zegt CZ-woordvoerder Wiro Gruisen.

REGIO // 6-7

▶ **Figuur 6.2** Lotgenotencontact heilzaam. Bron: Jeuken (2020) of te nemen maatregel. In Duitsland blijkt elke geïnvesteerde euro een maatschappelijke winst van vijf euro op te leveren. Toch willen de oosterburen het niet zozeer over de economische belangen hebben, de nadruk ligt op wat mensen voor elkaar kunnen betekenen, en daarom is structurele inbedding georganiseerd (zelfregietool.nl 2020).

6.3.3 Informele zorg

Onder informele zorg worden verschillende typen zorg verstaan, die niet beroepsmatig worden gegeven (Struijs 2006). Hieronder vallen onder andere *mantelzorg* en *vrijwilligers in de zorg*. In ruimere zin valt hier ook de hierboven beschreven *zelfzorg* en *lotgenotencontact* onder (Burgerkracht Limburg 2020). Er bestaan in Nederland veel (lokale) organisaties die informele zorg ondersteunen. Helaas is niet alle informele zorg altijd even goed in beeld bij professionals zoals huisartsen, praktijkondersteuners en WMO-consulenten.

> **Pijlers van informele zorg**
>
> **Lotgenotencontact en ervaringsdeskundigheid**
> Ervaringsdeskundigen hebben veel aan elkaar, bij eenzelfde ziektebeeld of situatie herkennen mensen veel. Gezamenlijk oplossingen zoeken en vinden is heel krachtig. Het helpt voor emotionele verwerking en het ondersteunt mensen zelf actief aan de gang te gaan. Er ontstaan steeds meer initiatieven met buddies, en inzet van ervaringsdeskundigheid, zoals:
> ► www.zelfregietool.nl
> ► www.burgerkrachtlimburg.nl
> ► www.vved.org
>
> **Mantelzorg**
> Bij mantelzorg gaat het over de zorg en ondersteuning van een familielid of lid in het huishouden. Mantelzorg is er in zorgintensieve situaties of in de palliatieve fase:
> ► www.mantelzorg.nl
>
> **Vrijwilligerszorg**
> Zorg verleend door vrijwilligers vanuit een georganiseerd verband: ► www.vrijwilligerswerk.nl en vele lokale vrijwilligerswebsites voorbeelden van lokale en informele zorgnetwerken:
> ► www.knooppuntinformelezorg.nl (regio Sittard-Geleen)
> ► www.nizu.nl (regio Utrecht)
> ► www.sigra.nl/informele-zorg (regio Amsterdam)
> ► www.siztwente.nl/ (regio Twente)
> ► www.netwerkinformelezorg.nl/ (regio Eindhoven)

Wat kunnen mensen zelf doen om zo lang mogelijk zo gezond mogelijk te leven? Hoe zorgen ze voor een inclusieve gemeenschap, gericht op mensen die ondersteuning nodig hebben samen met actieve bewoners, mantelzorgers en bewoners die solidair zijn? Zelforganisatie met eigen regie en eigen programmering staan hierbij centraal. Burgers gaan al meer voor elkaar en onze ouderen zorgen in de participatiesamenleving. In de samenleving wordt er steeds meer een beroep gedaan op het sociale netwerk van mensen. Familie, buren en vrienden kijken waar ze zorg en ondersteuning kunnen bieden. Hierbij zijn de pijlers vrijwilligershulp en mantelzorg van belang. Zowel landelijk als lokaal is hiervoor veel aanbod en ondersteuning. Van de ruim viermiljoen mantelzorgers in Nederland leveren 750.000 mensen intensief en langdurige mantelzorg. Het is nodig dat er een betrokken samenleving (rondom de oudere) is, met goede sociale samenhang binnen wijken en dorpen en buren die elkaar helpen en ondersteunen. Het is echter wel van belang dat deze mantelzorgers veerkrachtig blijven. Positieve Gezondheid ook voor kan deze groep hierbij ondersteunen. Het is dus van belang dat breed in de samenleving zelfregie en zelfmanagement (de brede roze basis van de piramide) worden vergroot, digitalisering kan hier zeker bij helpen.

6.3.4 Gemeenschapskracht

De COVID-19-crisis heeft sociale, economische en gezondheidsschade aangericht. Er ontstonden in gemeenschappen echter ook mooie ontwikkelingen. Gedurende de deze *lockdown* kon nauwelijks gebruikgemaakt worden van de zorg. Zo ontstond er bij mensen een groot zelfoplossend vermogen ten aanzien van medische klachten. Ook werd er in eerste instantie meer en beter gezorgd voor elkaar. In de media, maar ook lokaal waren vele burgerinitiatieven en hulp vanuit de gemeenschap te zien en te horen: van een boodschappenservice, tot ludieke manieren om iets te kunnen betekenen voor een naaste. Ook de netwerken informele zorg zijn veel zichtbaarder geworden in die tijd. Burgerinitiatieven zijn initiatieven van één of meer burgers die onverplicht worden opgestart ten behoeve van anderen of de samenleving. Het concept van Positieve Gezondheid laat zien dat burgers gezondheid veel breder zien dan alleen lichamelijke en geestelijke problemen (de zes dimensies). Burgers worden aangesproken op de kracht en eigen regie van het individu en de gemeenschap. Het ontstijgt daarmee het domein van alleen de zorgprofessional. Dat geeft huisartsen mogelijkheden om patiënten zelf oplossingen te laten aandragen die niet in het strikt medische, maar in het sociaal-maatschappelijke domein liggen (zie ook ▶ par. 6.4 en 6.5). Gemeenschapskracht is de positieve energie die vrijkomt als mensen elkaar helpen en ze steeds meer doelen beter te bereiken door hun middelen te delen. Vele burgerinitiatieven gebruiken de bouwstenen van een sociale basisinfrastructuur voor vitale en sociale gemeenschappen; hiervan is een boekje gemaakt (Van der Aa en De Jager 2020).

In Duitsland blijken de zelfhulpgroepen al gemeengoed, in Nederland echter worden bewonersinitiatieven minder goed ondersteund. In Nederland is daarom het netwerk *Nederland Zorgt Voor Elkaar* (NZVE) opgericht (Smelik, ▶ www.nlzorgtvoorelkaar.nl). In dit netwerk pakken bewoners zelf de regie in hun wijken en dorpen. In een video wordt uitgelegd over de al meer dan vijfhonderd wijkcoöperaties in Nederland (zie QR-code onderaan in dit hoofdstuk). Bewoners helpen elkaar door kennis, ervaringen, knelpunten en onderzoek te delen. NZVE behartigt de belangen van de initiatieven door de tot de 'systeemwereld' behorende betrokkenen te bewegen om met de burgerinitiatieven samen te werken.

Vilans en Movisie, maakten in 2016 een overzicht van de door burgerinitiatieven ervaren knelpunten: 'Wat Knelt?' (Bruijn 2016). 'De helft tot 60 % van de bewonersinitiatieven op het gebied van zorg en welzijn ervaart minimaal één groot tot zeer groot knelpunt. Hoe meer actieve burgers zich bezighouden met het aanbieden van diensten die van oudsher door professionele organisaties werden aangeboden, des te groter worden de ervaren knelpunten. Bijvoorbeeld op gebied van wet- en regelgeving, financiën, samenwerking met de gemeente, met aanbieders van zorg en ondersteuning en met zorgverzekeraars. De bewoners die zelf de regie in hun wijken en dorpen willen nemen, willen door de systeemwereld 'als volwaardige partners worden gezien.'

Community builder Cormac Russell, president van ABCD (asset-based community development) Europa, vraagt zich af: 'Wat hebben we geleerd van COVID-19, waarin veel gebeurde binnen buurten en gemeenschappen?' De pandemie maakte zichtbaar welke essentiële functies binnen gemeenschappen aanwezig zijn. 'Mensen schoolden hun eigen kinderen, ze droegen zorg voor mensen die thuis wilden sterven. Als we elkaar niet helpen, komt er niemand', zegt Russell. Veel professionals moedigen de gemeenschappen aan en ondersteunen ze. Het gaat hierbij om het opbouwen van burgerinitiatieven met als uitgangspunt dat gemeenschappen veel voor zichzelf en elkaar kunnen doen (Russell 2020). Het Landelijk Samenwerkingsverband Actieve bewoners (LSA) is een vereniging van en voor mensen die zich inzetten voor hun buurt en die bijvoorbeeld met de ABCD-methode op verschillende plekken in Nederland werken (▶ www.lsabewoners.nl). Het LSA stimuleert en verbindt bewoners en helpt ze kennis en deskundigheid met elkaar en met anderen te delen. Gemeenschapskracht ligt geheel in lijn met Positieve Gezondheid. Het legt de regie bij de burgers, waarin professionals een ondersteunende rol hebben. Gemeenschappen organiseren zich als bewonerscoöperaties.

6.4 Bewonersinitiatieven in de wijk

Lokale burgerinitiatieven schieten als paddenstoelen uit de grond: zorgcoöperaties, zorgcollectieven of stadsdorpen nemen het heft in eigen hand en gaan de zorg en ondersteuning organiseren voor ouderen en andere kwetsbare inwoners van hun wijk of dorp. In deze initiatieven is de lokale gemeenschap leidend. Ze geven bewoners kans om van betekenis voor een ander te zijn. De eerste ervaringen met initiatieven van koplopers zijn positief: een hoge tevredenheid van de gebruikers van de diensten (Hoogeloon, Austerlitz), gekoppeld aan afname in de kosten voor Wet Maatschappelijke Ondersteuning (WMO) (Elsendorp, Austerlitz) en Wet langdurige zorg/Zorgverzekeringswet (Hoogeloon). Het belang van de beweging wordt ook landelijk (onder andere door VWS) onderstreept: naast de essentiële bijdrage aan een duurzame zorg voor bijvoorbeeld ouderen leveren burgerinitiatieven nu al kwaliteit van welzijn, woon- en zorgvoorzieningen, lagere zorgkosten en een nieuwe vorm van democratie (Van der Aa en Smelik 2018). Bewonersinitiatieven kunnen ook goed digitaal worden ondersteund. Wijkplatforms stellen mensen in staat om gezamenlijk via internet zaken te regelen voor het dagelijks functioneren in eigen woonomgeving. Vele mooie dingen in dorp en wijk zijn vaak onzichtbaar. Met behulp van buurtsites wikiwijk (▶ www.wikiwijk.nl), wijkconnect (▶ www.wijkconnect.com) en mijnbuurtje (▶ www.mijnbuurtje.nl) ontstaan meer ontmoetingen in de wijk. Enkele voorbeelden van bewoners initiatieven:

Het wijkinformatiepunt in Utrecht-Oost, ▶ www.wijkinformatiepuntutrecht.nl
Coöperatie van inwoners van Austerlitz, ▶ www.austerlitzzorgt.nl
Buurtcoöperatie Apeldoorn Zuid, ▶ www.zuiddoetsamen.nl
Naoberzorgpunt Roggel,▶ www.naoberzorgpunt.nl
Indekerngezond, Leidsche Rijn, ▶ www.indekerngezond.nl
Texel Samen Beter, Texel,▶ www.texelsamenbeter.nl

Op de verschillende websites is meer informatie over deze voorbeelden in de wijk te vinden. Twee initiatieven, die volledig vanuit Positieve Gezondheid werken, worden verder toegelicht. Er wordt geïllustreerd wat de toegevoegde waarde kan zijn van de bewoners zelf centraal stellen. De essentie van Positieve Gezondheid staat hierbij centraal. Wat is van waarde en wat kunnen en willen de bewoners zelf ten aanzien van hun gezondheid en welbevinden?

Indekerngezond, vóór en dóór de buurt

In 2018 is in Utrecht (Leidsche Rijn) het eerste wijkproject in Nederland gestart dat volledig uitgaat van Positieve Gezondheid. Het daagt wijkbewoners uit om gezonder te leven en om daarvoor zelf het initiatief te nemen. Janine van der Duin, werkzaam bij GGZ-organisatie Lister, is een van de projectleiders van Indekerngezond. Ze heeft zelf ervaren wat de kracht is van Positieve Gezondheid en hoeveel levenswijsheid dat kan brengen. De gemeente Utrecht wilde in Leidsche Rijn een maatschappelijke ruimte inrichten en zocht een partij om daar invulling aan te geven. Dat is Lister geworden. Die zag daarin een mooie kans om Positieve Gezondheid verder vorm en inhoud te geven. Lister, als GGZ-aanbieder, is initiatiefnemer, maar het wijkproject is vooral vóór en dóór de buurt. Het is een ontmoetingsplek waar mensen kunnen binnenlopen om zelf iets op te zetten rond Positieve Gezondheid. Of om iets te halen wat hen verder brengt in hun levenssituatie. Alle initiatieven die daar ontstaan hebben één ding gemeenschappelijk: ze stimuleren wijkbewoners om zelf aan het roer te gaan staan van een zinvol en betekenisvol leven. Zij gaan uit van wat mensen wél kunnen – in plaats van in te haken op wat niet lukt. Het is de *missie* van Indekerngezond dat wijkbewoners de regie in eigen hand nemen voor een betekenisvol en gezond leven. Indekerngezond is een levendige plek, een ontmoetingsplaats, waar ieders inspiratie voor bijdragen aan een gezonde wijk tot ontwikkeling kan komen.

Zingeving en meedoen
Wijkbewoners zeggen dat zingeving en meedoen de belangrijkste redenen zijn om contact te zoeken met Indekerngezond. Veel mensen willen graag anderen ontmoeten en een betekenisvolle rol spelen. Daarnaast is ontwikkeling een aspect dat inwoners naar Indekerngezond trekt en mensen verbonden houdt. Bij Indekerngezond krijg je geen adviezen, maar ga je voor jezelf en vanuit je eigen regie op zoek naar wat voor jou werkt én waar je stappen in wilt zetten. Doordat mensen vanuit hun eigen intrinsieke motivatie met iets aan de slag gaan, is de kans veel groter dat dat passend is. Ook bestrijdt Indekerngezond eenzaamheid door meedoen te stimuleren. Bewoners kunnen bij Indekerngezond onder meer allerlei workshops initiëren en volgen. Alle initiatieven linken aan het gedachtegoed van Positieve Gezondheid. Bijvoorbeeld over voeding, stresspreventie, Positieve Gezondheid in beweging, buurtmaaltijden, kinderen helpen omgaan met emoties en nog veel meer. Ook is er een algemene workshop Positieve Gezondheid, waarin mensen kennis kunnen maken met het gedachtegoed. Er zijn ook actieve wijkbewoners die de basismodule 'Werken met Positieve Gezondheid' hebben

gevolgd en Positieve Gezondheid-gesprekken voeren. Indekerngezond is onderdeel van de gezondewijkalliantie Leidsche Rijn – Vleuten de Meern, een gezond wijknetwerk waarin wordt samengewerkt vanuit de visie van Positieve Gezondheid (zie ► par. 6.1). Handige tips voor wie een vergelijkbaar wijkproject wil opzetten:
- Laat een dergelijk initiatief vooral van de burgers zelf zijn.
- Zet er een projectleider op, met kennis en voldoende tijd. Dit doe je er niet even bij.
- Zorg voor een goede combinatie van offline en online. Dus niet alleen een virtuele plek, maar ook een gezellig en herkenbaar inlooppunt in de wijk, waar mensen elkaar echt kunnen ontmoeten.
- Zoek verbinding met uiteenlopende partners in de wijk en met de gemeente. Er zijn enorm veel raakvlakken als je werkt vanuit Positieve Gezondheid.
- Professionals hebben al snel de neiging om op een initiatief te duiken en het naar eigen hand te zetten. Voor je het weet krijgt zo'n bewonersproject dan weer een professionele invulling. Blijf daarvan weg (◘ fig. 6.3).

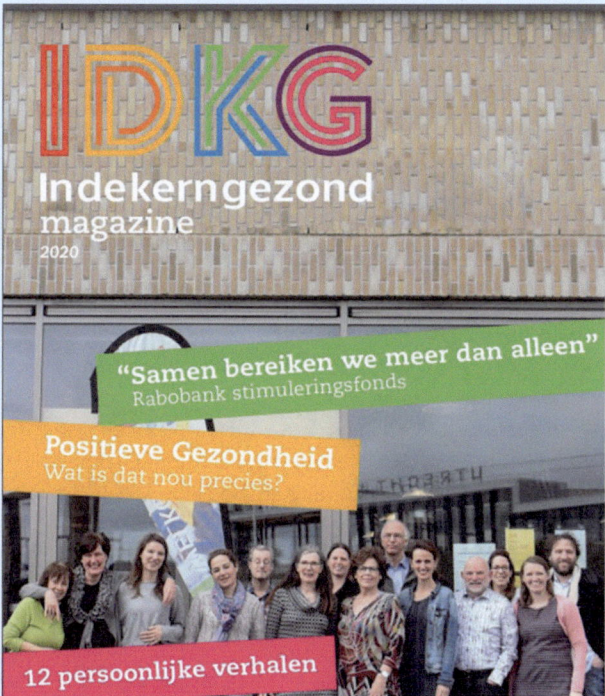

◘ **Figuur 6.3** Magazine van Indekerngezond, het wijkplatform voor en door bewoners gebaseerd op Positieve Gezondheid in Utrecht

Wijkbewoner en *host:* 'Bij Indekerngezond zijn er mogelijkheden voor eigen initiatieven, ik kan een bijdrage leveren aan het doorgeven van Positieve Gezondheid aan de wijk. Je kunt elkaar hier ontmoeten en nieuwe dingen leren.'

Wat levert het de professionals op?
In de huisartspraktijk komen mensen vaak met vragen op de dimensies van lichamelijk en mentaal welbevinden. Na invullen van het spinnenweb blijken zij vaak doelen te stellen op andere dimensies. Indekerngezond is vooral een plek waar mensen terecht kunnen met vragen ten aanzien van meedoen en zingeving. Vrijwilligers bij Indekerngezond kunnen ook Positieve Gezondheid-gesprekken voeren met de bewoners. Hiermee kunnen de zorgverleners ontlast worden.

Texel Samen Beter

Inwoners die zich zorgen maakten over de beschikbaarheid van zorgvoorzieningen in de toekomst én kansen zagen om daar wat aan te doen hebben zich in 2014 verenigd in de zorgcoöperatie Texel Samen Beter (TSB).
TSB heeft goede zorg en ondersteuning voor alle Texelaars, overtuigend op de agenda van zorg- en welzijnsaanbieders en de gemeente gezet. Samen met hen is in 2016 de Coalitie Positieve Gezondheid Tesamenwerking en inzetten op meer gezondheid, onder andere via werken met Positieve Gezondheid. Gaandeweg ontstond bij de leden van de coalitie het inzicht dat naast werken met Positieve Gezondheid een sterke, veerkrachtige samenleving nodig is om enerzijds instroom in de zorg te voorkomen en anderzijds de uitstroom uit de zorg door onder andere Welzijn en Bewegen op Recept op te kunnen vangen. En dat ook werkgevers, ondernemers, verenigingen en scholen daar een belangrijke bijdrage aan kunnen leveren. Om deze gezamenlijke ambitie te kunnen realiseren is het programma Gezond Texel 2030 ontwikkeld.

Programma Gezond Texel 2030
Het programma is bedoeld om de beweging naar meer gezondheid te versterken, verbreden en versnellen om zo de kwaliteit van leven op Texel op peil te houden en de druk op de zorgvoorzieningen te verminderen en te verplaatsen, zodat zorg, ook in de toekomst, beschikbaar blijft voor mensen die het echt nodig hebben.
In het programma wordt langs drie onderling afhankelijke actielijnen samengewerkt aan meer gezondheid voor alle Texelaars:
1. Versterken van de veerkracht van inwoners en gemeenschappen
2. Gezond omgaan met lichamelijke, psychische en sociale uitdagingen
3. Texelbreed samenwerken op basis van een gedeelde visie

Enkele voorbeelden van actielijn 1 dat met name de inwoners betreft zijn:
(zie voor weblinks naar de voorbeelden de QR-code achter in het hoofdstuk)
- Community building: stimuleren, zichtbaar maken, slim verbinden en opschalen initiatieven van inwoners
- Hoera het is vandaag! Basisschoolleerlingen doen ervaring op met Positieve Gezondheid
- IJslandse model: gemeente Texel werkt met deze aanpak aan gezondheid voor de jeugd
- De Tuunen: inwoners maken afspraken over samen leven met het omgevingsmodel voor Positieve Gezondheid en leefomgeving (▶ www.buurtskapdetuunen.nl).

> Texel Samen Beter was als coöperatie voor bewoners mede-initiatiefnemer van de
> Coalitie Positieve Gezondheid Texel en aanjager van de beweging naar meer gezondheid
> op Texel. Het is een goed voorbeeld waar in een Positieve Gezondheid Netwerk (zie
> ▶ par. 7.3.1), zowel op de niveaus van de burgers, als van de wijk en regio wordt
> samengewerkt. In ▶ par. 6.6. wordt de verbinding tussen medisch en sociaal domein
> en de integrale samenwerking toegelicht. Op de website van Texel Gezond 2030 vind je
> meer informatie over de actielijnen 2 en 3.

Als auteurs ervaren we met het gebruik van Positieve Gezondheid in de huisartspraktijk dagelijks de actievere rol van de burger en de toegevoegde waarde van de burgerinitiatieven. Ook zien we de toegevoegde waarde van een bredere basis van ◘ fig. 6.1 voor meer zelfzorg, gemeenschapskracht, preventie en e-health. Wat betekent deze beweging van nazorg naar voorzorg voor de zorgprofessionals? De geïntegreerde eerste lijn heeft nog steeds een belangrijke rol, met meer nadruk op coördinatie van zorg. Hoe kan optimaal worden samengewerkt rondom de patiënt? Positieve Gezondheid als één taal voor een gezamenlijk breed perspectief op gezondheid kan hierbij helpen. In de voorbeelden van Leidsche Rijn en Texel, en nog vele andere in Nederland, begon men in eerste instantie met een kleinschalige aanpak zodat Positieve Gezondheid écht geïmplementeerd kon worden. Het is een organisch proces, wat klein begint en uiteindelijk steeds breder gedragen wordt. Hoe meer bewoners en organisaties dezelfde taal gaan spreken, hoe meer Positieve Gezondheid zich als een olievlek verspreidt.

6.5 Uitwerking kernwaarde gezamenlijk en kerntaak zorgcoördinatie

6.5.1 Een andere rolverdeling: van poortwachter naar gids of bruggenbouwer

Nu dit brede aanbod voor en door de wijk meer in beeld is, is de vraag welke invloed dit heeft op de *rol- en taakverdeling* van de *huisarts*. Mensen zijn gewend laagdrempelig naar hun huisarts te gaan met gezondheidsvragen. Dit zijn de laatste jaren steeds complexere gezondheidsvraagstukken geworden. Het is dan ook niet voor niets dat de kernwaarden herijkt zijn, van generalistische naar *medisch-generalistische* zorg. Met een *persoonsgericht* gesprek kan breed worden geïnventariseerd om inzicht te krijgen in wat de zorgvrager zelf wil en kan.

(Aankomend) artsen leren, in eerste instantie, over ziektes en hoe deze te diagnosticeren en behandelen. Met de mentaliteitsverandering van niet alleen ziektegericht naar een breder gezondheidsgericht perspectief verandert er ook iets in de rol van de huisarts. Voor de huisarts was en is dit nog steeds die van poortwachter; dat wil zeggen dat elke verwijzing naar het ziekenhuis via de huisarts gaat. Het doel van de poortwachtersrol om medicalisering te voorkomen en de kosten van de gezondheidszorg in de hand houden, brengt echter niet de kostenverlichting zoals gehoopt en wel veel extra administratiedruk. In landen waar geen poortwachtersfunctie is voor de huisarts, zoals België, Duitsland en Zwitserland blijken patiënten met een meer gerichte vraagstelling en positieve verwachtingen naar de huisarts te gaan (Terluin 2013). Anno 2020 volstaat alleen de rol van poortwachter naar de tweede lijn niet meer. Hoe zou die verschuiving in de rol- en taakverdeling van de huisarts er uit kunnen zien?. Coördinatie van zorg en samenwerking wordt steeds belangrijker. Je zou kunnen stellen dat de huisarts geen poortwachter meer is, maar meer een gids of bruggenbouwer in de zorg. Andere termen die worden genoemd, zijn *(gezondheids)coach, regisseur, teamspeler* of *spelverdeler*.

De commissie Toekomst Huisartsenzorg (zie ▶ H. 3) schrijft over de kernwaarde *gezamenlijk* op ▶ www.toekomsthuisartsenzorg.nl: 'Huisartsen bepalen samen met hun patiënten wat passende zorg is. Zij leveren deze medisch-generalistische zorg samen met andere zorg- en hulpverleners.' In de uitwerking van de kerntaken staat over *zorgcoördinatie* de volgende toelichting: 'De huisarts werkt in een breed netwerk van zorg- en hulpverleners en wordt vaak als eerste aanspreekpunt bij de afstemming van zorg rond de patiënt gezien. Huisartsen zijn niet alleen eindverantwoordelijk voor de zorg die hun eigen team levert, maar zijn veelal ook de verbindende factor in de zorgketen en het eerste aanspreekpunt voor andere zorgverleners die medische vragen hebben over hun patiënten.' Huisartsen bewaken dat er regie wordt gevoerd over de zorg voor hun patiënten met complexe medische problemen. De coördinerende taken van de huisarts liggen op medisch gebied. Voor coördinerende taken rond verpleegkundige zorg of in het sociale domein is de huisarts niet verantwoordelijk. Huisartsen en hun team helpen patiënten met sociale problemen de weg te vinden naar de juiste hulpverlening. Bij verwijzing naar medisch-specialistische zorg zijn huisartsen verantwoordelijk voor adequate overdracht van informatie over de patiënt in de verwijsbrief. In acute situaties zorgt de huisarts tevens voor een mondelinge overdracht en – indien nodig – verwijzing naar ambulancezorg. Nadat de patiënt is verwezen, is de zorgverlener waarnaar wordt verwezen verantwoordelijk voor de zorgcoördinatie. Het is voor de huisarts belangrijk om te weten waar en bij wie bepaalde taken zijn belegd na verwijzing. Schriftelijke of mondelinge terugkoppeling aan de huisarts over het ingestelde beleid door andere zorg- en hulpverleners is daarom essentieel. Dit geldt ook voor afspraken die gemaakt zijn in multidisciplinaire overleggen.

Samenwerking rondom de patiënt wordt steeds meer netwerkgericht (zie ◘ fig. 6.4). De patiënten voeren meer eigen regie, krijgen inzage in hun medisch dossier, die in de toekomst mogelijk persoonlijke patiëntendossiers zullen worden. Ook ontstaan er steeds meer zorgnetwerken rondom de patiënt. Het *parkinsonnet* (▶ www.parkinsonnet.nl) is een mooi voorbeeld van organisatie rondom een patiënt met een bepaald ziektebeeld. Naast samenwerking gerelateerd aan een ziektebeeld, zie je dit ook rondom bredere doelgroepen, bijvoorbeeld bij kwetsbare ouderen (zie ◘ fig. 6.5). De coördinatie en samenwerking van de huisarts met andere professionals en met bewoners, mantelzorgers en vrijwilligers is domeinoverstijgend geworden. Deze beweging vindt zowel fysiek, in eigen woon- en leefomgeving als digitaal in Persoonlijke Gezondheidsomgevingen (PGO) plaats. Ook hier blijkt Positieve Gezondheid vaak een verbindende taal. Het kan goed worden toegepast in het licht van de kernwaarde *gezamenlijk,* toegespitst op de samenwerking rondom de patiënt in de wijk.

6.5 · Uitwerking kernwaarde *gezamenlijk* en kerntaak *zorgcoördinatie*

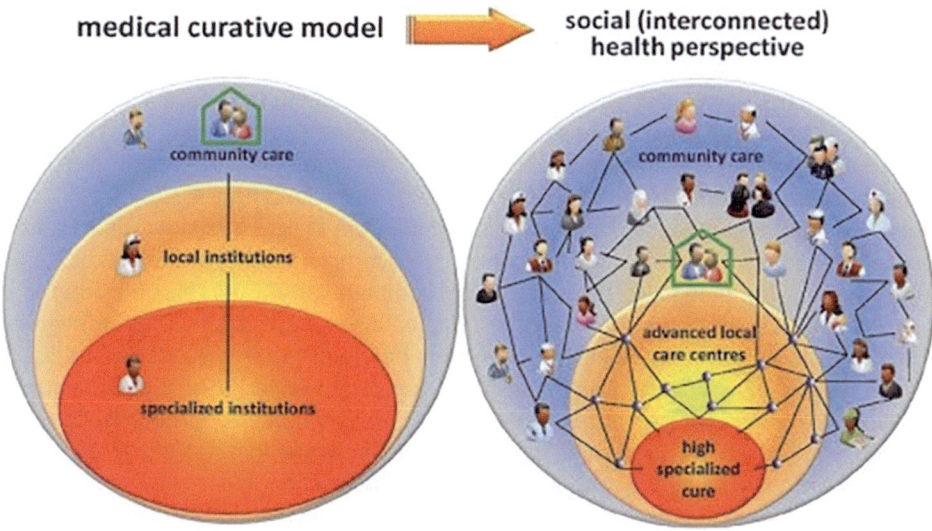

Figuur 6.4 Van medisch curatief model, naar netwerkgeneeskunde (Guldemond 2015)

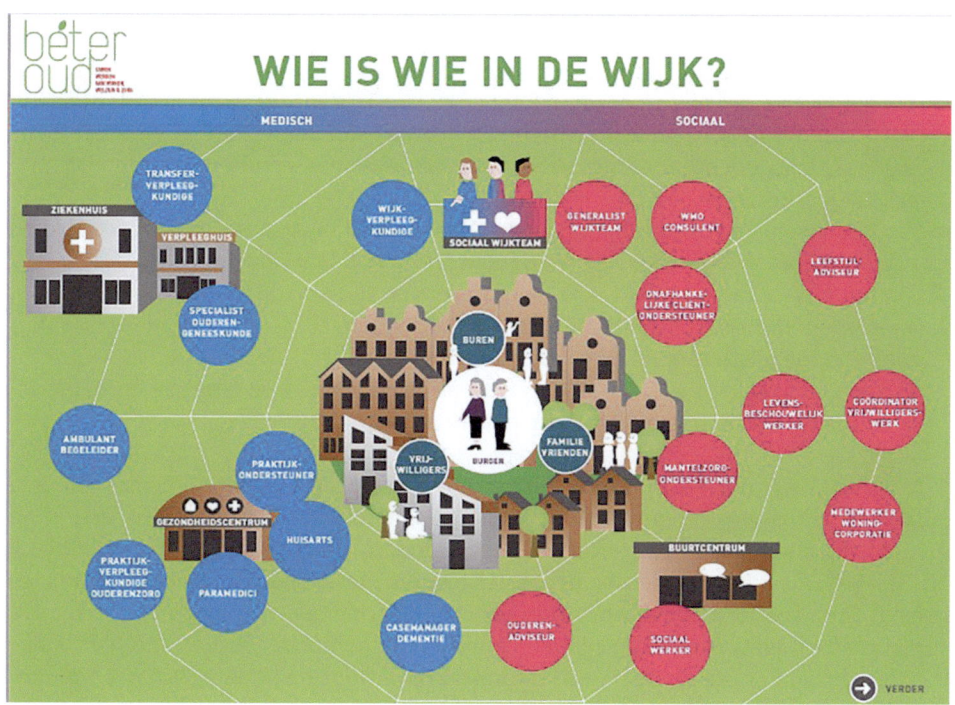

Figuur 6.5 Wie is wie in de wijk? (Beter oud 2019)

6.5.2 Samenwerken rondom patiënt in de wijk

De toegenomen initiatieven en bewegingen rondom en met de burger dan wel patiënt vragen om goede verbinding van medisch en sociaal domein. In ◘ fig. 6.4 is te zien dat de mens zelf centraler is komen te staan met een netwerk daaromheen.

De beweging van het lineaire en medische curatieve model naar organisatie betekent een paradigmaverandering in de gezondheidszorg (zie ◘ fig. 6.4). Zoals ook zichtbaar wordt gemaakt in de omkantelende piramides van ◘ fig. 6.1, zijn we op weg naar een systeem met kleinere instituten voor de hoogcomplexe zorg, brede gezondheidscentra dicht bij de burger en een grote betrokkenheid van de burger. De burger is in ◘ fig. 6.5 in eerste instantie omringd door familie, buren, vrijwilligers. Daaromheen zie je in het sociale domein verschillend (in)formeel aanbod in de wijk. In het medische domein worden huisartspraktijken in het licht van deze netwerkzorg, steeds centraler opgenomen in buurt- en gezondheidspleinen (zie ► par. 5.7 Spectrum Medisch Centrum Meppel). Samenwerking rondom de patiënt dan wel bewoner kan dan efficiënter vormgegeven worden in de steeds complexer geworden maatschappij.

De rol van huisarts verandert hierbij. Om de coördinatie van (medisch-generalistische) zorg en afstemming met andere professionals in het netwerk rondom de patiënt vorm te geven, wordt de rol van de huisarts meer die van coach, regisseur, teamspeler, bruggenbouwer of *gids*. Het is dan ook duidelijk dat de kernwaarde *gezamenlijk* moest worden toegevoegd aan de kernwaarden van de huisartsenzorg. *Zorgcoördinatie* en afstemming worden concreet toegepast op de verschillende niveaus:

- Op het niveau van de spreekkamer, het contact van mens tot mens, wordt bepaald wat passende zorg is, en wat de patiënt hierin zelf kan doen (zie ► H. 4 ten aanzien van persoonsgerichte zorg met behulp van *het andere gesprek* en gezamenlijke besluitvoering (► par. 3.5).
- Op het niveau van de praktijk(organisatie) levert de huisarts samen met de praktijkmedewerkers zinnige zorg voor de patiënt (zie ► H. 5 taakverschuiving).
- Op het niveau van de wijk, werkt de huisarts met zijn praktijkmedewerkers met medisch-generalistische expertise samen met andere zorg- en hulpverleners in de wijk voor de juiste zorg op de juiste plek (H. 6).
- Op regionaal en landelijk niveau bevorderen huisartsen samen met de beroepsgroepen de kwaliteit van de huisartsenzorg (► H. 7).

In ◘ fig. 6.5. zie je net als in het tweede plaatje van ◘ fig. 6.4. hoeveel mensen en organisaties er betrokken kunnen zijn rondom gezondheid en ziekte van bewoners. In het programma 'Beter oud' gaat het om de zorg rondom kwetsbare ouderen (Wind et al. 2019). Hierbij is naast signalering een goed gesprek met de oudere en zijn naasten van belang. Om vervolgens bijvoorbeeld in een multidisciplinair overleg te bespreken wat vervolgaanbod en wensen nog zijn. Een voorbereidend *ander gesprek* kan hierbij heel behulpzaam zijn om te verhelderen wat belangrijk is voor de patiënt dan wel bewoner. Verschillende professionals werken samen in de wijk rondom ouderen, zoals sociale wijkteams, welzijn, informele zorg, wijkverpleegkundigen en de eerstelijnszorg (huisarts, paramedici en farmacie). Hierin kan rondom de oudere ook worden samengewerkt met een mobiel geriatrisch team en specialist ouderengeneeskunde. De huisarts, wijkverpleegkundige en paramedici zijn al langer partners in de afstemming rondom de chronisch zieken en ouderen in de wijk. De verbinding met welzijn en jeugdzorg is er sinds de wetswijziging in 2015 bij gekomen.

6.5 · Uitwerking kernwaarde *gezamenlijk* en kerntaak *zorgcoördinatie*

> **Casus nr. 16**
> Positieve Gezondheid bij een kwetsbare oudere
> Een vrouw van 74 jaar met psychische problematiek en de ziekte van Parkinson doet een fors beroep op de huisartspraktijk overdag vanwege pijnklachten op de borst. Deze worden keer op keer geduid als hyperventilatie en tijdens de visite wordt een oxazepam gegeven die haar wat rustiger maakt. Desondanks belt ze ook zeer vaak de huisartsenpost met deze klacht en meermalen wordt telefonisch de ambulance met spoed naar haar toegestuurd. Als ze wordt meegenomen naar de eerste harthulp, keert ze na analyse weer terug naar huis zonder dat er cardiale afwijkingen worden geconstateerd. Ondanks dat in het medisch dossier staat opgeschreven dat haar klachten samenhangen met haar persoonlijkheid en dat meerdere analyses bij de cardioloog niets hebben opgeleverd, durven de triagisten van de huisartsenpost wanneer ze weer belt het toch niet aan om de ambulance niet te sturen. Dit kan samenhangen met de tijdsdruk in de dienst, die een langer telefoongesprek (met aandacht voor andere dimensies van gezondheid zoals bij Positieve Gezondheid) niet of heel moeilijk mogelijk maakt. Omdat ook de druk op de dagpraktijk door haar vele telefoontjes toenam, besloot de huisarts een *ander gesprek* op basis van Positieve Gezondheid in te zetten. Eenzaamheid bleek een belangrijke factor. Het lukte de huisarts om een vrijwilliger uit het dorp aan haar te koppelen die op een heel goede manier in staat bleek met haar persoonlijkheidsproblematiek om te gaan. De ANW-diensten werden niet meer benaderd! Langzaam begon ze te ontdekken dat haar eenzaamheid een rol speelde bij haar klachten. Dit hielp haar om tot het besluit te komen niet meer koste wat kost thuis te willen blijven wonen en te kiezen voor een opname in het verpleeghuis. Daar werd het contact met de vrijwilliger uit het dorp voortgezet.

Positieve Gezondheid is goed toepasbaar bij ouderen. In casus nr. 16 werd *het andere gesprek* door de huisarts gevoerd. Ook andere professionals betrokken bij de ouderenzorg, kunnen een Positieve Gezondheid-gesprek voeren. Dit kan goed door een POH-ouderen, fysio- of oefentherapeut gebeuren, maar ook door de wijkverpleegkundige. Wijkverpleegkundigen staan dicht bij de patiënt, en signaleren en horen veel. Een Positieve Gezondheid-gesprek kan richting geven, en een verpleegkundige kan ook al doorverwijzen naar vervolgaanbod in het sociale domein. In plaats van te focussen op ziekte en beperkingen wordt gekeken naar wat de oudere nog wel kan en wil. Aansluitend op wat nog van waarde is voor de oudere. Juist ouderen hebben vaak een enorme veerkracht. Daar oog voor hebben en die kracht aanspreken, is veel belangrijker dan 'fiksen' wat niet goed functioneert. Al vraagt dit net als in de casus ook wat ten aanzien van de verwachtingen en angst voor medische ziektes van patiënten. Ouderen zijn soms meer geholpen bij de vraag wat zij nodig hebben om het leven goed geregeld te hebben en deze op een gezonde manier voort te zetten.

In de 'Handreikingen bij de toepassing van Mijn Positieve Gezondheid bij ouderen' wordt toegelicht hoe je Positieve Gezondheid kunt toepassen in de ouderenzorg. Er zijn verschillende gespreksmethodieken voor bewustwording, zelfreflectie, het voeren van *het andere gesprek* en hoe te begeleiden naar actie (iPH 2019e). Er is ook een filmpje over de toepassing van Positieve Gezondheid in de praktijk voor professionals. Waarbij kaderhuisarts ouderen, Brenda Ott vertelt hoe ze met Positieve Gezondheid haar patiënten nog beter leert kennen, en bij een oudere patiënte die ze al lang kent, verrassende nieuwe inzichten krijgt (zie QR-code).

Als er veel zorgverleners betrokken zijn rondom een kwetsbare oudere, helpt Positieve Gezondheid als verbindende taal. Zo kan *het andere gesprek* met Positieve Gezondheid ook worden ingezet om te horen hoe iemand denkt over het levenseinde (advanced care planning). Met name de zingevingsvraagstukken komen hiermee goed aan bod. Soms wordt gedacht dat het niet passend is om het spinnenweb voor te leggen aan mensen in de laatste levensfase. Van der Kaa: 'Juist dan is het belangrijk om te praten over wat zinvol is en wat kan helpen om goed terug te kijken op het leven.' (iPH 2019f) Hierbij willen we ook refereren aan de casus 14 terminale zorg van ▶ H. 4. Waarbij spinnenweb in de terminale fase werd gebruikt.

6.5.3 Positieve Gezondheid als gemeenschappelijke taal

Zoals al een aantal keren benoemd, kan Positieve Gezondheid ondersteunen als verbindende taal voor zorgverleners onderling, zowel domeinoverstijgend, als ook binnen het medische domein. In ▶ H. 5 is reeds beschreven hoe de samenwerking en zorg rond het individu binnen het team van de huisartspraktijk plaatsvindt. Positieve Gezondheid kan in de wijk worden ingezet door andere professionals, bijvoorbeeld op het gebied van het sociale domein, welzijn, sport, jeugdhulpverlening, de wijkverpleegkundige (bijvoorbeeld in de ouderenzorg) en nog veel meer. Ook steeds meer paramedici werken met Positieve Gezondheid. Het maakt niet uit wie het andere gesprek voert met de burger dan wel patiënt, maar vooral dat het wordt gevoerd. Hierbij is het nodig dat er onderling tussen de samenwerkingspartners afspraken worden gemaakt ten aanzien van de overdracht. Ook in de tweede lijn zijn er steeds meer specialisten en verpleegkundigen in ziekenhuizen die het gedachtegoed van Positieve Gezondheid leren kennen en omarmen. Het staat niet voor niets in het visiedocument Medisch Specialist 2025 (Federatie Medisch Specialisten 2015). Het Jeroen Bosch Ziekenhuis heeft het concept Positieve Gezondheid omarmd en spreekt vooral van bevordering van gezondheidswelzijn (▶ www.jeroenboschziekenhuis.nl/hier-staan-wij-voor). De ervaringen uit het Jeroen Bosch Ziekenhuis leren dat ook de verpleegkundigen in het ziekenhuis een belangrijke rol hebben. Bijvoorbeeld in de samenwerking bij patiënten met kanker (Van den Brekel en Van Rixtel 2020). Werken vanuit Positieve Gezondheid helpt in de samenwerking rondom de patiënt, zodat we het allen over hetzelfde hebben, de brede blik op gezondheid, met een meer gezondheidsgerichte mindset. Het geeft eenduidigheid onder de professionals dat met name het echt luisteren en aansluiten bij de ander zelfregie stimuleert. Deze gemeenschappelijke taal wordt als iets heel waardevols ervaren. Alle neuzen staan dezelfde kant op (zie ook ◘ fig 5.11).

6.5.4 Samenwerking sociaal en medisch domein

Positieve Gezondheid als uitwerking van *gezondheid als het vermogen om je aan te passen en eigen regie te voeren in het licht van de sociale, fysieke en emotionele uitdagingen van het leven,* zoals toegepast in het spinnenweb (zie ▶ H. 2 en 4) is ook geschikt als gezamenlijke visie voor wijk of gemeente. Voor zowel zorgverleners, beleidsmakers en bewoners is Positieve Gezondheid een gezamenlijke 'paraplu of kapstok'

6.5 · Uitwerking kernwaarde *gezamenlijk* en kerntaak *zorgcoördinatie*

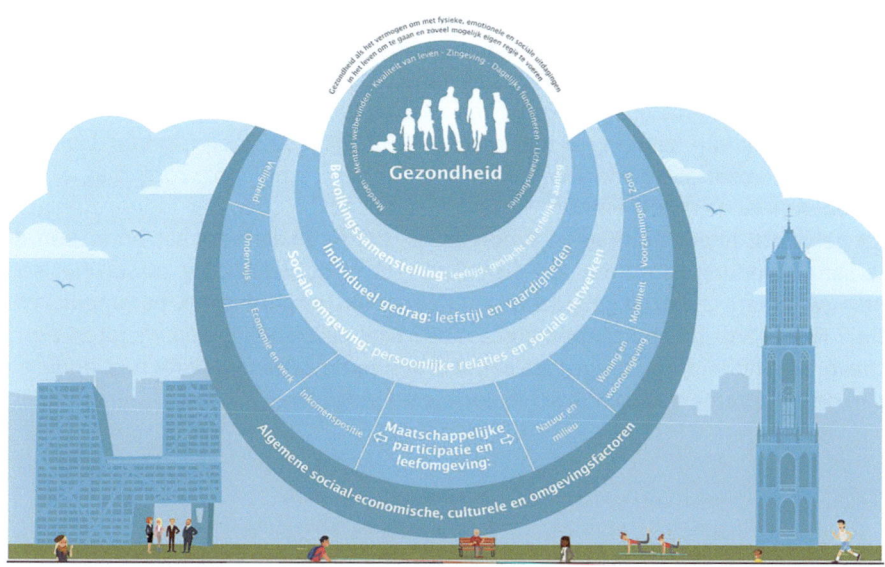

◘ **Figuur 6.6** Positieve Gezondheid in beleidsnota Volksgezondheid Utrecht, 'gezondheid voor iedereen'. Bron: Gemeente Utrecht (2019)

ook wel 'onderlegger of basis' voor het brede perspectief op gezondheid. Zo is Positieve Gezondheid ook in vele beleidsnota's van de Nederlandse gemeenten te vinden en staat het sinds 2020 in de Landelijke Nota Gezondheidsbeleid (zie ▶ H. 7).

Hoe dit concreet wordt ingevuld verschilt per gemeente. In sommige regio's of provincies wordt het gedachtegoed van de brede kijk op gezondheid wel beschreven in de nota, maar mist hij de concrete toepassing in de praktijk. In andere regio's wordt de verbinding tussen medisch en sociaal domein gestimuleerd vanuit een gezamenlijke visie van Positieve Gezondheid. De gezondheid van de bewoners wordt hierbij centraal gesteld, zoals in de volksgezondheidsnota 'gezondheid voor iedereen' in Utrecht (zie ◘ fig. 6.6).

Een onderdeel van de brede benadering van gezondheid is dat je het samen doet. De gemeente ondersteunt en legt verbindingen. Voor de organisatie van domeinoverstijgende zorg is het van belang helderheid te hebben over de rol- en taakverdeling van de verschillende betrokkenen en ieders (wettelijke) verantwoordelijkheden te kennen. Hierbij ligt de nadruk op zorg dichtbij in de buurt van de patiënt dan wel burger en het bevorderen van eigen verantwoordelijkheid en zelfredzaamheid. Veel vragen komen nu onnodig terecht in de gezondheidszorg terwijl ze hun oorsprong hebben in problemen in de opvoeding, op het werk, op school, in de relatie of de woonomgeving. Rondom de bewoner zie je in ◘ fig. 6.5 in blauw het medische en in roze het sociale domein weergegeven. De gemeenten hebben met de Wet Maatschappelijke Ondersteuning (WMO), de Jeugdwet en de Wet publieke gezondheid (Wpg) een grote rol gekregen. Deze overheveling van verantwoordelijkheden en taken naar de gemeenten zijn mede ingegeven om de kosten in de zorg te beteugelen. Sinds deze wettelijke transities van 2015 hebben huisarts en gemeente veel meer met elkaar te maken gekregen. De zorg rondom de gezondheid van de burger zou idealiter *gezamenlijk* vorm worden gegeven. De overheid en gemeente zijn vanuit de Wet publieke gezondheid meer gericht op de gezonde populatie en de huisarts vanuit de Zorgverzekeringswet voor individuele geïndiceerde en zorggerelateerde preventie (zie ▶ par. 6.7). Huisartspraktijken die een goede kennis hebben van mogelijkheden vanuit de gemeente kunnen patiënten met sociale problematiek makkelijker verwijzen naar de juiste hulpverlening.

De noodzaak van samenwerking in de wijk mag duidelijk zijn: onder invloed van transities en decentralisatie blijven patiënten met een complexere zorgvraag en kwetsbare ouderen langer thuis wonen. Hoe zorg je dat zaken soepeler lopen, zinnige zorg wordt geleverd, financiering geen probleem is, dat je elkaar verstaat en er een duurzame samenwerking kan ontstaan? Hoe realiseer je de verbinding tussen het sociale domein (wijkteams, welzijn, jeugdzorg) met eerstelijnszorg (huisarts, paramedici en farmacie)? Hoe wordt de coördinatie afgestemd? Met casuïstiek willen we laten zien hoe Positieve Gezondheid ook toegepast kan worden in de samenwerking met andere partijen in de wijk, gemeente, psychische, sociale en jeugdzorg.

> **Casus nr. 17: Meisje van dertien met gedragsproblemen**
> Een dertienjarig meisje met ADHD, impulsbeheersingsproblematiek en gedragsproblemen bezorgt haar alleenstaande moeder en haar jongere broertje veel onrust en zorg. In de periode van COVID-19 is de dagbesteding en het speciaal onderwijs weggevallen. De situatie thuis is onhoudbaar geworden. Moeder is radeloos omdat haar dochter wegloopt, het huis bekladt, zich niet aan afspraken houdt en voorwerpen uit huis naar haar moeder gooit. Moeder loopt zelf al een tijdje bij de POH-GGZ, zij adviseerde een afspraak te maken met de huisarts.
> Moeder heeft al een tijd geleden hulp gevraagd voor haar dochter en staat op de wachtlijst van specialistische jeugd-GGZ. Tenminste dat dacht ze, er was iets fout gegaan met het sociale wijkteam en daar heeft ze geen vertrouwen meer in. Ze wil daar eigenlijk niets meer mee te maken hebben. De huisarts kent moeder al jaren, en is voor haar de vertrouwde basis. De huisarts bespreekt de mogelijkheid met moeder voor een multidisciplinair overleg (MDO) om een en ander open te bespreken en af te stemmen wie wat doet. De huisarts en POH-GGZ hebben korte lijnen met de ketenpartners van het buurtteam en specialistische jeugd-GGZ, onder andere vanuit de wijkaanpak en gezamenlijke scholing Positieve Gezondheid. Het MDO is daardoor gelukkig snel gepland. De huisarts heeft al vaker met moeder het Positieve Gezondheid-gesprek gevoerd en begint met de vraag wat moeder nu belangrijk vindt. Ondanks dat moeder slecht slaapt en veel last heeft van hoofdpijn, stelt ze dat eerst de veiligheid en zorg voor haar dochter voorop staan. De urgentie is duidelijk en er volgt een intake op korte termijn. Ze ziet toch dat het sociale wijkteam haar wel kan en wil helpen, zowel met opvoedondersteuning als met haar financiële problemen. De huisarts vraagt moeder om haar dochter de Kindtool van Positieve Gezondheid te laten invullen. Dit als voorbereiding op de intake, want sinds kort werkt de specialistische jeugd-GGZ ook vanuit Positieve Gezondheid.
> De week erna bespreekt de huisarts de inzichten van dochter over haar eigen gezondheid en gedrag aan de hand van de Kindtool op het spreekuur. Moeder en dochter krijgen zo inzicht in het perspectief vanuit het kind en wat voor haar van waarde is. Er blijkt bij dochter weinig lijdensdruk, ze wil graag leren minder snel boos te worden. De specialistische GGZ kan bij de intake doorgaan op waar de huisarts al mee is gestart. De druk is er voor moeder voor een groot deel vanaf, ze voelde zich in het

6.5 · Uitwerking kernwaarde *gezamenlijk* en kerntaak *zorgcoördinatie*

> MDO met huisarts, specialistische jeugd-GGZ, POH-GGZ en sociale wijkteam gehoord en ondersteund. De samenwerking rondom haar en haar dochter geven moeder een veilig gevoel. Al zijn de problemen van haar dochter niet direct op te lossen, ze heeft er vertrouwen in dat de zorgprofessionals om haar heen haar handvatten zullen bieden om zelf beter met deze situatie om te gaan.

Casus nr. 17 laat zien hoe de huisarts samen met de POH-GGZ werkt aan het ontstaan van vertrouwen bij moeder en kind en de zorg coördineert. Ook bij de casus Complexiteit is de samenwerking binnen de GGZ en begeleid wonen en de afstemming vanuit de verschillende ziekenhuizen van belang. Bij beide casus ondersteunt Positieve Gezondheid in de gemeenschappelijke taal en werkwijze.

> **Casus nr. 18: Complexiteit – samenwerking medisch en sociaal domein**
> Een 25-jarige vrouw woont begeleid (herstelondersteunend) en heeft een complexe historie. Ze is ernstig beschadigd in haar jeugd, en naast post-traumatische stress, speelt er ook forse psychische problematiek en ernstige adipositas. Ook zijn er regelmatig klachten van het bewegingsapparaat en vanwege verminderde mobiliteit en chronische pijn beweegt ze zich voort in een scootmobiel. In het begin bestonden de consulten bij de huisarts met name uit verwijzingen, terugkoppelingen vanuit de psychiatrie, obesitaskliniek, nefroloog, internist, gynaecoloog en de orthopedisch chirurg. De patiënte heeft een dagtaak aan de medische molen waarin ze zich bevindt, met regelmatig ontregelingen, ziekenhuisopnames, terugval en langzaam weer opbouwen. De huisarts is haar vertrouwenspersoon en merkte bij zichzelf frustratie en machteloosheid over de frequentie van haar ziekenhuis- en huisartsbezoeken. De huisarts benoemt dit in het volgende consult en vraagt patiënte waar ze op hoopt of wat ze belangrijk vindt. Ze wil een normaal leven en een leuke baan. Nu kan ze zowel fysiek als mentaal heel moeizaam meedoen in de maatschappij. Langzaam en in samenspraak met haar persoonlijke begeleiding en psychiater werd de zorg rondom de patiënte meer gericht op wat zij belangrijk vindt, en wordt meer ondersteuning in haar eigen leefomgeving georganiseerd. Inmiddels wordt ze door de psychosomatisch fysiotherapeut begeleid in het omgaan met chronische pijn, en het opbouwen van mobiliteit. De persoonlijk begeleider heeft patiënte ondersteund bij het invullen van het Positieve Gezondheid spinnenweb en bespreekt dit met de patiënte, de begeleider en de huisarts. De patiënte stelt kleine doelen op het gebied van voeding en gezonder eten, en gaat met begeleidster eenmaal per week gezonder inkopen en koken en naar het wijkplatform voor en door bewoners: Indekerngezond.
> De gezondheidsdoelen komen ook in het persoonlijke behandelplan van de psychiater en stapje voor stapje krijgt ze meer inzicht en grip op haar complexe leven. Met de apotheekster en psychiater wordt gestart met afbouwen van slaap- en psychische medicatie. Ze is vrolijker, heeft af en toe een terugslag, maar is op de goede weg. Ze realiseert zich beter wat ze niet kan veranderen en waar ze wel invloed op heeft. Iedereen merkt dat samenwerken met verschillende professionals rondom de patiënte in haar eigen leefomgeving prettig is en men weet elkaar goed te vinden. Positieve Gezondheid biedt een goede gemeenschappelijke taal en perspectief en het

> belangrijkste is dat patiënte zich steeds wat beter voelt en zelf meer de regie bepaalt. Van machteloosheid en uitzichtloosheid, naar manageability, comprehensibility, meaningfulness (zie ▶ H. 2), met Positieve Gezondheid naar meer inzicht, overzicht en uitzicht.

De casuïstiek laat zien hoe kan worden samengewerkt in medisch en sociaal domein bij mensen met complexe problematiek. Het lijkt wellicht in het begin veel tijd te kosten. Maar beide voorbeelden zijn van patiënten die al vaak kwamen. De tijdsinvestering en de gezamenlijke taal, aansluitend bij de patiënt, zijn uiteindelijk voor alle partijen een stap in de goede richting. Beide patiënten zijn de laatste maanden overigens veel minder frequent op het spreekuur geweest.

> **Reflectie**
>
> *Wat waren je antwoorden op de reflectievragen in het begin van dit hoofdstuk?*
> *Als je professionals in de wijk al goed weet te vinden, wat levert het je als huisarts op?*
> *Voor degenen die nog weinig samenwerken met het sociale domein, weet je de hulpverleners te vinden?*
>
> – *Hoe krijg je kennis van hulpverleners in de wijk?*
> – *Heb je een sociale kaart?*
> – *Hoe werk je samen met gemeente en sociaal team?*
> – *Hoe kan samenwerking met de bewoners en de professionals in de wijk bijdragen aan verbeteren van de gezondheid van de bewoners?*
> – *Wat kan werken met Positieve Gezondheid jou en je collega's in dit opzicht opleveren?*

De huisarts zou nog meer gebruik kunnen maken van het sociale domein. Bijvoorbeeld door mensen met (gezondheids)ondersteuningsvragen door te verwijzen naar de gemeente. Ondersteuning via de gemeente is mogelijk op veel gebieden. De gemeente heeft een rol op alle terreinen die van betekenis zijn voor het bevorderen van gezondheid van jong tot oud (zie kader). Van zingeving, eenzaamheid, dagbesteding, huisvesting, bemiddeling, financiële ondersteuning en structuur bieden tot traplift en persoonsgebonden budget. Het is handig lokaal te weten welke diensten jouw gemeente levert en hoe deze te vinden zijn. Een professional van de gemeente kan voor jeugd of WMO bijvoorbeeld ook spreekuur doen bij de huisarts in de praktijk. Ook zijn er buurtsportcoaches of medewerkers van een sociaal wijkteam die deels werken vanuit het gezondheidscentrum. Hoe dit is georganiseerd, verschilt per gemeente.

> **Voorbeelden van gemeentelijke ondersteuning (algemene voorzieningen)**
>
> – groepsaanbod (bijvoorbeeld creatieve groepscursus om geïsoleerde mensen met elkaar in contact te brengen, samen werken aan leefstijl, samen sporten)
> – de gemeentelijke sportcoach en opvoedondersteuning
> – het advies- en meldpunt huiselijk geweld en kindermishandeling
> – een ontmoetingsruimte voor mensen die eenzaam zijn
> – boodschappendienst en maaltijdverzorging (tafeltje-dekje)

6.5 · Uitwerking kernwaarde *gezamenlijk* en kerntaak *zorgcoördinatie*

- mantelzorgondersteuning (bijvoorbeeld alzheimercafé), vrijwilligerswerk
- maatschappelijke opvang (bijvoorbeeld tussenvoorziening, daklozenopvang)
- hulp aan buurthuizen en verenigingen
- maatschappelijk werk en schuldhulpverlening

en maatwerkvoorzieningen:
- vervoersvoorziening
- individuele begeleiding door een professional (in de jeugdzorg beschikking voor therapie door orthopedagoog, psycholoog of gespecialiseerde jeugd-GGZ)
- beschermde woonplekdagbesteding op maat
- aanpassingen in de woning (bijvoorbeeld een traplift of een verhoogd toilet)
- respijtzorg (= tijdelijke opvang om mantelzorger te ontlasten)
- huishoudelijke hulp
- maatschappelijke opvang (bijvoorbeeld blijf-van-mijn-lijfhuizen en daklozenopvang)
- zelf ondersteuning regelen met behulp van een persoonsgebonden budget (PGB)

De gemeente mag een bijdrage vragen voor het gebruik van een maatwerk-voorziening. Veel gemeenten presenteren de ondersteuningsmogelijkheden voor hun burgers via hun website.

De meeste gemeenten hechten veel belang aan samenwerking met de huisartsenzorg bij de in het kader genoemde dienstverlening en ondersteuning. De samenwerking is geen doel op zich, maar is dienend aan het bevorderen van de gezondheid van de bewoners. De LHV heeft een document en digitale werkmap uitgebracht: 'Huisarts en gemeente, samenwerken in de wijk'. Hierin is een zinvolle checklist opgenomen voor de rol van de huisarts in de samenwerking (LHV 2017b), zie de QR-code aan het eind van het hoofdstuk. De NHG ondersteunt deze beweging met een praktijkhandleiding 'Samenwerken aan gezondheid in de wijk'. In deze handleiding staan handvatten hoe lokaal in de wijk samenwerking vormgegeven kan worden en hoe dit ook samen met de burgers wordt georganiseerd. De samenwerking tussen huisartsen en gemeente kent daarbij ook uitdagingen (NHG 2018):
- De samenwerking tussen de huisarts en het welzijnswerk komt niet altijd even goed van de grond. Soms blijft het steken op verschillen in werkwijze en taalgebruik. Huisartsen staan wel open voor de samenwerking, maar weten niet altijd goed waar te beginnen. Het helpt als hulpverleners wijkgericht werken en elkaar kennen. De *mogelijkheden* die de gemeenten in samenwerking bijvoorbeeld met een GGD bieden in de ondersteuning van patiënten dan wel burgers worden nu nog zelden benoemd in zorgstandaarden en landelijke samenwerkingsafspraken en zijn relatief *onbekend* bij huisartsen, praktijkondersteuners en assistentes. Ook hier kan Positieve Gezondheid weer verbindend werken.
- Het *uitwisselen* van gegevens met medewerkers van de gemeente stuit op *privacy*-problemen. De schriftelijke rapportage van de aanpak en voortgang van de ondersteuning naar de huisarts blijft vaak achterwege. Hierdoor weten huisarts, gemeente en GGD niet van elkaar wat er gedaan wordt, dit leidt tot versnippering van de ondersteuning en zorg. Het komt vaak voor dat verschillende professionals zich met hetzelfde probleem bezighouden met een soms conflicterende aanpak. Er is behoefte aan overleg op patiëntniveau, samenwerking(safspraken) en coördinatie.

- Samenwerken in de wijk kost *tijd*, tijd die niet voorzien is in de bekostiging van de huisartsenzorg. Voor de wijkmanagementtaken is inmiddels voor de huisartsen financiering mogelijk via de Organisatie en Infrastructuur bekostiging (O&I), zie ▶ H. 7.
- Er zijn 288 gemeenten in Nederland die allemaal een eigen gezondheidsbeleid uitvoeren al dan niet in samenwerking met andere gemeenten. De beleidondersteunende organisatie van huisartsen sluit hier niet op aan, waardoor de borging van initiatieven op de verschillende niveaus lastig is. Dit maakt het ook slecht mogelijk landelijke randvoorwaarden af te spreken voor de samenwerking tussen huisarts, gemeente en GGD.

Tips voor samenwerking medisch en sociaal

- Patiënten krijgen makkelijker vertrouwen in andere professionals en organisaties zoals het sociale wijkteam wanneer ze ervaren dat de huisarts vertrouwen heeft in deze zorgverlening en zorgverleners, en er sprake is van afstemming en samenwerking.
- Een vast aanspreekpunt binnen de gemeente kan helpen voor zowel praktijkvragen als voor signaleren van problemen onder de populatie.
- Een medewerker van gemeente of welzijn kan in een korte kennismaking op de praktijk duidelijk maken wat hij doet en hoe hij te bereiken is en van welke activiteiten de huisarts ontlast kan worden. Door aandacht voor dagbesteding, beweegprogramma's en aanpassingen in huis zit een patiënt waarschijnlijk minder op het spreekuur.
- Ingewikkelde plannen en samenwerkingsafspraken kunnen in eerste instantie achterwege blijven. Na een geslaagde samenwerking aan de hand van een casus of best practice, kun je elkaar gemakkelijk weer vinden en weet je beter wat je van elkaar kunt verwachten. Daarna kan de samenwerking groeien (zie ook ▶ par. 6.6).
- Is vertegenwoordiging namens meerdere huisartsen geregeld? Spreek af wat handig is ten aanzien van onderlinge communicatie, terugkoppeling en voortgang. Dit kan kort en puntig en eventueel per e-mail.
- Ken de richtlijnen over gegevensuitwisseling en de privacy van patiënten. Het helpt patiënten als duidelijk wordt dat huisartsen en sociaal team samenwerken. Vaak heeft een welzijnsmedewerker geen compleet medisch beeld nodig en helpt het om alleen de strikt noodzakelijke informatie uit te wisselen.

Hoe kan de samenwerking van medisch en sociaal domein verder verduurzamen? Wie is daarvoor verantwoordelijk? Daarvoor moet nog kritisch naar (de veranderingen) van het hele zorgsysteem worden gekeken. Betekent meer naar het sociaal domein verwijzen, minder verwijzingen naar ziekenhuizen? Discussies over kosten en baten zouden hierover op regionaal of landelijk niveau moeten worden gevoerd. Duidelijk is wel dat het zorglandschap in beweging is en ook de rol van de huisarts aan het veranderen is. Hierover is recent een interessant artikel in Medisch Contact verschenen: Catch 22, zie ook ▶ par. 7.1 (Jung et al. 2019a, b).

Het ontwikkelen van een integrale aanpak vanuit een gezamenlijke visie helpt enorm voor wijkgerichte afstemming aansluitend bij behoefte van de bewoners (zie ▶ par. 6.6). Het blijkt dat Positieve Gezondheid een heel goede verbindende factor is. Zowel voor de gemeenschappelijke taal en visie, maar ook heel praktisch in de samenwerking tussen verschillende goede initiatieven. Als vanuit een persoonsgericht Positieve Gezondheid-gesprek hulpvragen bovenkomen, waarop een niet-medisch antwoord de volgende stap is, kan de huisarts doorverwijzen naar aanbod of ondersteuning in de wijk.

6.5.5 Welzijn op Recept

Welzijn op Recept, zoals in ▶ H. 4 genoemd als een van de handelingsperspectieven na *het andere gesprek*, ondersteunt om samen de juiste zorg op maat te kunnen leveren. Het kan worden ingezet bijvoorbeeld bij klachten waar onderliggende sociaal-maatschappelijke problemen een rol spelen, zoals het overlijden van een partner, verlies van werk en bijvoorbeeld eenzaamheid. Naast uitleg dat er geen medische diagnostiek of medicatie nodig is, verwijst de huisarts of andere eerstelijnszorgverlener deze patiënten door naar een welzijnscoach. Een welzijnscoach is een sociaal werker meestal werkzaam bij een welzijnsorganisatie.

Wat is *Welzijn op Recept*?

Welzijn op Recept is een kortdurende interventie waarbij mensen met psychosociale klachten die hiervoor naar de eerstelijnsgezondheidszorg gaan, verwezen worden naar het welzijn. Het gaat hier om klachten zoals piekeren, slecht slapen, vermoeidheid, rug-schouder-nekklachten, hoofdpijn etc. Deze mensen komen hiervoor (met regelmaat) bij hun zorgverlener en vaak hebben zij voor deze klachten geen pilletje of verwijzing naar fysiotherapeut, psycholoog of medisch specialist nodig. Een verwijzing volgt dan naar de welzijnscoach die samen met hen op zoek gaat naar een geschikte activiteit of andere oplossing die positieve ervaringen en sociale contacten oplevert. Iets wat ze (vroeger) leuk vonden en energie van kregen. Welzijn op Recept is erop gericht om zo weer wat kleur in hun leven te brengen. Welzijn op Recept is in 2011–2012 in Nieuwegein ontwikkeld en heeft zich als een olievlek over Nederland uitgebreid. Op het moment van schrijven van dit boek wordt Welzijn op Recept in ruim honderd gemeenten door heel Nederland uitgevoerd (◘ fig. 6.7).
▶ www.welzijnoprecept.nl

Stand van zaken effecten en resultaten Welzijn op Recept Nederland
In Nederland zijn een aantal procesevaluaties verricht binnen Welzijn op Recept-projecten en een aantal wetenschappelijke studies. Deze hebben vooral plaatsgevonden in periode 2015–2016. De grootste studie in Nederland is uitgevoerd in Nieuwegein door Pomp et al. (2015). In deze studie is gekeken naar de eerstelijnszorgconsumptie en het (psycho)medicatiegebruik. Deze studie laat zien dat er een daling lijkt te zijn in de consulten bij de huisarts na het uitschrijven van een welzijnsrecept,

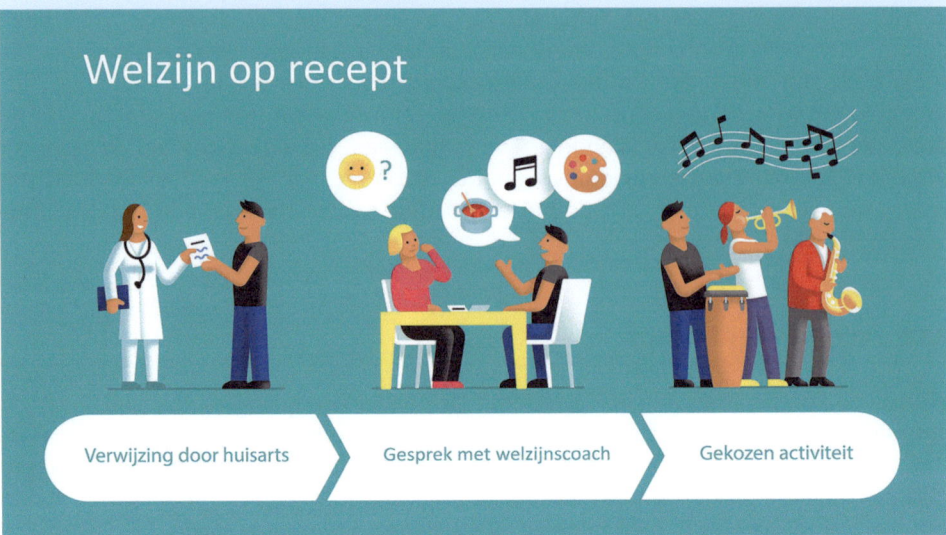

Figuur 6.7 Welzijn op Recept (Heijnders en Meijs, 2019)

maar deze is nog niet statistisch significant na één jaar. Dit kan zowel liggen aan de termijn van meten als aan de omvang van de onderzoeksgroep (172 patiënten). Medicatiegebruik laat geen significant verschil zien voor of na een welzijnsrecept. De kwalitatieve deelstudie hiervan van (Heijnders et al. 2015) geeft vooral informatie vanuit het patiëntenperspectief waarbij Welzijn op Recept-deelnemers zeggen dat zij zich gezonder en zelfredzamer voelen en meer zelfvertrouwen hebben, meer welbevinden en een positiever toekomstperspectief ervaren door Welzijn op Recept. De eindrapportage Welzijn op Recept (Vissers 2015) laat een duidelijk gemeten toename van het welbevinden zien en een forse daling van de zorgconsumptie vanwege psychosociale problematiek bij de huisarts. Hierbij is echter niet gewerkt met een controlegroep, waardoor de wetenschappelijke bewijskracht laag is.

Een maatschappelijke kosten-batenanalyse, uitgevoerd in Haarlemmermeer (Van Gorp 2019) naar de (meer)waarde van Welzijn op Recept, laat goed zien op welke levensdomeinen Welzijn op Recept effect heeft en wat dit potentieel aan 'minderkosten' oplevert. Deze studie is echter volledig gebaseerd op aannames. Kortom, investeren in Welzijn op Recept voorkomt extra dure kosten in het medisch en sociaal domein. Welzijn op Recept breidt zich gestaag uit door heel Nederland. In 2019 is een QuickScan uitgevoerd in alle gemeenten die werken met Welzijn op Recept. In deze scan zijn de belangrijkste bevindingen over het type verwijzers, de doelgroep en de essentiële bestanddelen van Welzijn op Recept te vinden. Recent is een literatuurstudie gepubliceerd in Huisarts & Wetenschap over de essentiële bestanddelen van Welzijn op Recept (Mesman et al. 2020). Aanvullend wetenschappelijk onderzoek naar het optimaliseren van Welzijn op Recept in de dagelijkse praktijk en de effecten op zorgkosten zullen in 2021–2022 (onder andere RIVM) plaatsvinden.

Via het Landelijk kennisnetwerk Welzijn op Recept of Handboek Welzijn op Recept (Heijnders en Meijs 2019) zijn handvatten te vinden voor hoe dit in samenwerking met welzijn en gemeente wordt georganiseerd. Zowel de patiënten, de huisarts, de welzijnscoach en de gemeente ervaren meerwaarde met Welzijn op Recept (voor meer info scan je de QR-code onderaan in dit hoofdstuk).

> **Verbinding Positieve Gezondheid en Welzijn op Recept**
>
> Huisartspraktijk Respons, gemeente Hengelo en GGD-Twente werken samen aan een betere verbinding tussen medisch en sociaal domein. Hierbij wordt in een pilot het spinnenweb van Positieve Gezondheid ingezet bij mensen met langdurige onbegrepen klachten. De huisarts voert het Positieve Gezondheid-gesprek en verwijst bij behoefte aan handelingsperspectieven in het sociaal maatschappelijke domein met een *receptkaart* naar Welzijn op Recept. Op de *receptkaart* staat het spinnenweb en een link naar ▶ www.mijnpositievegezondheid.nl en verwijzing naar de welzijnsconsulent die één dagdeel per week beschikbaar is op de huisartspraktijk.
> *Respons huisartspraktijk, gemeente Hengelo en GGD-Twente.*
> (▶ www.huisartsenrespons.praktijkinfo.nl/positieve-gezondheid)

Het andere gesprek met Positieve Gezondheid helpt om inzicht te krijgen in de gezondheidssituatie van de patiënt. Bij vele patiënten met psychosociale klachten – waarvan de oorzaak niet medisch blijkt te zijn – is interventie Welzijn op Recept een volgende stap. De voorbeelden dragen hopelijk bij aan de inzichten dat een goede verbinding tussen medisch en sociaal domein meerwaarde oplevert (Van Wijck 2020).

Ook binnen de eerste lijn kan Positieve Gezondheid goed worden toegepast als gemeenschappelijke taal. Er wordt vanuit de huisarts altijd al samengewerkt met collega-paramedici, bijvoorbeeld diëtiste, eerstelijnspsychologen, verloskundige, fysio- en oefentherapeuten en apothekers. In de samenwerking rondom de patiënt is het prettig dat eerstelijns professionals Positieve Gezondheid ook kennen.

6.5.6 Toepassing Positieve Gezondheid paramedici

Als de huisarts *het andere gesprek* heeft gevoerd kan, afhankelijk van de vervolgbehoefte, de patiënt zijn spinnenweb meenemen en bespreken met diëtist, verloskundige, oefen- of fysiotherapeut. Dit wordt door de patiënten als prettig ervaren, dat hierin 'dezelfde' taal wordt gesproken. De patiënt kan verdiepen op dimensies van Positieve Gezondheid, bijvoorbeeld in het vervolgcontact bij de diëtist op het thema leefstijl en voeding. Aan de hand van twee voorbeelden illustreren we dat ook hier de mens centraal staat en niet de klacht. Positieve Gezondheid kan dus breed worden toegepast door vele disciplines. Fysiotherapeuten beschrijven verrassende resultaten en toegenomen werkplezier met Positieve Gezondheid, zoals in het voorbeeld in het kader.

> **Voorbeeld uit de fysiotherapiepraktijk: "Daarom werk ik met Positieve Gezondheid"**
>
> Frederik Jaspers Faijer uit praktijk De Haere in Hellendoorn is al 21 jaar fysiotherapeut. "Als je net met je vak begint, heb je vooral oog voor de klachten waar mensen mee komen. Door de jaren heen groeit je ervaring, en voel je steeds intenser de essentie van je vak: dit is waar het me om te doen is. Achter de geblesseerde elleboog gaat immers een mens schuil die bijvoorbeeld zijn werk wil kunnen doen, zijn geliefde wil omhelzen en zijn kinderen eten wil geven."
> Sinds een lezing van Machteld Huber over Positieve Gezondheid lukt het Frederik beter om te duiden waar het in zijn praktijk echt over gaat. Met Positieve Gezondheid kreeg hij handvatten om *het andere gesprek* te voeren.
> Ook vind hij samenwerking van belang rondom de patiënt, bij bijvoorbeeld jongeren met overgewicht, mensen met SOLK of chronische pijn, maar ook in de ouderenzorg. De ouderen die nog zelfstandig thuis wonen, de kinderen op school die hun motoriek ontwikkelen. Als we voor hen nu niet het goede doen, zijn zij straks misschien wel de chronisch zieken. Dat vraagt om inzet van alle betrokkenen, zoals de school, de gemeente en wij als fysiotherapeuten. De begrippen in het spinnenweb helpen om elkaar daarbij beter te verstaan.
> Een tip van Frederik:
> "Blijf dicht bij jezelf. Ga niet aan de slag met Positieve Gezondheid als het niet bij je past. Positieve Gezondheid vraagt van je om echt het gesprek aan te gaan, om oprecht te zijn in je bedoelingen. Het is geen kunstje. Reken maar dat patiënten daar zo doorheen prikken."
> Bron: iPH Nieuwsbrief (2019c)

Ook voor oefentherapeuten is Positieve Gezondheid heel geschikt. Zij beschrijven vaak dat het heel goed aansluit bij hun werkwijze, waarbij al wordt gekeken naar wat iemand nog wel kan. Een quote van een oefentherapeute uit de Positieve Gezondheid-training: "Positieve Gezondheid kan een eyeopener zijn voor alle medische professionals zodat ze leren zien zoals oefen- en ergotherapeuten. Het helpt om het totale plaatje, de mens in zijn geheel te zien."

> **Praktijkvoorbeeld Positieve Gezondheid bij de oefentherapeut**
>
> "Zorg op maat is luisteren en aandachtig kijken, protocollen durven loslaten en uitgaan van wat nodig is." Door dit te doen, wist Estelle Schatorié, oefentherapeut uit Noord-Limburg, een jonge vrouw na een nekwervelbreuk weer te laten dansen. Geen wonderbaarlijke genezing, maar aansluiten bij wat écht van waarde is voor de patiënt. Ze werkt vanuit de principes van Positieve Gezondheid, net als de huisartsen en andere zorgverleners in haar regio. Ze stelt samen met de patiënt waardevolle behandeldoelen. Haar patiënten zijn soms jarenlang bezig geweest met het bestrijden van lichamelijke klachten. Via de huisarts krijgt ze mensen doorverwezen die soms de moed hebben verloren. Als oefentherapeute luistert ze aandachtig naar de patiënten en observeert de lichaamstaal. Therapie is niet meer dan een hulpmiddel om een doel te bereiken. Het gaat erom dat de patiënt zelf de regie weer in handen krijgt.

> Positieve Gezondheid is: denken in mogelijkheden in plaats van beperkingen. Hoe dat kan uitpakken, blijkt uit het verhaal van Laila. Op 21-jarige leeftijd breekt zij een nekwervel en raakt ze in coma. Als ze bijkomt is ze halfzijdig verlamd. Het revalidatiecentrum zegt dat ze niet gemotiveerd is. Schatorié: "Nog voor mijn eerste behandelsessie gaan we samen naar de balletzaal waar ze vroeger danste." Estelle merkt dat patiënte de hoop verloren heeft en bang is voor haar toekomst. Dat is iets heel anders dan onvoldoende motivatie! Ze stelt de volgende vraag aan Laila: "Stel dat je morgen wakker wordt en er is een wonder gebeurd, iets wat je je nu niet kunt voorstellen, wat zou dat wonder zijn?" Voor Laila betekent dit dat ze weer zou kunnen dansen én studeren. Als ze de muziek opzet gebeurt er iets wonderlijks. Door het ritme van de muziek en door de therapeute na te doen, begint Laila te kruipen. Iets wat ze eerder nog niet kon.
>
> Zelfs lopen, wat Laila in de revalidatie had geleerd, lukt beter. Ze heeft minder focus op haar beperking, maar kijkt recht vooruit naar haar doel. Daar zit de crux: het gaat om de mogelijkheden die iemand zelf ziet. Het uiteindelijke resultaat: Laila straalt als danseres in haar eigen dansvoorstelling 'Dromen vangen', slaagt aan de universiteit en is inmiddels aan het werk. Schatorié hoopt het gedachtegoed van Positieve Gezondheid te gebruiken om nog meer zorg op maat te leveren en de omslag van focus op ziekte naar focus op wat iemand wel kan te stimuleren.
>
> Van de revalidatie en het verwezenlijken van haar droom is een filmpje gemaakt. Via de QR-code onderaan in dit hoofdstuk kun je het filmpje bekijken.

De kernwaarde gezamenlijk wordt dus vormgegeven tussen verschillende professionals onderling voor de zorg rondom het individu. Het kan ook breder worden ingestoken, meer gericht op de populatie, de bewoners in de wijk waar je als huisarts werkt. We vervolgen met de organisatie van een breed samenwerkingsnetwerk, bijvoorbeeld in een integrale gezondewijkaanpak. Waarbij we schetsen wat de rol en toegevoegde waarde hierin kan zijn voor de huisarts(praktijk).

6.6 Integrale samenwerking in de wijk

Waarom is integrale samenwerking in de wijk zinvol voor de huisarts? Hierboven is reeds beschreven dat burgerinitiatieven, informele zorg en aanbod vanuit het sociale, gemeentelijke domein door de huisarts nog beter benut kunnen worden. Ook zou het de huisarts ondersteunen als er beter zicht is op welke gezondheidsthema's vaak voorkomen in de wijk, de buurt, de gemeenschap of dorpen. Er kan dan efficiënter worden samengewerkt rondom thema's, zoals eenzaamheid, preventie en gezonde leefstijl, GGZ en kwetsbare ouderen.

In een artikel in Huisarts & Wetenschap wordt het belang van wijkgericht werken in de eerste lijn uiteengezet. Met een wijkgezondheidsprofiel worden demografische gegevens op wijkniveau gekoppeld aan data over leefstijl en gezondheid. Zo wordt zorg doeltreffender aangepakt. Ook de beschouwing 'Huisarts werkt in de toekomst wijkgericht; het is niet de vraag of huisartsen wijkgericht gaan werken, maar hoe' (Van Muijsenberg en Assendelft, 2018) legt nadrukkelijk de focus op wijkgericht werken. Dat wordt voor de huisarts dus steeds belangrijker. Met name vertegenwoordiging vanuit de huisartspraktijk is van belang, de huisarts kan hier op verschillende manieren invulling aan geven. Met de grote diversiteit onder de Nederlandse huisartsen zowel in organisatievorm als in interessegebieden naast het basisaanbod, zijn er verschillende rollen en behoeften mogelijk.

Het doel van afvaardiging vanuit een huisartspraktijk in de wijkaanpak is dat de huisarts zicht krijgt op de belangrijkste gezondheidsthema's in de wijk (op basis van wijkgezondheidsprofiel), aangevuld met data uit het huisartseninformatiesysteem (HIS). De vraag is dan of de huisarts en andere betrokkenen in de wijk het beeld herkennen. Vanuit een gezamenlijke visie op de wijk kan aanbod worden afgestemd op de eigen bevolking. Hiertoe worden lokale initiatieven ontwikkeld om de behoeften in kaart te brengen en een passend aanbod aan te bieden. Het is van belang integraal aanbod gezamenlijk vorm te geven om te voorkomen dat gemeente of GGD zelf met aanbod komt dat niet aansluit bij de behoefte van burger en professionals. Daarom hechten de meeste gemeenten veel belang aan samenwerking met de huisartsenzorg en andere betrokkenen in de wijk om samen een integrale gezondewijkaanpak vorm te geven. Hierna kunnen afspraken gemaakt worden ten aanzien van populatiegerichte activiteiten of op efficiëntere samenwerking juist gericht op het individu. Voor de huisarts kan het zinvol zijn hierin andere professionals in de wijk te leren kennen en te weten welk aanbod er allemaal in de wijk beschikbaar is.

Er zijn verschillende mogelijkheden voor de rol van de huisarts in de integrale wijksamenwerking, of wijkmanagement. De ene huisarts kan als afgevaardigde van de huisartspraktijk, het gezondheidscentrum of de zorggroep betrokken zijn, de andere huisarts wil alleen geïnformeerd worden. Bij actieve betrokkenheid kun je deelnemen aan gezondewijkbijeenkomsten, of je kunt ook een kartrekkende rol hebben in de organisatie.

Het voordeel van een kartrekkende rol is dat je meer invloed hebt vanuit medisch domein en actief mee kunt denken over gezondheidsbeleid. De behoefte die zorgprofessionals in de praktijk voelen kan duidelijk voor het voetlicht worden gebracht en helpt bij inbreng en vervolgactiviteiten en -aanbod binnen de totale aanpak. Je leert bovendien collega's in het sociale domein beter kennen, waardoor kortere lijnen ontstaan in de samenwerking rondom individuele zorg in de dagelijkse praktijk. Ook kun je gezamenlijke scholing of wijkbreed leren agenderen. Zo zijn er landelijk veel positieve ervaringen met gezamenlijke scholing van de verschillende domeinen op het gebied van brede gezondheidsconcepten, zoals Positieve Gezondheid. Er ontstaat meer begrip en inzicht in elkaars taal en werelden. Als betrokken huisarts in de wijksamenwerking is het van belang wel de geleerde lessen, sociale kaart of andere waardevolle informatie-initiatieven naar de achterban te communiceren.

Als je als huisarts alleen geïnformeerd wilt worden, is het in ieder geval zinvol op de hoogte te worden gesteld van de aanwezige professionals, informele zorg, bewonersinitiatieven en activiteiten in de wijk en waar deze vindbaar zijn. Zodat na het voeren van *het andere gesprek* mensen gemakkelijk kunnen worden doorverwezen naar een (digitale) sociale kaart met aanbod in de wijk.

> **Reflectie**
>
> — Wat waren de antwoorden op de reflectievragen aan het begin van H. 6?
> — Zijn er in jouw gemeente, dorp of wijk afspraken over samenwerking?
> — Is er een gezamenlijke agenda opgesteld? Zijn de gezondheidsthema's die veel voorkomen, bekend?
> — Is hierbij het gemeenschappelijke doel duidelijk en de verwachtingen naar elkaar?
> — Informeer je als huisarts de gemeente als je thema's wilt oppakken die het lokale gezondheidsbeleid raken?
> — Is je team op de hoogte van welk welzijns-, zorg- of ondersteuningsaanbod bij jullie beschikbaar is? En waar het vindbaar is?
> — Wil je zelf actief betrokken zijn bij het tot stand komen of realiseren van dit lokale gezondheidsbeleid?

Er zijn verschillende methoden voor hoe je tot een integrale gezondheidsaanpak in de wijk komt. Bij de gemeenschapskracht werd de ABCD-methode al kort genoemd (zie ▶ par. 6.3), een procesmatige methode richting wijkaanpak. We beschrijven hier twee andere voorbeelden:
- Preventie in de Buurt (met toepassing *van wijkdata naar wijk doen*)
- De wijk gezonder maken vanuit Positieve Gezondheid (Louis Bolk-wijkmodel)

6.6.1 Preventie in de Buurt

Het programma Preventie in de Buurt is bedoeld om de samenwerking tussen (eerstelijns)zorg, welzijn en preventie te optimaliseren, voor gezondere inwoners. Hierin staat de eigen regie van inwoners op hun gezondheid centraal. Er wordt naast ziekte en zorg (ZZ) vooral gekeken naar gezondheid en gedrag (GG). Het is een programma dat in opdracht van VWS door RIVM en het NHG is uitgevoerd. De methodiek van de gezondewijkaanpak bestond al langer (Leemrijse et al. 2017). In Leidsche Rijn werd deze aanpak vormgegeven met een coördinator gezondheid in de wijk (zie kader).

Samenwerking aan gezondheid in de wijk kan worden gefaciliteerd met behulp van een werksessie van het programma *Preventie in de Buurt.* Hiervoor is een toolkit beschikbaar die door iedereen gratis kan worden gebruikt (RIVM 2018a). Het programma vond van 2016 tot 2018 in twintig verschillende wijken door heel Nederland plaats en vierhonderd lokale professionals binnen preventie, zorg en welzijn hebben deelgenomen (◘ fig. 6.8).

> **Gezondheid in de wijk**
>
> Gezondheid in de wijk wordt vormgegeven met samenwerkingspartners van verschillende disciplines. Het is in alle settings toepasbaar, zowel op het platteland als stedelijk, in een klein dorp of wijk met multiproblematiek. Elke wijk, dorp of buurt waarin integrale samenwerking wordt vormgegeven heeft een *couleur locale*. De betrokken professionals in de wijk richten de samenwerking in met de bewoners en voor de bewoners.
> In ◘ fig. 6.9 zijn de stappen voor het cyclische proces van samenwerking toegelicht. Het draaiboek in de toolkit lokale werksessie samenwerken aan gezondheid in de wijk is makkelijk zelf te organiseren, maar kan ook als NHG-nascholing worden gevolgd (NHG 2018). Hierbij is aandacht voor:

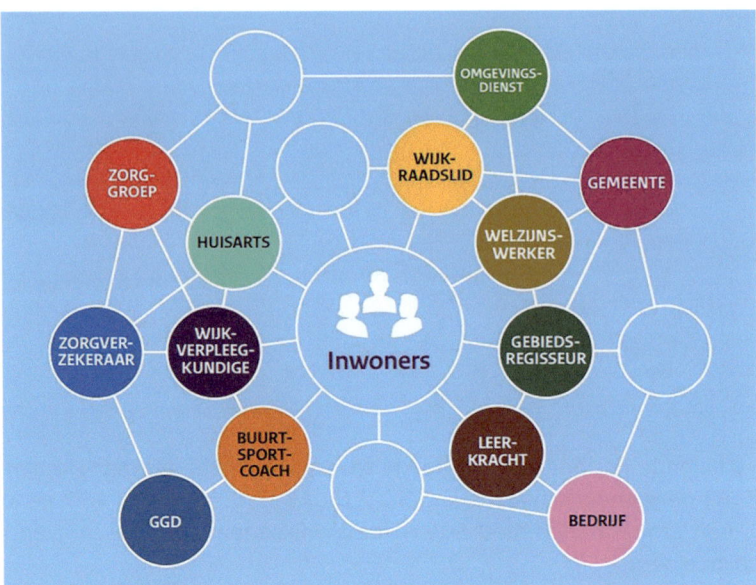

Figuur 6.8 Samenwerkingspartners uit programma Preventie in de Buurt (Uit: Infographic Gezondewijk-aanpak, Loket gezond leven 2018)

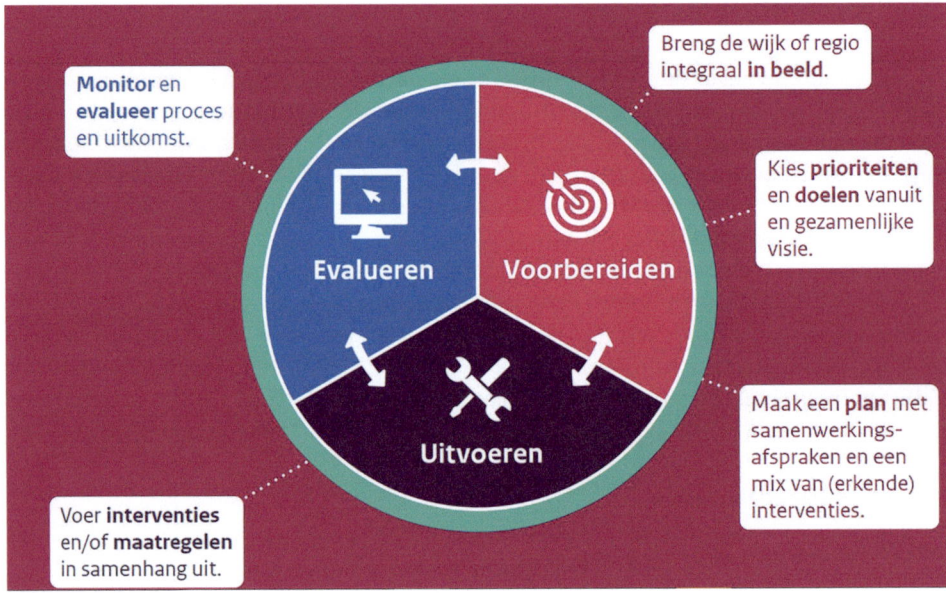

Figuur 6.9 Aan de slag (Toolkit samenwerken aan gezondheid in de wijk, (RIVM 2018a))

- blik op de wijk
- blik op het netwerk
- gezamenlijk kiezen van prioriteiten rondom gezondheid en preventie
- goede afspraken maken om tot goede wijk- of buurtgerichte doelen te komen
- oprichten van een samenwerkingsnetwerk; dit is een volgende stap

Randvoorwaarden voor het organiseren van integrale samenwerking in de wijk zijn:
- een kartrekker lokaal die de samenwerking aanjaagt en een vervolg geeft
- afspreken van procesverantwoordelijkheid in de wijk
- tijdig betrekken van inwoners en voldoende draagvlak bij betrokken professionals
- voldoende financiële middelen

Het opstellen van een samenwerkingsagenda van zorgverzekeraars en gemeenten op prominente terreinen, zoals samenwerking in de wijk en preventie blijkt van belang. Het is daarnaast belangrijk dat er financiering is, die voorkomt dat initiatieven wel gefinancierd worden als pilot, maar daarna zonder structurele financiering komen te zitten.

De toegevoegde waarde die samenwerken aan gezondheid in de wijk met het *programma Preventie in de Buurt* oplevert, is te vinden in een uitgegeven e-magazine (RIVM 2018b). Hier de belangrijkste *lessen* en *opbrengsten*:
- Elkaar ontmoeten binnen een netwerk is belangrijk.
- Huisartsen bleken vaak verrast over veel aanbod in de wijk dat niet altijd bekend was.
- Inzicht in gezondheidssituatie in de wijk en meer bewustzijn van het belang van samenwerken aan preventie maakt afspraken maken met netwerk wenselijk en vanzelfsprekender.
- De praktijkverpleegkundigen en praktijkondersteuners zijn een onmisbare schakel als het gaat om samenwerken in de wijk en leefstijladvisering.
- De samenwerking aan gezondheid in de wijk heeft door de werksessies een duidelijke impuls gekregen die ook een half jaar later nog doorwerkt.
- Er is een start gemaakt met een gezamenlijk plan van aanpak en samenwerkingsafspraken.
- Deelnemers zien verschillen in tempo, taal en cultuur in zorg en welzijn. De uitgangspunten van Positieve Gezondheid helpen als gemeenschappelijke taal in de samenwerking.

Huisartsen noemen als belangrijkste redenen voor deelname dat zij hun patiënten betere zorg kunnen bieden en tijdsbesparing, omdat ze patiënten makkelijker kunnen helpen of doorverwijzen. Wat levert het de huisarts nog meer op? Hierbij een aantal quotes:
- *"Voor patiënten is het soms nodig iets anders te doen dan wat ik in de spreekkamer kan bieden."*
- *"Een goede wijksamenwerking bespaart mij als huisarts tijd. Je kunt efficiënter patiënten helpen of doorverwijzen."*
- *"Ik zie duidelijk dat veel vragen in de praktijk huisartsoverstijgend zijn. Voor betere oplossingen voor patiënten is samenwerking met andere partners nodig."*

- "Voor huisartsen geldt dat zij na de werksessie eerder kijken naar niet-medische oplossingen."
- "Door de werksessie kijk ik tijdens mijn spreekuur meer naar bewegen en voeding. Het staat weer op de agenda, ik heb er ook gelijk met collega's over gesproken."
- "Ik ben wijzer geworden over de ondersteuningsmogelijkheden van het sociaal wijkteam en jeugdteam. Maar ook wat scholen en straathoekwerk kunnen doen."

> **Voorbeeld: Gezondewijkalliantie Leidsche Rijn en Vleuten-De Meern**
>
> In de wijken Leidsche Rijn en Vleuten-De Meern, waar auteur Karolien van de Brekel in een van de vijf gezondheidscentra van LRJG (▶ www.lrjg.nl) werkt, wordt al jaren gewerkt vanuit een integrale wijkaanpak. Met veertien partners in zorg en welzijn, is samen met gemeente en bewonersplatformen de G*ezondewijkalliantie Leidsche Rijn Vleuten-De Meern* opgericht (Van den Brekel 2015). De ervaringen en principes van de wijksamenwerking zijn landelijk opgeschaald naar het (NHG-RIVM-)project *Preventie in de Buurt* (Loketgezondleven 2018).
> Het samenwerkingsnetwerk heeft het gedachtegoed van Positieve Gezondheid als uitgangspunt. In Utrecht worden inmiddels in alle wijken *van* wijkdata *naar wijkdoen* bijeenkomsten gehouden. Aan de hand van data vanuit de volksgezondheidsmonitor van de gemeente en de data vanuit het huisartseninformatiesysteem (HIS) worden de belangrijkste gezondheidsthema's in de wijk geformuleerd en worden speerpunten uitgekozen. In Leidsche Rijn zijn de thema's de jeugdproblematiek en sociale eenzaamheid. Daarnaast hebben vele professionals van het samenwerkingsnetwerk samen de scholing 'voer eens *het andere gesprek*' gevolgd (Oude Weernink 2020). Het heeft ervoor gezorgd dat er meer inzicht is in elkaars werkwijze, de medewerkers van de verschillende organisaties in zorg en welzijn elkaar beter kennen en er kortere lijnen zijn in de samenwerking.

6.6.2 De wijk gezonder maken vanuit Positieve Gezondheid (Louis Bolk-wijkmodel)

Vanuit het oogpunt van de Publieke Gezondheid wordt vaak vanuit het perspectief van de gezonde leefomgeving met integrale samenwerking gestart. Positieve Gezondheid is een goede gemeenschappelijke basis vanwaaruit de leefomgeving kan worden ingericht. In Amsterdam-Zuidoost is van 2016–2019 (in samenwerking met het Louis Bolk Instituut) een gezondewijkaanpak gestart en geëvalueerd met Positieve Gezondheid als leidraad.

> **Zeven stappen voor wijkgerichte oplossingen**
>
> Wil je samen met bewoners wijkgerichte oplossingen ontwikkelen, dan helpen onderstaande zeven stappen om het project te laten slagen (Wietmarschen et al. 2019):
> 1. Laat bewoners vanaf het begin meedoen.
> 2. Zorg voor een gelaagd projectteam en actieve deelnemers.
> 3. Ga het gesprek aan met wijkbewoners; interview ze.
> 4. Wat zijn de gemeenschappelijke belangen? Identificeer deze.

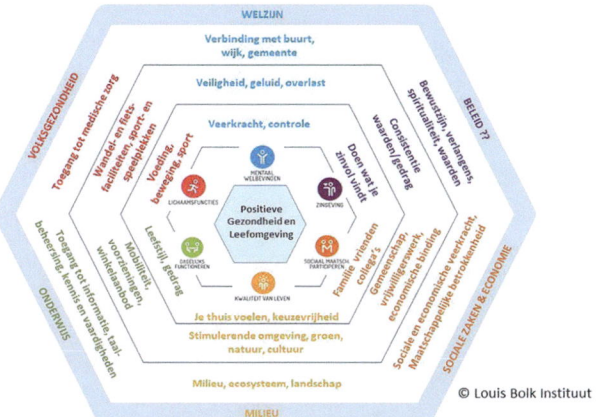

 Figuur 6.10 Wijkmodel Positieve Gezondheid (Louis Bolk Instituut)

> 5. Organiseer onderzoek ten dienste van bewoners.
> 6. Gebruik diverse media voor communicatie over het traject.
> 7. Gebruik de krachten van bewoners en zorg ervoor dat activiteiten niet afhankelijk zijn van één persoon.

In Venserpolder werd de leefomgeving heringericht aan de hand van de dimensies van Positieve Gezondheid. Daarbij hadden bewoners van de buurt de regie en stonden hun belangen voorop. Hierover is tevens een handleiding verschenen, genaamd Integrale Wijkaanpak op basis van Positieve Gezondheid en Leefomgeving. In fig. 6.10 staat naar aanleiding van de ervaringen in de wijk kort beschreven hoe het proces concreet kan worden vormgegeven. Vernieuwend en uitdagend aan het project was om het begrip Positieve Gezondheid te onderzoeken bij burgers met een multi-etnische achtergrond in aandachtsgebieden. Daarnaast was het een nieuwe insteek om de leefomgeving vanuit *Positieve Gezondheid* in te richten volgens het model in fig. 6.11. Ook in Limburg wordt leefomgeving centraal gesteld voor het vormgeven van Positieve Gezondheid in de wijk (Hesdahl et al. 2018). Daar waar in de Venserpolder vooral aangesloten werd op de behoefte van de bewoners, is het in Limburg meer vanuit beleidsmatige kant ingericht. Beide voorbeelden geven weer hoeveel aanknopingspunten er zijn voor mensen om stappen te maken in hun eigen leefomgeving ten aanzien van het bevorderen van ieders unieke behoeften van gezondheid.

Er ontstaan steeds meer initiatieven rondom Positieve Gezondheid en leefomgeving. Zo kan ook bij het inrichten van een buurt zoals op Texel (zie ▶ par. 6.4) of stadswijk architectuur aansluiten bij het vormgeven van Positieve Gezondheid in de wijk. On(t)roerend goed verbindt de fysieke aan de sociale omgeving waardoor zij een waardevolle leefomgeving creëren die aansluit bij de behoeften van bewoners. 'Hierdoor zal het welbevinden, de gezondheid en de algehele kwaliteit van leven van bewoners hoger zijn.' (Ontroerend goed 2020)

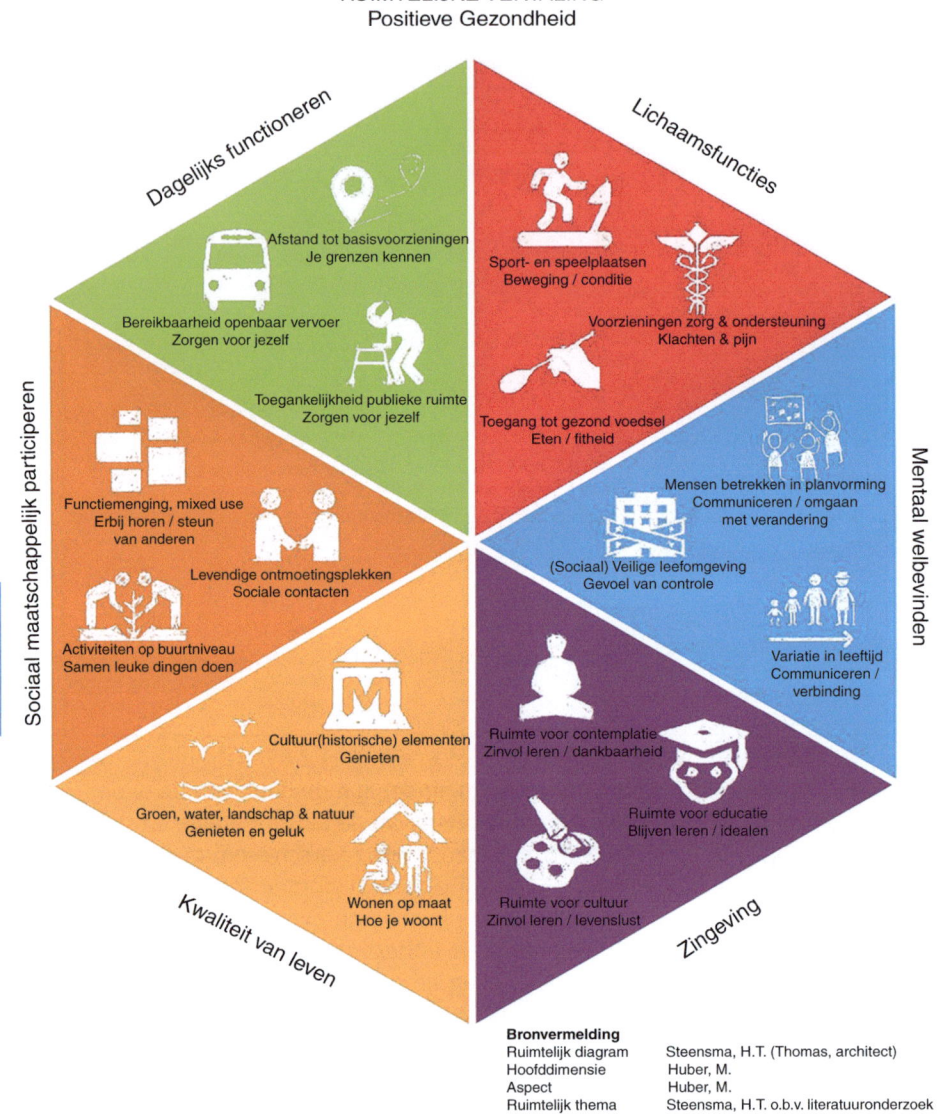

Figuur 6.11   Architectuur en Positieve Gezondheid (Steensma 2020)

Je bent als huisarts in de wijk dus niet de enige die met gezondheid bezig is. Zo kunnen wijkinitiatieven burgers actief betrekken bij het herinrichten van de omgeving of zorg en welzijn rondom bewoners anders organiseren, zodat zij meer regie krijgen. Het loont om de samenwerking te zoeken met deze brede perspectieven. Ook wanneer je bijvoorbeeld aan de start staat van het vormgeven van een nieuwe praktijk of een nieuw gezondheidscentrum of -plein. Het is dan goed om altijd het brede perspectief op gezondheid in acht te nemen, zodat je inzicht hebt in de sociaal-maatschappelijke uitdagingen en dus ook ziet waarop eventuele ondersteuning vanuit de huisarts nodig is.

> **Voorbeeld architectuur en Positieve Gezondheid**
>
> Wat hebben architectuur en Positieve Gezondheid eigenlijk met elkaar te maken? Architect Thomas Steensma onderzocht wat Positieve Gezondheid kan betekenen voor het ontwerp van een stadswijk. De zes dimensies van Positieve Gezondheid waren een bruikbaar instrument. Ook handig als je met plannen rondloopt voor een nieuwe praktijk of gezondheidscentrum. Het viel Steensma op dat architecten thuis zijn in het ontwerpen van gebouwen met een medische functie. Hij had nog niet eerder gebouwd vanuit het perspectief van gezondheid? "Het raakvlak is veel groter dan we beseffen, het gaat immers om de leefomgeving van mensen." Dat geldt ook voor een huisartspraktijk die immers in de regel midden in de leefomgeving van haar patiënten staat. Steensma vertaalde het spinnenweb naar ruimtelijke thema's. Dat deed hij aan de hand van literatuuronderzoek. Bij elke pijler in zijn ruimtelijke vertaalslag staan concrete aanwijzingen.
> - Bij *dagelijks functioneren* staat de bereikbaarheid met openbaar vervoer en de loopafstand tot basisvoorzieningen.
> - *Kwaliteit van leven* gaat bijvoorbeeld over toegang tot gezond voedsel en karakteristieke gebouwen die iets vertellen over je geschiedenis.
> - Bij *sociaal-maatschappelijk functioneren* gaat het om ontmoetingsplekken en met elkaar activiteiten kunnen ondernemen in de wijk.
>
> Vervolgens kleurde Steensma de plattegrond van Delfzijl-centrum in, aan de hand van de kleuren in het spinnenweb van Positieve Gezondheid. "Waar staan dan die karakteristieke gebouwen? Waar is het groen? En op welke plekken kunnen mensen terecht voor (huisartsen)zorg?" Of dat wel of niet genoeg is, liet hij bepalen door de bewoners. Daarbij sluit hij aan bij het uitgangspunt van Positieve Gezondheid, waarbij de ervaring van de persoon (of in dit geval de gemeenschap) centraal staat. Hij zocht bewoners in de wijk op voor een straatinterview.
>
> Er bleken weinig plekken te zijn waar mensen elkaar op een laagdrempelige manier kunnen ontmoeten. Ze hebben geen ruimte om zelf gezond voedsel te kweken. En de haven die zo karakteristiek is voor de stad blijkt niet voor alle wijkbewoners toegankelijk te zijn vanwege een aantal traptreden en een drukke weg die ze moeten oversteken. Op basis van die bevindingen omschreef hij de stedenbouwkundige opgave voor de stad en maakte hij een ontwerp om het havengebied aan te passen. Daarbij stonden de dimensies van Positieve Gezondheid voorop en vertaalde hij dat wat de bewoners belangrijk vonden tot een ontwerp voor het havengebied van Delfzijl. De bestuurders van Delfzijl vonden de benadering van Steensma een eyeopener. Ze zien veel kansen om integraal te gaan werken met Positieve Gezondheid in het fysieke en sociale domein.

> **TIPS**
>
> Wanneer je een nieuwe praktijk wilt ontwerpen of wilt verbouwen:
> - Stel het denken over je ontwerpopdracht zo lang mogelijk uit. Dan ga je niet te snel naar een oplossing. Misschien kom je door het ruimtelijk spinnenweb wel op een andere opgave of verschuiven de accenten die je in je hoofd had.
> - Betrek bewoners bij de inrichting van de praktijk door samen met hen het spinnenweb in te vullen. Ga met hen om de tafel. De ervaring van de bewoners staat centraal, omdat het gaat om de manier waarop zij de omgeving en de invloed daarvan op hun gezondheid ervaren. Je hoort dan veel over wat er leeft. En het maakt veel enthousiasme los.
> Gebruik eens een maquette in plaats van een plattegrond. Een kaart is vaak te abstract en te eendimensionaal voor mensen. In een maquette kun je schuiven met groen en huizen.
> - Hou het integraal: nodig al je sleutelpersonen uit aan tafel. Bij voorkeur gelijktijdig om een mooi gesprek te kunnen voeren. Dit biedt waardevolle input voor de ontwerper.
> - Benader de wijk- of dorpsvertegenwoordigers voor informatie. Of beleg een centrale bijeenkomst waar iedereen welkom is. Straatinterviews zijn ook mogelijk, maar dan is creativiteit nodig om tijd en aandacht van mensen te krijgen.
> - Neem de tijd om terug te koppelen wat je bevindingen zijn, óók aan de bewoners.
>
> Meer lezen? (iPH 2019d)

Naast de integrale samenwerkingsnetwerken die op veel plekken in Nederland vorm krijgen, is er sowieso meer netwerkgeneeskunde zoals beschreven in ▶ par. 6.5. Netwerken kunnen georganiseerd worden rondom een individuele patiënt vanuit een bepaalde doelgroep, bijvoorbeeld rondom ouderenzorg, rondom de zorg voor mensen met dementie of met de ziekte van Parkinson. Hierbij kan ook steeds meer gebruikgemaakt worden van technologie, op weg naar de juiste zorg op de juiste plek. Naast netwerkzorg rondom een patiënt zijn er ook netwerken van professionals die bijvoorbeeld alle werken vanuit het concept Positieve Gezondheid in wijk of regio. Positieve Gezondheid is dan de gemeenschappelijke taal en visie, waarbij gezondheid breed wordt gezien. Veel netwerken vanuit Positieve Gezondheid werken op schaalgrootte van een regio. Dat wordt verder besproken in ▶ H. 7.

6.7 Preventie en leefstijl in de wijk

In ▶ H. 4 is de kerntaak *preventieve zorg* reeds beschreven in relatie tot Positieve Gezondheid en de individuele patiënt. In de recent verschenen uitwerking van de kerntaken (▶ www.toekomsthuisartsenzorg.nl) wordt specifiekere uitleg gegeven: de huisarts beperkt zich tot geïndiceerde en zorggerelateerde preventie. De huisarts draagt in principe geen verantwoordelijkheid voor populatie-gerichte preventie (universele en selectieve preventie). Uitzondering hierop is de rol die de huisarts speelt in medisch-preventieve zorg voortkomend uit nationale preventieprogramma's (zoals griepvaccinatie of follow-up bij borstkankerscreening). Reden hiervoor is dat de inbreng van de huisarts hierbij meerwaarde geeft, doordat hij de context van de patiënt het beste kent (follow-up screening)

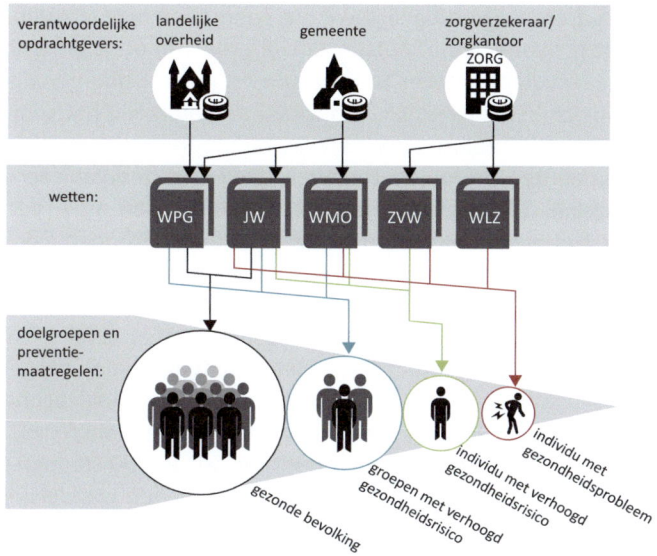

> **Figuur 6.12** Verantwoordelijkheden in beeld; schematische weergave doelgroepen en preventiemaatregelen, wetten en verantwoordelijke opdrachtgevers (Heijink en Struijs 2015)

of dat aanbod via de huisarts het meest effectief en efficiënt is en de opkomst hoger is dan bij aanbod vanuit de public health (vaccinaties). In ▶ fig. 6.12 is te zien hoe met name de gemeente en de overheid verantwoordelijk zijn voor de universele (gezonde bevolking) en selectieve preventie (groepen met verhoogd gezondheidsrisico). De collectieve preventie (zie de verantwoordelijke opdrachtgevers en wetten) valt met name onder het publieke, landelijke en gemeentelijke domein. Toch wil je in de praktijk niet zozeer dat er een scheidsvlak is tussen het gemeentelijke (gericht op populatie) en het medische domein (gericht op de individuele patiënt/burger) ligt op het scheidsvlak tussen het gemeentelijke en medische domein. De samenwerking is van belang, om lokaal in de wijk, in de leefomgeving van de mensen preventie wordt vorm te geven.

Uitgangspunt voor het bepalen van het preventieve zorgaanbod van de huisarts is geïndiceerde en zorggerelateerde preventie (zie par. 4.5.5), dus in ieder geval voor alle mensen in de praktijk met een verhoogd gezondheidsrisico of al een chronische ziekte. Dit vindt met name plaats voor het individu in het consult met de patiënt in de spreekkamer. De belangrijkste taak van de huisarts is het *signaleren en bespreekbaar maken* van de mogelijkheden van preventie. Dit kan heel goed plaatsvinden aan de hand van Positieve Gezondheid. De vervolgstappen kunnen daarna binnen en buiten de huisartspraktijk liggen. Voor mensen die al een (risico op een) chronische ziekte hebben, is aanbod bijvoorbeeld vanuit de ketenzorg belegd bij de POH ten aanzien van leefstijl of stoppen met roken. Hierbij kan worden verwezen naar Thuisarts.nl over leefstijl, diëtist, fysiotherapeut, de *gecombineerde leefstijlinterventie (GLI)* of bijvoorbeeld naar de *diabetes wandelchallenge* of het *keer diabetes om*-programma (▶ www.keerdiabetesom.nl). Sommige huisartspraktijken kiezen er (als aanvullend aanbod) voor om specifieke doelgroepen zelf programmatisch uit te nodigen. Ook zijn er in de wijk soms verschillende gezondheids- en leefstijlprogramma's, fittesten, gezondheidschecks beschikbaar vanuit de gemeente in samenwerking met buurtsportcoaches. Ten aanzien van leefstijl is bewegen een laagdrempelige mogelijkheid die goed in de wijk in eigen leefomgeving kan worden toegepast. Wandelen of fietsen kan iedereen (in principe) zelf, je kunt mensen stimuleren met een stappenteller te bewegen en je kunt doorverwijzen naar allerlei (in)formele wandelclubs. Belangrijk is om lokaal te weten wie het sportaanbod goed kennen (meestal via gemeentelijke sportservice, buurtsportcoaches als sleutelfiguren). In steeds meer gemeenten wordt de *Diabetes Challenge* georganiseerd (▶ www.nationalediabeteschallenge.nl). Elk jaar wandelen duizenden mensen mee met de Nationale Diabetes Challenge. Het is bedoeld voor mensen met (een verhoogd risico op) diabetes type 2 en iedereen die met hen mee wil lopen. In zestien tot twintig weken wordt in samenwerking met professionals werkzaam in het zorg-, sport- en gemeentelijk domein structureel meer bewogen. Vaak wordt vanuit een huisartspraktijk of ander centraal buurt- of wijkpunt minimaal één gezamenlijke wandeling per week aangeboden. Afwisselend lopen er praktijkmedewerkers, vrijwilligers of sport-wandelcoaches mee. Naast eenmaal gezamenlijk, wandelen deelnemers ook minimaal eenmaal per week zelfstandig en proberen zij te komen tot 5.000 tot misschien wel 10.000 stappen per dag. Deelnemers werken toe naar de Nationale Diabetes Challenge, een wandelvierdaagse, waar de laatste dag met alle deelnemers op een centrale locatie in het land wordt gewandeld. Deze finaledag wordt georganiseerd door de Bas van de Goor Foundation. Uit onderzoek blijkt dat mensen zich fitter voelen en hun kwaliteit van leven verbetert. Ook het sociale aspect van samen wandelen blijkt erg te worden gewaardeerd (Nationale Diabetes Challenge 2019). Er kan actief worden gewandeld in de natuur met biowalking (zie kader).

Casus nr. 19 Biowalking
Biowalking is wandelen in de natuur voor mensen met een chronische ziekte of beperking onder begeleiding van een IVN-natuurgids en een praktijkondersteuner van de huisarts. Een biowalk duurt twee uur. Je begint met een half uur wandelen om conditie op te bouwen. Vervolgens laat de natuurgids je de natuur en het landschap beleven. Met vragen over jouw gezondheid kun je terecht bij de praktijkondersteuner. Vóór en ná de biowalk wordt de bloedsuikerspiegel gemeten. Zo ziet de deelnemer meteen welk effect bewegen in de natuur op zijn lichaam heeft. De biowalk wordt afgesloten met een gezellige nabespreking.
In 2015 meldde Fred zich bij zijn huisarts. Fred (toen 63) was onwel geworden. Zijn bloeddruk en bloedsuikergehalte bleken gevaarlijk hoog. Medicijnen brachten de bloeddruk omlaag. Om het bloedsuikergehalte te verlagen stelde de praktijkondersteuner voor om eerst het biowalkprogramma te volgen van de huisartspraktijk. "We kunnen heel precies meten wat het effect van bewegen is op de hoogte van de bloedsuikerspiegel", legt de praktijkondersteuner uit. "Vóór iedere wandeling wordt met een simpele vingerprik de bloedsuiker gemeten. En na de wandeling nog eens. De deelnemers zien dan dat bewegen een gunstig effect heeft." Dit zichtbare effect motiveerde Fred om regie te nemen over zijn gezondheid.
Maar biowalking doet meer. Wandelen met gelijkgestemden in een ontspannende omgeving maakt het makkelijker om te praten over het diabetespatiënt zijn. Ervaringen uitwisselen helpt ook relativeren. En de effecten kunnen blijvend zijn op de lange termijn. Fred is nu al jaren gestopt met roken en drinken. Hij voelt zich fit, is kilo's afgevallen, zijn bloeddruk ging omlaag en zijn bloedsuikerspiegel werd normaal zonder dat hij hiervoor medicatie hoeft te nemen. Fred loopt elke ochtend een uur in het prachtige nationaal park De Maasduinen (Planet Health 2019).

6.7.1 Gecombineerde leefstijlinterventie (GLI)

Er zijn verschillende erkende GLI-programma's, met eerst zes maanden een wekelijkse groepsbijeenkomst en daarna achttien maanden aanbod in de wijk. Het doel is om tot duurzame gedragsverandering te komen. Ten tijde van het schrijven van het boek zijn er drie erkende interventies, namelijk Slimmer, de Beweegkuur en Cool, die gecontracteerd moesten worden door de zorggroepen. Er is landelijke discussie over wie de organisatie van de GLI doet of zou moeten doen, waar het laatste woord nog niet over is gezegd. Van belang is dat de verzekeraars per regio weten welke GLI beschikbaar is. Voor de huisarts is het van belang om te kunnen verwijzen naar een GLI. De gecombineerde leefstijlinterventie (GLI) HealthyLIFE is een mooi voorbeeld van een gezamenlijk leefstijlproject aan de hand van Positieve Gezondheid dat wordt gefinancierd door zowel provincie, gemeente, als de huisartsen zelf (zie kader).

> **HealthyLIFE**
>
> HealthyLIFE is een programma voor volwassenen met als doel een actieve leefstijl en een gezond voedingspatroon te bevorderen. Het programma loopt in verschillende Limburgse gemeenten. In 2020 bleken er al 850 mensen gestart, met voor de helft ongeveer door verwijzingen van huisartsen en praktijkondersteuners. De effecten van HealthyLIFE worden onderzocht door stichting Ecsplore in samenwerking met Universiteit Maastricht en Fontys Sporthogeschool.
> Positieve Gezondheid staat in het hele programma centraal. Zo vult de deelnemer de vragenlijst van Positieve Gezondheid drie keer in en worden de uitkomsten aan de hand van het spinnenweb besproken. Projectmanager Jorn van Harwegen den Breems: "Positieve Gezondheid geeft een veel breder beeld van de deelnemers. Persoonlijke drijfveren komen tijdens gesprekken naar boven. De leefstijlcoaches zien een grote meerwaarde in de toepassing van Positieve Gezondheid om aanknopingspunten te vinden voor gedragsverandering." Op basis van de goede ervaringen wordt het programma volgend jaar uitgebreid van 32 weken naar 24 maanden en van focus op beweging naar alle dimensies van Positieve Gezondheid.
> ► healthylife.ecsplore.nl

Actuele adviezen over leefstijl zijn kort aangestipt in ► H. 4 en zijn uitgebreid na te lezen in de praktijkhandleiding *Samenwerken aan gezondheid in de wijk*, de *NHG-Zorgmodules Leefstijl* voor alcohol, bewegen, roken en voeding (NHG 2015) en het *Handboek leefstijlgeneeskunde* (De Vries en De Weijer 2020).

Leefstijladvisering is een belangrijk onderdeel van de huisartsgeneeskundige zorg. In een recent onderzoek van Marleen Jansen voor het Arts en Leefstijl-congres 2020, blijkt dat de helft van de huisartsen de NHG-leefstijlmodule (zie ► H. 4) niet kennen, dat maar ongeveer een zesde er gebruik van maakt. Het blijkt dat ongeveer een derde van de huisartsen of praktijkondersteuners leefstijlconsulten niet declareert.

> **Terugkoppeling op reflectievragen aan het begin van H. 6**
>
> *Wat zijn je inzichten na het lezen van dit hoofdstuk?*
> *Wat had je opgeschreven en bedacht aan het begin van het hoofdstuk?*
> *Waaraan zou Positieve Gezondheid bij kunnen dragen in het kader van wijksamenwerking, bevorderen van gezondheid en passend aanbod voor je patiënten?*

Het gedachtegoed van Positieve Gezondheid blijkt goed toepasbaar in de wijk. Enerzijds vanuit een gezamenlijke visie en taal. Anderzijds voor stimulans van zelfredzaamheid en zelfregie en het vormgeven van wijksamenwerking en bewonersnetwerken. In ► H. 7 wordt beschreven hoe de toepassing van Positieve Gezondheid er op regionaal en landelijk niveau uitziet en hoe Positieve Gezondheid haar plek in de geneeskundige opleidingen kan krijgen.

6.7.2 Samenvatting

Gezondheid als vertrekpunt en de mens en de gemeenschap die centraal staan, wat betekent dit voor de rol- en taak verdeling van de huisarts? Wat is belangrijk voor de burger om gezond te kunnen samenleven in buurt of wijk? Met Positieve Gezondheid, als gemeenschappelijke taal, blijken bewoners steeds meer zelf de regie te nemen in hun wijken en dorpen. Informele zorg, bewonersinitiatieven en andere wijk- en preventie-initiatieven kunnen voor de huisarts meer betekenen dan nu wordt gezien. Misschien is dit wel een blinde vlek voor de zorgverleners. Immers voor veel gezondheids(hulp)vragen is een medisch antwoord niet de oplossing. Er zijn veel mogelijkheden voor patiënten om enerzijds zelf beter voor hun gezondheid te zorgen, en anderzijds gebruik te maken van sociaal-maatschappelijk en leefstijlaanbod in de wijk. Integrale samenwerking in de wijken is daarbij cruciaal. Kennis van de netwerken in de wijk rondom zorgvragen van de patiënt kunnen de huisarts ondersteunen. De nieuwe kernwaarde *gezamenlijk* en kerntaak *zorgcoördinatie* zijn niet voor niets toegevoegd aan de kernwaarden en kerntaken van het huisartsenvak.

Voor meer informatie, achtergrond of filmpjes over dit hoofdstuk zie QR scan.

Literatuur

Beter oud (2019). *Kwetsbare ouderen thuis handreiking voor integrale zorg en ondersteuning in de wijk*. Opgehaald van het web in oktober 2020 van ▶ https://www.beteroud.nl/beteroud/media/documents/handreiking-kwetsbare-ouderen-thuis-mei-2019_2.pdf.

Burgerkrachtlimburg (2020). *Impactmeting workshops Positieve Gezondheid en IK Positief Gezond*. Opgehaald van het web in oktober 2020 van ▶ https://www.burgerkrachtlimburg.nl/nieuws/workshop-positieve-gezondheid-en-ik-positief-gezond/.

Bruijn, D. (2016). *Wat knelt. Knelpunten bij burgerinitiatieven in zorg en ondersteuning*. Opgehaald van het web in oktober 2020 van ▶ https://www.movisie.nl/publicatie/wat-knelt-knelpunten-burgerinitiatieven-zorg-ondersteuning.

De Vries, M., & De Weijer, T. (Eds.). (2020). *Handboek leefstijlgeneeskunde. De basis voor iedere praktijk*. Houten: Bohn Stafleu van Loghum.

Federatie medisch specialisten (2015). *Visiedocument Medisch Specialist 2025*. Opgehaald van het web in oktober 2020 van ▶ https://www.demedischspecialist.nl/sites/default/files/Visiedocument%20Medisch%20Specialist%202025-DEF.pdf.

Gemeente Utrecht (2019). *Nota Gezondheid voor iedereen, gezondheidsbeleid Utrecht 2019–2023*. Opgehaald van het web in oktober 2020 van ▶ https://omgevingsvisie.utrecht.nl/fileadmin/uploads/documenten/zz-omgevingsvisie/thematisch-beleid/gezondheid/2019-10-nota-gezondheid-voor-iedereen-volksgezondheidsbeleid-2019-2023.pdf.

Guldemond, N. (2015). *Het iot de zorgsector*. Opgehaald van het web in oktober 2020 van ▶ http://intelligence.agconnect.nl/content/het-iot-de-zorgsector.

Hesdahl, B., Houben, C., & Smeijsters, R. (2018). Positieve Gezondheid helpt de huisarts naar mens en omgeving te kijken. *Bijblijven, 35,* 39–48.

Heijink, R., & Struijs, J. N. (2015). Verantwoordelijkheden in beeld; schematische weergave doelgroepen en preventiemaatregelen, wetten en verantwoordelijke opdrachtgevers. *RIVM rapport* Preventie in het zorgstelsel, wat kunnen we leren van het buitenland? 19.

Heijnders, M. L., Meijs, J. J., De Groot, C. M. (2015). Welzijn op Recept: Een duwtje in de rug bij het weer aangaan van sociale contacten. Kwalitatief deelonderzoek. *Bijblijven, 31,* 926–934.

Heijnders, M. L., Meijs, J. J. (2019). *Handboek Welzijn op Recept*. BSL.

Heijmans, M., Waverijn, G., Van Houtum, L. (2014). *Zelfmanagement, wat betekent het voor de patiënt?* Opgehaald van web oktober 2020 van ▶ https://www.nivel.nl/nl/publicatie/gezondheidsvaardigheden-van-chronische-zieken-belangrijk-voor-zelfmanagement.

InEen (2020). *De blik vooruit, veranderen kan alleen samen*. Opgehaald van het web in oktober 2020 van ▶ https://ineen.nl/actueel/de-blik-vooruit-veranderen-kan-alleen-samen/.

iPH Institute for Positive Health (2019a). *Paul Blokhuis over landelijke nota gezondheidsbeleid*. Opgehaald van het web in september 2020 van ▶ https://iph.nl/staatssecretaris-paul-blokhuis-over-de-landelijke-nota-gezondheidsbeleid-2020-2024-met-positieve-gezondheid-kunnen-we-vraagstukken-in-onze-samenleving-in-een-ander-licht-bekijken/.

iPH Institute for Positive Health (2019b). *Samen werken aan Positieve Gezondheid*. Opgehaald van het web in augustus 2020 van ▶ https://iph.nl/boek-samen-werken-aan-gezondheid/.

iPH Institute for Positive Health (2019c). *Uit de fysiotherapiepraktijk*. Opgehaald van het web in september 2020 van ▶ https://iph.nl/uit-de-fysiotherapiepraktijk-daarom-werk-ik-met-positieve-gezondheid/.

iPH Institute for Positive Health (2019d). *Positieve Gezondheid op de tekentafel van architecten*. Opgehaald van het web in augustus 2020 van ▶ https://iph.nl/positieve-gezondheid-op-de-tekentafel-van-architecten/.

iPH Institute for Positive Health (2019e). *Handreiking Positieve Gezondheid en ouderen*. Opgehaald van het web in augustus 2020 van ▶ https://iph.nl/wp-content/uploads/2019/08/iph-def-versie-korte-handreiking-positieve-gezondheid-en-ouderen.pdf en ▶ https://iph.nl/hoe-je-positieve-gezondheid-kunt-inzetten-bij-ouderen/.

Jeuken. H. (2020, 23 juli). Lotgenoten contact heilzaam. Opgehaald van het web in november 2020 van ► https://www.limburger.nl/cnt/dmf20200722_00169015.

Jung, H. P., Liebrand, S., Van Asten, C. (2019a). Uitkomsten van het hanteren van Positieve Gezondheid in de praktijk. *Bijblijven, 35,* 26–35.

Jung, H. P., Laurant, M., Van Asten, C. (2019b). Zinnige zorg dreigt utopie te worden. *Medisch Contact, 47,* 18–20.

Kaljouw, M., & Van Vliet, K. (2015). Naar nieuwe zorg en zorgberoepen: de contouren. Commissie Innovatie Zorgberoepen en Opleidingen. Opgehaald van het web in oktober 2020 van ► https://docplayer.nl/329738-Naar-nieuwe-zorg-en-zorgberoepen-de-contouren.html.

Landelijke Huisartsen Vereniging (LHV) (2017a). Meer tijd, welke oplossing past bij uw praktijk? Opgehaald van het web in augustus 2020 van ► https://meertijdvoordepatient.lhv.nl/.

Landelijke Huisartsen Vereniging (LHV) (2017b). Werkmap huisarts en gemeente, samenwerken in de wijk. Opgehaald van het web in oktober 2020 van ► https://www.lhv.nl/service/werkmap-huisarts-en-gemeente.

Leemrijse, C. et al. (2017). Rapport Overvecht Gezond Krachtige basiszorg. Theoretische onderbouwing van de 'krachtige basiszorg' in de Utrechtse wijk Overvecht. Opgehaald van het web in oktober 2020 van ► https://nivel.nl/sites/default/files/bestanden/Rapport_Overvecht_gezond_NIVEL.pdf.

Loketgezondleven (2018). Infographic gezonde wijk aanpak. Opgehaald van het web in oktober 2020 van ► https://www.loketgezondleven.nl/integraal-werken/gezonde-wijkaanpak/infographic-gezonde-wijkaanpak.

Mesman, R., Ranke, S., Groenewoud, S., Heijnders, M. (2020). Essentiële bestanddelen van Welzijn op Recept. *Huisarts Wetensch, 10,* 38–45.

Meurs, P. L. et al. opgehaald van het web in januari 2021 van ► https://www.raadrvs.nl/documenten/publicaties/2019/05/14/advies-blijk-van-vertrouwen---anders-verantwoorden-voor-goede-zorg.

Nationale Diabetes Challenge (2019). ► www.nationalediabeteschallenge.nl. Onderszoeksresultaten opgehaald van het web in oktober 2020 van ► https://www.kenniscentrumsportenbewegen.nl/interventies/interventie/nationale-diabetes-challenge/.

Nederlands Huisartsen Genootschap (NHG) (2018). Praktijkhandleiding samenwerking aan gezondheid in de wijk, Opgehaald van het web in augustus 2020 van ► https://www.nhg.org/sites/default/files/content/nhg_org/uploads/nhg-praktijkhandleiding_samenwerken_aan_gezondheid_in_de_wijk_web_1.pdf.

NHG (2015). NHG Zorgmodules Opgehaald van het web in september 2020 van ► https://www.nhg.org/sites/default/files/content/nhg_org/uploads/nhg-zorgmodules_leefstijl.pdf.

NHG (2020). Dossier e-health. Opgehaald van het web in oktober 2020 van ► https://www.nhg.org/actueel/dossiers/dossier-e-health.

Ontroerend Goed (2020). Ontroerend goed en iPH richten sociale woonomgeving in vanuit gezondheid. Opgehaald van het web in oktober 2020 van ► https://iph.nl/ontroerend-goed-en-iph-richten-sociale-woonomgeving-in-vanuit-positieve-gezondheid/.

Oude Weernink, T. (2020). Een persoonsgericht gesprek in de Huisartspraktijk – Een Haalbaarheidsstudie. Opgehaald van het web in oktober 2020 van ► www.lrjg.nl/nieuws/ander-gesprek.

Pharos (2020). Handen ineen voor toegankelijke en betrouwbare e-health voor iedereen. Opgehaald van het web in oktober 2020 van ► https://www.pharos.nl/over-pharos/programmas-pharos/ehealth4all/.

Planet Health (2019). Bewegen en natuur: Een gouden combinatie! Delf, J. (2014). Kennissynthese Gezondheidsvaardigheden, iet voor iedereen vanzelfsprekend. Opgehaald van het web in oktober 2020 van ► https://www.nivel.nl/sites/default/files/bestanden/Kennissynthese-Gezondheidsvaardigheden-2014.pdf.

Polder, J. J., et al. (2012). *De gezondheidsepidemie, waarom we gezonder en zieker worden.* Amsterdam: Reed Business.

Pomp, M. V., Smiesing, J., De Groot, K., & Heijnders, M. (2015). *Effectstudie Welzijn op Recept. Studie naar zorggebruik, sociale participatie en kosten.* Nieuwegein: ZonMw.

Rijksoverheid.nl (2018). Nationaal Preventieakkoord. Opgehaald van het web in september 2020. ► https://www.rijksoverheid.nl/documenten/convenanten/2018/11/23/nationaal-preventieakkoord.

Rijksoverheid.nl (2020a). Landelijke Nota Gezondheidsbeleid 2020-2024. Opgehaald van het web in september 2020 van ► https://www.rijksoverheid.nl/documenten/rapporten/2020/02/29/gezondheid-breed-op-de-agenda.

Literatuur

Rijksoverheid (2020b). *Werkboek help een burgerinitiatief.* Opgehaald van het web in oktober 2020. ▶ https://www.rijksoverheid.nl/documenten/brochures/2010/11/08/werkboek-help-een-burgerinitiatief.

RIVM (2018a). *Toolkit, locale werksessie, samenwerken aan gezondheid in de wijk.* Opgehaald van het web in oktober 2020 van ▶ https://www.loketgezondleven.nl/documenten/toolkit-lokale-werksessie.

RIVM (2018b). *Samenwerken aan gezondheid in de wijk loont, e-magazine,* opgehaald van het web in oktober 2020 van ▶ https://www.nhg.org/preventieindebuurt.

Russell, C. (2020). *Cormac Russell over corona communities.* Opgehaald van het web in oktober 2020 van ▶ https://www.wedoenhetsamen.nu/cormac-russell-over-corona-communities/.

Schers, H., De Maeseneer, J., et al. (2014). Wijkgerichte aanpak in de eerste lijn werkt. *Medisch Contact*, 01-07-*2014*.

Spoelman, W., Bonten, T., De Waal, M., et al. (2017). De invloed van Thuisarts.nl op het zorggebruik. *Huisarts en Wetenschap*. Opgehaald van het web in oktober 2020 van ▶ https://www.henw.org/artikelen/de-invloed-van-thuisartsnl-op-het-zorggebruik.

Steensma, T. (2020). *Positieve Gezondheid casestudy delfzijl.* Opgehaald van het web in november 2020 van ▶ https://www.adema-architecten.nl/projecten/positieve-gezondheid-casestudy-delfzijl.

Struijs, A. J. (2006). *Informele zorg. Het aandeel van mantelzorgers en vrijwilligers in de langdurige zorg.* Raad voor de Volksgezondheid en Zorg. Opgehaald van het web in september 2020 ▶ https://cdn.atria.nl/epublications/2006/Informele_zorg.pdf.

Terluin, B. (2013). Weg met de poortwachter! *Huisarts en Wetenschap*, p127. Opgehaald van het web in september 2020 ▶ https://www.henw.org/artikelen/weg-met-de-poortwachter-0.

Texel samen beter (2020). Opgehaald van het web in oktober 2020 van ▶ https://www.texelsamenbeter.nl/application/files/6515/3789/7886/texel-samen-beter_flyer_A4.pdf.

Van den Brekel-Dijkstra, K. (2015). Persoonlijke preventie in de wijk, een voorbeeld van implementatie in Leidsche Rijn. *Bijblijven, 31*(10), 877–888.

Van den Brekel-Dijkstra, K., Cornelissen, M., Van der Jagt, L. (2020). De dokter gevloerd. Hoe voorkomen we burn-out bij huisartsen? *Huisarts en Wetenschap, 63*(7), 40–43. ▶ https://doi.org/10.1007/s12445-020-0765-8.

Van den Brekel-Dijkstra, K., & Van Rixtel, B. (2020). Positieve Gezondheid. *Nurse Academy, 2,* 25–31. Opgehaald van web in oktober 2020 ▶ https://iph.nl/publicatie-in-nurse-academy-over-positieve-gezondheid/.

Van der Aa, A., & Smelik, J. (2018). *Dialoog gemeenschapskracht. Samen recht doen aan gemeenschapskracht.* Opgehaald van web in oktober 2020 van ▶ https://www.dialooggemeenschapskracht.nl/p/12/Gemeenschapskracht.

Van der Aa, A., & De Jager, M. (2020). *Sociale basisinfrastructuur voor vitale en gezonde gemeenschappen.* Opgehaald van het web in oktober 2020 van ▶ https://www.allesisgezondheid.nl/wp-content/uploads/2020/06/Sociale-basisinfrastructuur-online-def.pdf.

Van den Muijsenberg, M., Schers, H., Assendelft, P. (2018). Huisarts werkt in de toekomst wijkgericht. *Huisarts en Wetenschap*, 1–3.

Van Gorp, J. (2019). *Publiekssamenvatting maatschappelijke business case sociaal makelen/welzijn op recept.* ▶ https://welzijnoprecept.nl/wp-content/uploads/2020/02/Publiekssamenvatting-maatschappelijke-Business-Case-sociaal-makelen-2019-def.pdf.

Van Wietmarschen, H., & Staps, J. J. M. (2019). *Positieve gezondheid de wijk in!: Handleiding integrale wijkaanpak op basis van positieve gezondheid en leefomgeving.* Brochure opgehaald van het web in oktober 2020 van ▶ https://iph.nl/wp-content/uploads/2019/11/positieve-gezondheid-de-wijk-in-web.pdf.

Van Wijck, F. (2020). Paul blokhuis over welzijn op recept. Meer inzetten op collectieve preventie. *De Eerstelijns, 2020,* 37–39.

Vissers, D. (2015). *Eindrapport welzijn op recept Delft. Pilot in twee huisartsenpraktijken in Delft 2013–2015.* Delft: Zorgorganisatie Eerste Lijn.

Welzijnoprecept.nl (2019). *Rapport quickscan welzijn op recept.* Opgehaald van het web in november 2020 van ▶ https://welzijnoprecept.nl/welzijn-op-recept-quickscan-2019/.

Wind, A., & Te Velde, B. (2019). Kwetsbare ouderen thuis. Handreiking voor integrale zorg en ondersteuning in de wijk. Opgehaald van het web in augustus 2020 van ▶ https://www.beteroud.nl/beteroud/media/documents/handreiking-kwetsbare-ouderen-thuis-mei-2019_2.pdf.

Zorginstituut.nl (2016). Innovatie Zorgberoepen & Opleidingen. Nieuwe kijk op beroepen en opleidingen in zorg en welzijn.

Zelfregietool (2020). Het 'Duits Model' Lotgenotencontact anders organiseren, opgehaald van het web oktober 2020 van ▶ https://zelfregietool.nl/2020/09/30/zelfhulp-over-de-grens/ en ▶ https://zelfregietool.nl/over-zelfregietool/onderzoeksresultaten/.

Zelfzorgondersteund (2019a). Infographic samen gezonder worden. Opgehaald van het web in september 2020 van ▶ https://zelfzorgondersteund.nl/wp-content/uploads/Infographic-Samen-gezonder-worden.pdf.

Zelfzorgondersteund (2019b). Infographic haal het gezondste uit jezelf. Opgehaald van het web in september 2020. ▶ https://zelfzorgondersteund.nl/wp-content/uploads/Infographic-haal-het-gezondste-uit-jezelf.pdf.

Hoofdstuk 7

macro
regionaal/
landelijk

meso
wijk/gemeente

micro
praktijk/organisatie

nano
patiënt/burger

heden. Ik zal mij open en toetsbaar opstellen, en ik ken mijn verantwoordelijkheid voor de samenleving. Ik zal de beschikbaarheid en toegankelijkheid van de gezondheidszorg bevorderen. Ik maak geen misbruik van mijn medische kennis, ook niet onder druk.

==Ik zal zo het beroep van arts in ere houden.==

Dat beloof ik.
    of
Zo waarlijk helpe mij God almachtig.

Positieve Gezondheid in breder perspectief

7.1	De uitdagingen voor kanteling in de zorg – 218	
7.1.1	Innovators Prescription – 218	
7.1.2	Zinnige zorg dreigt utopie te worden - Catch-22 – 221	
7.1.3	Bekostiging van Positieve Gezondheid – 223	
7.1.4	Randvoorwaarden voor implementatie – 224	
7.2	Institute for Positive Health (iPH) – 225	
7.3	Positieve Gezondheid in regionaal en (inter)nationaal beleid – 226	
7.3.1	Positieve Gezondheid in regionale (Positieve Gezondheid-) netwerken – 226	
7.3.2	Positieve Gezondheid in landelijk perspectief – 230	
7.3.3	Landelijke organisaties – 231	
7.3.4	Positieve Gezondheid in het buitenland – 232	
7.4	Positieve Gezondheid in relatie tot andere gezondheidsconcepten en werkwijzen – 234	
7.4.1	Value-based health care (VBHC) – 238	
7.4.2	International Classification of Functioning, Disability and Health (ICF) – 238	
7.4.3	Wat telt – 239	
7.4.4	Zelfredzaamheidmatrix – 239	
7.4.5	Oplossingsgericht werken – 240	
7.4.6	Leefstijlroer – 240	
7.4.7	De diabetesgesprekskaart – 240	
7.4.8	Zelfmanagement Web – 242	
7.5	Positieve Gezondheid: onderzoek en onderwijs – 243	
7.5.1	Kritiek op Positieve Gezondheid – 243	
7.5.2	Onderzoeksagenda Positieve Gezondheid – 245	

© Bohn Stafleu van Loghum is een imprint van Springer Media B.V., onderdeel van Springer Nature 2021
M. Huber et al., *Handboek Positieve Gezondheid in de huisartspraktijk*,
https://doi.org/10.1007/978-90-368-2653-2_7

7.5.3 Positieve Gezondheid voor de zorgprofessional van de toekomst – 246
7.5.4 Gezondheidsbevordering in de basisopleiding geneeskunde en de huisartsopleiding – 247
7.5.5 Samenvatting – 248

Literatuur – 250

> **Kernboodschappen H. 7**
> - Positieve Gezondheid kan een goed antwoord zijn op wat vastloopt in de zorg, om dit tot stand te brengen is disruptie nodig
> - Inmiddels is Positieve Gezondheid in regionaal en landelijk beleid vastgelegd
> - Het Institute for Positive Health ondersteunt professionals om Positieve Gezondheid zowel in beleid, praktijk, onderzoek als onderwijs vorm te geven en daadwerkelijk tot disruptie te komen
> - Centraal staat het breed kijken naar gezondheid en de mens in zijn geheel zien. De veelheid aan verschillende werkwijzen en initiatieven met hetzelfde doel, laat zien dat hier duidelijk behoefte aan is
> - Randvoorwaarden ten aanzien van samenwerking, financiering, onderbouwing en opleiding zijn nodig voor duurzame implementatie van Positieve Gezondheid
> - Onderzoek over Positieve Gezondheid vindt plaats op verschillende niveaus ten aanzien van implementatie en effect
> - Positieve Gezondheid gaat plek krijgen in de scholing van de toekomstigezorg-professionals

Het doel van het laatste hoofdstuk is om Positieve Gezondheid in een breder perspectief te bekijken. We hebben je in deel I meegenomen in de uitdagingen voor de toekomst van het huisartsenvak en de ontstaansgeschiedenis van Positieve Gezondheid toegelicht. In deel II hebben we ons toegespitst op de toepassing van Positieve Gezondheid in de spreekkamer, in de (praktijk)organisatie en in de wijk. We zien zowel regionaal, landelijk en inmiddels ook internationaal de beweging groeien. Een aantal ontwikkelingen ondersteunt de omslag in de zorg:
- Er is meer aandacht voor preventie en gezonde leefstijl vanuit de politiek en landelijk beleid
- Geleerde lessen uit de COVID-19 crisis met meer aandacht voor leefstijl en veerkracht (Rijksoverheid 2020a, b)
- Een beweging naar meer regionalisatie, netwerkgeneeskunde en integrale samenwerking
- Een nieuw raamplan voor de geneeskundeopleiding met focus op Positieve Gezondheid

De uitdagingen voor een echte kanteling in de zorg zullen hieronder worden beschreven aan de hand van de inspirerende schrijver Christensen over innovatie en toegespitst op de situatie in Nederland. Het Institute for Positive Health, Positieve Gezondheid-netwerken, regionale zorggroepen en landelijke organisaties dragen ieder op hun eigen manier bij aan de verdere beweging van Positieve Gezondheid. Ook internationaal is interesse voor *Positive Health*, dat vooral raakt aan het begrip *salutogenese*. Daarin staan ook factoren als gezondheid en welbevinden centraal. Het is goed ons te realiseren dat er naast Positieve Gezondheid ook andere brede gezondheidsconcepten zijn die worden toegepast in de praktijk. Deze worden in dit hoofdstuk kort besproken. Positieve Gezondheid kan niet ontbreken in de opleiding van de zorgprofessionals van de toekomst. Dit alles, zoals Ella Kalsbeek, voorzitter van de Landelijke Huisartsen Vereniging, in het voorwoord schrijft, om het mooie huisartsenvak met veel plezier te kunnen blijven uitoefenen. Zo wordt het beroep van de arts in ere gehouden.

7.1 De uitdagingen voor kanteling in de zorg

De beweging van Positieve Gezondheid in Nederland is in volle gang. Voor een echte kanteling in de zorg, van ziektegericht naar een breed gezondheidsgericht perspectief is nog meer nodig. Het boek *Innovators Prescription* van hoogleraar Christensen aan de Harvard Business School heeft ons geïnspireerd. Hij beschrijft een disruptieve oplossing voor de gezondheidszorg na analyse van de problemen in de zorg van de Verenigde Staten. Op het moment van schrijven van dit boek zitten we midden in de COVID-19-crisis. Een grotere disruptie kunnen we ons niet voorstellen. Welke inzichten zijn te leren uit de theorie van disruptie van Christensen? Welke inzichten zijn er reeds verkregen over anders werken in de tijd na de uitbraak van COVID-19? Welke randvoorwaarden zijn er nodig voor een bredere implementatie van Positieve Gezondheid in de zorg?

7.1.1 Innovators Prescription

Christensen beschrijft in zijn boek *Innovators Prescription* de kern van het probleem in de zorg: het businessmodel van de zorg is gebaseerd op de ziekte van de patiënt, in plaats van op zijn gezondheid. Op *chronic diseases* in plaats van *chronic wellness*. Daarnaast zorgt de vergoeding via een verrichtingensysteem ervoor dat zorgverleners niet zoveel zorg leveren als nodig is, maar zoveel zorg als mogelijk is. Ook is de zorg zo georganiseerd dat intuïtieve en empirische medisch-analytische zorg geleverd wordt aan alle patiëntengroepen. Dit terwijl beter onderscheid gemaakt zou kunnen worden in patiëntengroepen. Er zijn verschillende behoeften en patiëntengroepen, namelijk mensen:

- die baat hebben bij een goede medische analyse van de klacht (*solution shops*)
- die met name komen voor een eenvoudige geprotocolleerde behandeling (*value adding processes*)
- die met name (chronische) persoonsgerichte zorg nodig hebben (*facilitating networks*)

Christensen bestudeerde innovaties in andere branches in de samenleving. Onderzoek naar deze veranderingen liet zien dat ze allemaal op een disruptieve manier tot stand zijn gekomen. Met disruptie wordt ontwrichting of uiteenscheuren bedoeld, omdat de veranderingen de technologie en hele markten ontwrichten, of bestaande, grote organisaties ten val brengen. Enkele voorbeelden van ontwikkelingen en innovaties die Christensen bestudeerd heeft zijn:

- Van brieven-telegraaf-telefoon tot mobiel
- Van rekenlineaal-mainframe computer-desktop tot notebook
- Van winkeltjes-supermarkt-winkelcentra-tot verkoop via internet
- Van carbonkopie-fotokopiewinkel-canonprinter tot inkjetprinter
- Van toneelstuk-filmtheater-video tot dvd-streaming op mobiel
- Van muziek via dorpsmuzikant-concertgebouw-pick-up tot iPODS and spotify
- Van geld in een sok-bank met openingstijden-pinautomaat tot online banking

Deze innovaties leidden tot toegankelijke en betaalbare producten. Wat betekenen deze inzichten voor toepassing in de zorg? Hoe kan de gezondheidszorg efficiënter worden georganiseerd om deze beter betaalbaar en toegankelijk te maken? Hij betoogt dat

echte veranderingen in de zorg ook alleen via disruptieve innovatie kunnen ontstaan. Om disrupties te laten plaatsvinden zijn er drie voorwaarden waaraan moet worden voldaan, er moet:
- een technologie beschikbaar komen die een eenvoudige vervanging kan zijn voor een ingewikkelde technologie;
- een businessinnovatiemodel beschikbaar zijn;
- een disruptief netwerk beschikbaar zijn of komen.

Christensen betoogt dat de technologie die het geschiktst is voor disruptie zal samenhangen met het diagnostisch proces (zaken als telemedicine, point of care testing en ICT-hulp bij diagnosticeren en een gemeenschappelijk elektronisch patiëntendossier). Er komen steeds meer mogelijkheden voor modernisering van de huisartsgeneeskunde door digitalisering en ondersteunde zelfzorg, ook al in het diagnostisch proces.

Het disruptieve businessinnovatiemodel zal bestaan uit:
- Substitutie: huisartsen die taken van specialisten gaan uitvoeren
- Taakverschuiving: praktijkondersteuners, wijkverpleegkundigen en doktersassistentes die taken van huisartsen gaan uitvoeren
- Burgers die taken van verpleegkundigen, doktersassistentes, welzijnsmedewerkers gaan uitvoeren

Aan de derde voorwaarde kan voldaan worden als in een regio of wijk een netwerk ontstaat van zorgaanbieders en patiënten en burgerinitiatieven die bereid zijn om gezamenlijk te investeren in deze substitutieketen en daarnaast in staat is continue, persoonsgerichte zorg voor chronische zieken te organiseren.

Christensen beschrijft hoe de focus en de disruptie in de (huisartsen)praktijk eruit zou kunnen zien met een verschuiving van de rol van huisarts van *gatekeeper* naar die van *advisor/coach*. Zoals wij al beschreven in ▶ par. 1.5 en 6.5, dat de rol van poortwachter meer opschuift in de richting van gids, bruggenbouwer, coach of spelverdeler. Als we deze voorbeelden relateren naar de situatie in de huisartspraktijk, zou je aan de volgende ideeën kunnen denken (zie ◘ fig. 7.1).
1. Diagnostische en therapeutische handelingen verricht door de huisarts die voorheen door de specialist werden gedaan (substitutie, solution-shop). Hierbij zou een verrichtingendeclaratie passen (*fee-for-service*).
2. Eenvoudige medisch-analytische handelingen (*rules based precision medicine, value adding processes*), die ook door een doktersassistent uitgevoerd kunnen worden (naast oor uitspuiten, bijvoorbeeld hechten, wondbehandeling, anticonceptie- en SOA-spreekuur etc.), en online en telefonische vragen die steeds meer gestandaardiseerd kunnen worden beantwoord via e-health (bijvoorbeeld foto's sturen) of per telefoon. Betaling voor de gevraagde uitkomst van de behandeling is dan meest passend (*fee-for-outcome*).
3. Continue, persoonsgerichte zorg aan chronisch zieken uitgevoerd door praktijkondersteuners in samenspraak met de huisarts, waarbij de praktijk onderdeel is van een gezondheidsnetwerk, waar chronisch zieken ook zelf deel van uitmaken. De betaaltitel die daarbij past is een vast bedrag per jaar voor het lidmaatschap van de patiënt aan het gezondheidsnetwerk (facilitating networks) (*fee-for-membership*).

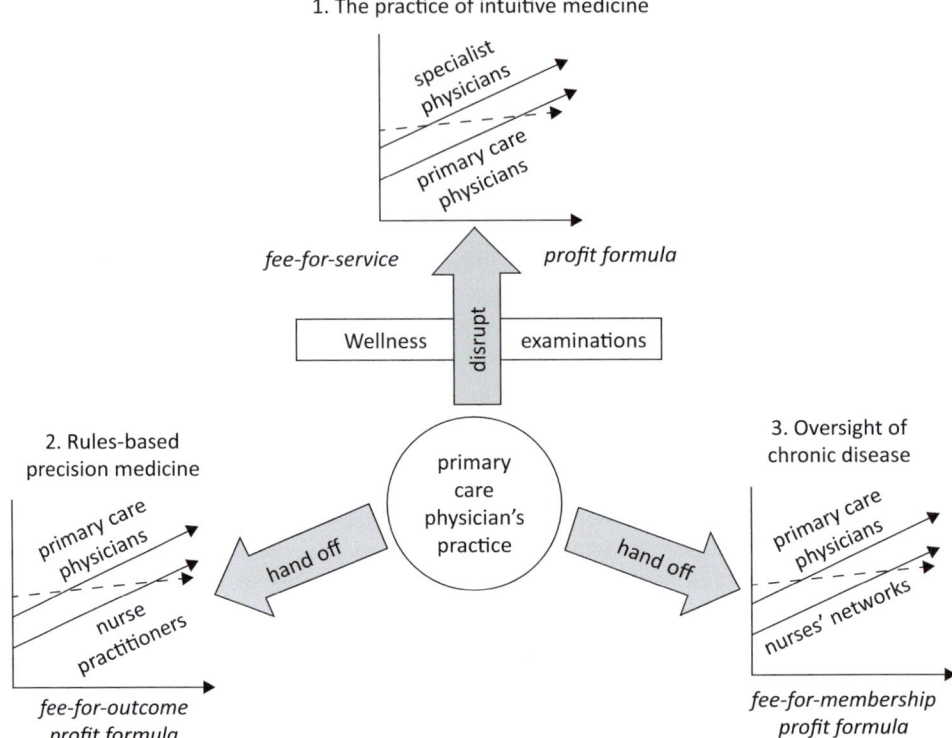

Figuur 7.1 Focus en disruptie in de businessmodellen van een huisartspraktijk based on (Christensen et al. 2017)

De praktijk kan zo veel meer aandacht en ruimte creëren voor gepersonaliseerde zorg. Er is soms nog medische diagnostiek nodig om ziekte aan te tonen of uit te sluiten. Echter in de praktijk ontstaat hiermee veel meer aandacht en ruimte voor continue, persoonsgerichte zorg bijvoorbeeld met behulp van Positieve Gezondheid. De praktijk richt zich bij zijn consultaties niet alleen op ziekte maar veel meer op gezondheid en betekenisgeving. Patiënten kunnen hiervoor worden doorverwezen binnen de nulde en eerste lijn. Dit is maatwerk, waarvoor een abonnementenvergoeding (*capitation*) passend is, zie fig. 7.1. Je kunt hierbij denken aan projecten in het kader van meer tijd voor de patiënt of de 'abonnementen'-vergoeding, met een vast bedrag per patiënt, zoals in de praktijk in Afferden heeft plaatsgevonden.

De theorie van Innovators Prescription kan als verfrissend worden gezien. Het onderschrijft de beweging die voor de toekomst van de huisartsenzorg wordt beoogd met onder andere substitutie en taakverschuiving. Wat nieuw is zijn de verkregen inzichten in de huisartsenzorg sinds de uitbraak van COVID-19. Dat is nog eens een disruptie te noemen. Enerzijds werd efficiënt en goed samengewerkt binnen teams, zorggroepen en regionale netwerken. Er werden crisisafspraken gemaakt en er werd beleid ontwikkeld om mensen met (verdenkingen van) het COVID-19-virus veilig te helpen.

Anderzijds kon de zorg niet geleverd worden zoals men gewend was in de huisartspraktijk en ziekenhuizen. Zowel voor de patiënten als de professionals in de praktijk betekende dit een verandering. In de praktijken ontstond er (naast de luchtwegspreekuren en druk op huisartsenposten op het acute moment van de COVID-crisis) op een gegeven moment ook ruimte. Zorgvragen werden veelal telefonisch, met het versturen van foto's, beeldbellen en e-consulten afgehandeld. E-health en innovaties kregen een enorme versnelling. Er ontstond bijna organisch meer tijd voor langere gesprekken als ze *echt* nodig waren. De meeste huisartsen ervoeren dit als een verademing. De nieuwe vormen van zorgaanbod zullen blijven bestaan. Voor de patiënten betekende het meer zelfregie en steun zoeken en aanbieden binnen eigen netwerk en leefomgeving. Mensen ontdekten dat voor vele klachten een huisartsenbezoek niet nodig bleek met goede uitleg vanuit praktijk en informatie op bijvoorbeeld Thuisarts.nl. Er bleken ook consequenties van uitgestelde zorg, die waren ten tijde van het schrijven van dit boek nog onvoldoende bekend.

Overigens beschrijft Christensen in zijn boek, naast het businessmodel dat gebaseerd is op ziekte in plaats van gezondheid, in een apart hoofdstuk wat er mis is met zorgopleidingen. In de kern worden niet díe zorgprofessionals opgeleid die het toekomstige gezondheidszorgsysteem nodig heeft. Dit wordt verder toegelicht in par. 7.6.

> **Reflectie**
>
> *Herken je de punten uit het boek van Christensen en de veranderingen in de huisartspraktijk in de COVID-19-crisis?*
> *Wat zijn je eigen inzichten met betrekking tot COVID-19?*
> *Wat wil je behouden? Wat loslaten? En wat ontbreekt nog?*
> *Wat heb je nodig?*

Wat zou een veranderend businessmodel uit het boek van Christensen in de Nederlandse situatie kunnen betekenen? Omkanteling in de zorg is enorm complex, in de praktijk blijkt het lastig te zijn. De beweging van ZZ naar GG heeft ook consequenties voor de financiering in Nederland. Sommige oplossingen en pilots blijken succesvol, maar weinig constructief. Besparingen enerzijds blijken tot kostenverplaatsing te leiden. Verwijst de huisarts minder door, dan zet het ziekenhuis minder om. Er spelen dus tegenstrijdige belangen. Om dit te illustreren beschrijven we een voorbeeld met praktijk Afferden gevolgd door catch-22, een voorbeeld beschreven in Medisch Contact over hoe belangen kunnen verstrengelen, waardoor disruptie onmogelijk is. Door catch-22 komt men niet tot veranderingen in de zorg. Na het voorbeeld van catch-22 wordt kort een aantal mogelijkheden en voorbeelden uiteengezet, die er op dit moment zijn voor bekostiging van toepassing van Positieve Gezondheid in de praktijk.

7.1.2 Zinnige zorg dreigt utopie te worden - Catch-22

Limburgse Afferden zit ingeklemd tussen tegenstrijdige eisen.

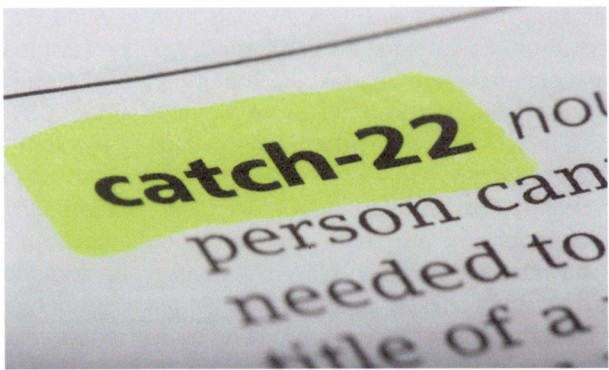

◘ **Figuur 7.2**   Catch-22, Zinnige zorg dreigt utopie te worden (Jung 2020)

Catch-22

De term catch-22 is afkomstig uit de gelijknamige roman van Joseph Heller (VS 1961) over de bemanning van bommenwerpers in de Tweede Wereldoorlog. Het dilemma is als volgt. Je moet wel gek zijn om de levensgevaarlijke missies te vliegen. Maar als je gek bent, mag je niet vliegen. Echter: jezelf gek laten verklaren om niet te hoeven vliegen acht men zo verstandig dat je per definitie geschikt bent om wél te vliegen. 'If he flew them he was crazy and didn't have to; but if he didn't want to he was sane and had to.' Catch-22 is een gevleugelde term geworden voor een situatie waaruit ontsnappen onmogelijk is. In het artikel 'Catch-22, Zinnige zorg dreigt utopie te worden' in Medisch Contact (◘ fig. 7.2) wordt de weerbarstigheid van innovatie in de praktijk duidelijk, onder andere ten aanzien van afspraken tussen zorgverzekeraar en huisarts. Een aantal catch-22-situaties lijkt de broodnodige kanteling in de gezondheidszorg in de weg te staan.

Meer tijd voor de patiënt

Dat de werkdruk in de huisartsenzorg enorm is gestegen is al uitgebreid aan bod gekomen in dit boek. Meer tijd voor de patiënt is reeds besproken in ▶ par. 5.5.2 en is voor de Landelijke Huisartsen Vereniging (LHV) een belangrijk speerpunt. Samen met zorgverzekeraar VGZ heeft huisartspraktijk Afferden, een kleine plattelandspraktijk vlak bij Boxmeer, hieraan sinds 2015 invulling gegeven door het aantal patiënten per fte te verlagen van 2330 naar 1800. Op kosten van VGZ werden 0,4 fte's aan extra huisartsuren ingezet. In de patiënt-artsrelatie werd het concept van Positieve Gezondheid uitgangspunt. Het effect van deze veranderingen was dat de huisartspraktijk 25 % minder vaak naar het ziekenhuis verwees, het aantal medicatievoorschriften verminderde en de door patiënten ervaren kwaliteit van zorg steeg. Ook steeg het werkplezier van huisartsen en andere praktijkmedewerkers. Vergelijkbare resultaten werden behaald in drie andere huisartspraktijken in dezelfde regio. De zorgkosten van de totale praktijkpopulatie in Afferden waren in 2017 bijna een half miljoen euro lager dan verwacht. Het ziekenhuis werd ternauwernood van de ondergang gered (Jung2020).

> De Juiste Zorg op de Juiste Plek, het klinkt mooi en wordt door iedereen omarmd. Maar het Limburgse Afferden toont de tegenstrijdige praktijk: de verzekeraar financiert een project waarbij huisartsen minder doorverwijzen, maar verwacht tegelijkertijd van het ziekenhuis een hogere productie…

Er zijn tal van argumenten om in te zetten op de Juiste Zorg op de Juiste Plek (JZoJP), dat het dagelijks functioneren van mensen centraal stelt. JZoJP is omarmd door het ministerie van VWS en vraagt om echte transitie en transformatie in de gezondheidszorg. Zonder juiste stimulans blijft JZoJP echter een utopie. Dat blijkt bijvoorbeeld uit de zoektocht naar het goed vorm geven van JZoJP in de Noordelijke Maasvallei, pionierregio in Nederland.

Na het beschrijven van de uitdagingen van de innovatie, laten we zien hoe Positieve Gezondheid kan bijdragen aan het verminderen van kosten.

7.1.3 Bekostiging van Positieve Gezondheid

Je gaat kosten maken als je de organisatie van je praktijk wil inrichten op werken met Positieve Gezondheid. Mogelijkheden en voorbeelden voor (financiële) ondersteuning bij een veranderingstraject Positieve Gezondheid zijn:

- *Van innovatieprojecten naar inbedding in reguliere zorg.* De meeste praktijken of zorggroepen die zijn gestart met het werken met Positieve Gezondheid zijn gestart via innovatiegelden vanuit de zorgverzekeraar en/of subsidiegelden. De organisatie Zelfzorg Ondersteund! (ZO!) heeft vele projecten ondersteund voor implementatie van persoonsgerichte zorg waarin Positieve Gezondheid een centrale rol heeft. Ten aanzien van de financiering van persoonsgerichte zorg wordt in een recent uitgegeven infographic van InEen, NHG en ZO! over persoonsgerichte zorg kort het inkoopbeleid van de zorgverzekeraars beschreven (InEen 2019). Er is financieringsruimte voor activiteiten op het gebied van persoonsgerichte zorg in segment 3. De activiteiten van Zelfzorg Ondersteund! zijn per 1 januari 2020 overgegaan naar de reguliere zorginkoop. Zorgverzekeraar, zorgaanbieder en een patiëntvertegenwoordiger moeten samen afspraken maken over de implementatiestappen en de financiering die daarvoor nodig is als het innovatie projecten betreft. Persoonsgerichte zorg wordt echter een logisch en integraal onderdeel van de zorg, dat in de toekomst ook door verschillende verzekeraars als aanvullend inkoopbeleid zal worden aangeboden voor toekomstbestendige huisartsenzorg (Zilveren Kruis2020).
- De Nederlandse Zorgautoriteit (NZa) heeft beleidsregels opgesteld waarbinnen regionale financiële ondersteuning van de eerstelijnszorg en kwaliteitsontwikkeling kan worden toegekend (Nederlandse Zorgautoriteit 2020). Voor Noord-Holland-Noord, Zuid-Holland-Zuid en Midden- en Zuid-Nederland is er de mogelijkheid financiering te krijgen voor begeleiding naar een Positief Gezonde Praktijkvoering door deze beleidsregels via Versterking van de Eerste Lijn.nl (VEZN) (▶ www.versterkingeerstelijn.nl). Hierin wordt samengewerkt met de Regionale Ondersteuningsstructuur (ROS) Robuust (▶ www.rosrobuust.nl).
- Ondersteuning en scholing vanuit Regionale Ondersteunings Structuren (ROS) in andere regio's. Een ROS kan kijken wat mogelijkheden zijn om voor financiering via de NZa-beleidsregels (NZa) in aanmerking te komen. Kijk tot welke ROS-regio je

behoort (▶ www.ros-netwerk.nl). Positieve Gezondheid is een van de thema's van het ROS-netwerk. (ROS netwerk 2020).

Om bekostiging van Positieve Gezondheid duurzaam in de zorg te verankeren, heeft het Institute for Positive Health (iPH) een overlegstructuur met zorgverzekeraars gestart. De verbinding van Positieve Gezondheid met het (inkoop)beleid van verzekeraars en het vergoedingensysteem aan professionals komt hierin aan de orde. Daarnaast draagt iPH bij aan (proeftuin)projecten van zorgverzekeraars met populatiebekostiging. IPH is met de beroepsorganisaties in gesprek over de toepassing van Positieve Gezondheid in relatie tot de toekomstvisie huisartsenzorg en de uitwerking daarvan naar de praktijk.

7.1.4 Randvoorwaarden voor implementatie

Nu je hebt kunnen lezen wat de uitdagingen zijn voor een omslag in de zorg is het goed stil te staan bij wat er al is, en wat er nog nodig is. Er zijn randvoorwaarden nodig voor implementatie en verankering van Positieve Gezondheid op alle vier niveaus, in de spreekkamer, in de organisatie, in de wijk en regionaal en landelijk.

— In ▶ H. 4, 5, 6 is reeds beschreven wat nodig is voor implementatie in de *praktijk* op verschillende niveaus. Er bestaan in verschillende regio's ook andere brede gezondheidsconcepten, hoe kan hierin worden samengewerkt en hoe verhouden de verschillende werkwijzen zich tot elkaar?
— Het is van belang aan te sluiten bij wat er al gebeurt in de wijken en regionale Positieve Gezondheid-samenwerkingsnetwerken. Vanuit de gemeenten ligt hier ook een verantwoordelijkheid en is er vaak al veel. Zorg daarbij dat bewonersinitiatieven en participatie goed in beeld zijn.
— Het is van belang aan te sluiten bij landelijk *beleid*. Zoals in ▶ H. 6 al genoemd en waarover in ▶ par. 7.3 meer uitleg, is Positieve Gezondheid opgenomen in de Landelijke Nota Gezondheidsbeleid 2020–2024 (◘ fig. 7.5). Een belangrijk signaal vanuit VWS om de brede blik op zorg te stimuleren.
— Er is financiering, capaciteit en tijd nodig om Positieve Gezondheid binnen de praktijkorganisaties en zorggroepen te starten. Financiering voor de opstart en scholing van mensen om het andere gesprek toe te kunnen passen. In eerste instantie kost het tijd, uiteindelijk levert het tijd op. Zoals in Innovators Prescription beschreven gaat het over anders inrichten van de gebruikelijke zorg en meer ruimte en tijd mogelijk maken voor de persoonsgerichte zorg bij de mensen die dit nodig hebben.
— Het is nodig om *onderzoek* te doen voor wetenschappelijke onderbouwing om toegevoegde waarde aan te tonen van Positieve Gezondheid. Zijn patiënt en professional tevreden, is de gezondheid verbeterd en wat zijn de effecten op de kosten? (Quadruple Aim)
— Ook is het nodig de zorgvernieuwing in te bedden in het *onderwijs* voor de professionals van de toekomst, in de (huisarts)geneeskunde opleidingen, maar ook in mbo, hbo en voor de welzijns-, verpleegkundige en paramedische beroepen.

Hoe dan? Het Institute for Positive Health (iPH) is in 2016 opgericht als aanjager van implementatie van Positieve Gezondheid, en inspirator en autoriteit op het gebied van Positieve Gezondheid. IPH borgt de kwaliteit en is een drijvende kracht voor kennisontwikkeling, best practices, en ontwikkelaar en eigenaar van praktische Positieve Gezondheid-tools en -producten. Het iPH is een vliegwiel om Positieve Gezondheid te implementeren in *beleid, praktijk, onderzoek* en *onderwijs*.

7.2 Institute for Positive Health (iPH)

De missie van iPH is dat het gedachtegoed doordringt tot in de haarvaten van de Nederlandse samenleving in het algemeen en in die van de gezondheidszorg in het bijzonder. Daarnaast wil iPH kennis rond Positieve Gezondheid verder ontwikkelen en verdiepen én implementatie van werken met Positieve Gezondheid maximaal bevorderen. Dit alles ten dienste van het realiseren van een werkelijke paradigmaverandering in de zorg.

iPH werkt aan verder vergroten van de sociaal-maatschappelijke waarde van Positieve Gezondheid op de niveaus nano (spreekkamer ► H. 4), micro (organisatie ► H. 5), meso (wijk ► H. 6) en macro (systeem, H. 7). Binnen elk niveau onderscheidt het iPH de domeinen *beleid, praktijk, onderzoek* en *onderwijs*.

De strategische doelstellingen op de verschillende domeinen zijn:
- Positieve Gezondheid in de *praktijk* van zorginstellingen en organisaties inbedden
- Implementatie van Positieve Gezondheid in landelijk, regionaal en lokaal *beleid* door in gesprek te gaan met VWS, provincies, gemeenten, verzekeraars en beroepsorganisaties
- *Onderzoek* doen naar de effecten, toepassingen en implementatie van Positieve Gezondheid en verdere wetenschappelijke onderbouwing verankeren
- Toepassing en kwaliteitsborging van Positieve Gezondheid in het *onderwijs* op alle niveaus in medische curricula, opleidingen en (op termijn) in primair onderwijs

iPH is niet de enige organisatie die zich bezighoudt met het omvormen van de zorg. Samen met anderen beweegt iPH zich in een nieuwe richting. Zo werkt iPH samen met verschillende (scholings-, implementatie- en netwerk)partners. De iPH Academie werkt met bijna honderd iPH-gecertificeerde trainers in het land om in de grote behoefte aan lezingen, workshops en basismoduletrainingen te voorzien. Er worden vervolgmodules ontwikkeld voor implementatie gericht op de zorg, en afhankelijk van de behoefte kunnen modules op maat of in company worden geboden, zoals te vinden met QR-code en op de website van ► www.iph.nl.

iPH biedt burgers en patiënten haar digitale spinnenwebtool Positieve Gezondheid (en de verdere uitwerkingen daarvan) en een link naar de GGD-appstore, met handelingsperspectieven per dimensie, welke blijvend wordt doorontwikkeld. Onder andere met informatieve filmpjes (zie QR code achteraan dit hoofdstuk).

Voor de implementatie in de praktijk richt de iPH zich in de eerste plaats op zorg en welzijn en daarbij vooral op de kwaliteit van de interactie tussen professional en patient dan wel burger, op de organisatorische consequenties voor de praktijkvoering, de interdisciplinaire samenwerking en de randvoorwaarden op systeemniveau. In onderzoek- of implementatieprojecten werkt iPH samen met verschillende universiteiten en landelijk met Alles is Gezondheid, en met Student en Leefstijl en Arts en Leefstijl.

7.3 Positieve Gezondheid in regionaal en (inter)nationaal beleid

7.3.1 Positieve Gezondheid in regionale (Positieve Gezondheid-) netwerken

De landelijke huisartsenorganisaties LHV, NHG en InEen staan voor verregaande structurele samenwerking en organisatievorming in de huisartsenzorg en de eerste lijn in de regio (InEen 2020):

"Door meer eenheid en kortere lijnen in de regio neemt ook de slagkracht van de huisartsenzorg en de eerste lijn toe. LHV, NHG en InEen stellen vast dat structurele samenwerking in de regio niet langer vrijblijvend kan zijn. Structurele samenwerking en regionale planvorming krijgen bij voorkeur vorm binnen één regionale huisartsenorganisatie. Waar mogelijk en gewenst kan deze worden uitgebreid met andere ketenpartners in de eerste lijn, met de tweede lijn, GGZ, Wlz-aanbieders en het sociaal domein.

Huisartsen moeten aanspraak kunnen maken op een basisniveau van dienstverlening door de regionale organisatie. Als vertegenwoordiger moet de regionale organisatie beschikken over een adequaat mandaat van de huisartsen in de regio. De urgentie is groot. Er zijn veel vraagstukken waar de eerste lijn een antwoord op moet zien te vinden, zoals de ICT-infrastructuur en toenemende complexiteit van de zorgvraag door langer thuiswonende ouderen en mensen met GGZ-problematiek.

De arbeidsmarktproblematiek en werkdrukbeheersing vormen onmiskenbaar de grootste uitdaging voor de toekomst. Dit zijn vraagstukken die gewoonweg effectiever en duurzamer worden aangepakt door het gezamenlijk te doen. Een regionale organisatie die met mandaat namens een regio kan spreken kan huisartsen hierin ontzorgen door vraagstukken aan te pakken op het (praktijk-, wijk- of regio)niveau waar dat het meest doelmatig en logisch is, en door een duidelijk aanspreekpunt te vormen voor andere domeinen en stakeholders. LHV, NHG en InEen ontwikkelen een toolkit met informatie die helpt om invulling te geven aan de structurele regionale samenwerking in de eerstelijnszorg. Deze bevat onder meer modellen voor samenwerking en organisatievorming en handvatten voor regionale planvorming, het opzetten van een regionaal informatiebeleid, gebruik van data, organiseren en implementeren van scholing en voorbeelden van de bestuurlijke inrichting van regio's."

Voor een succesvolle organisatie en samenwerking is een goede wisselwerking tussen het lokale en regionale niveau van belang. Gezondheidsbeleid wordt steeds meer aangestuurd vanuit regionaal beleid en wordt lokaal vormgegeven. Data van wijk of gemeente zijn gemakkelijk te vinden op de website (▶ www.waarstaatjegemeente.nl). In ▶ par. 6.4 is het belang van integraal samenwerken aan gezondheid in de wijk al onderstreept. Dit wordt met name vanuit de regio aangestuurd. Ook regionaal ondersteunen data het beleid en wordt met bijvoorbeeld regiobeeld.nl inzicht verkregen. over zorggebruik, zorgaanbod, gezondheid en leefstijl, bevolkingsontwikkeling, sociale en fysieke omgeving. Betrokken partijen kunnen op basis van gezamenlijke inzichten in data en gezondheidsproblemen integraal gezondheidsbeleid vormgeven. De regionale samenwerkingsverbanden – denk aan zorggroepen en zorgnetwerken – kunnen de huisarts ondersteunen zowel op praktijk- als op wijkniveau. Er zijn al veel

7.3 · Positieve Gezondheid in regionaal en (inter)nationaal beleid

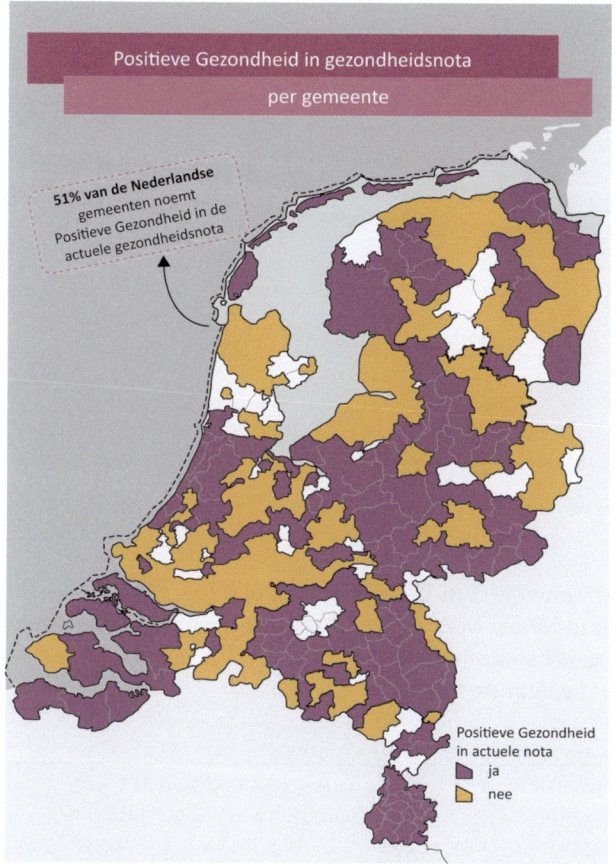

◘ **Figuur 7.3** In de paarse gebieden is Positieve Gezondheid opgenomen in de gemeentelijke gezondheidsnota's (Iresearch 2018)

regio's en gemeenten waar vanuit Positieve Gezondheid wordt gewerkt, of althans het in de beleidsnota staat (◘ fig. 7.3). In deze regio's zie je ook steeds meer Positieve Gezondheid-netwerken ontstaan.

Inzoomend vanaf de landkaart naar de provincie, is de basis voor Positieve Gezondheid gelegd in Limburg.

Limburg is voorloper en trendsetter omdat op provinciaal niveau Positieve Gezondheid is omarmd en iPH de opdracht kreeg voor het driejarige iPH-project Limburg Positief Gezond. Door het Actiecentrum Limburg Positief Gezond, met diverse Limburgse partijen en gecoördineerd door iPH werden grote groepen mensen in beweging gebracht. Na drie jaar is de coördinatie overgegaan naar *de Beweging* Limburg Positief Gezond. Hierover is een mooie brochure verschenen en tevens een video. De links vind je via de QR code achteraan de hoofdstukken. De benadering is pragmatisch, grotendeels bottom-up en vraaggericht. Daar waar energie zit wordt implementatie gestimuleerd. Er zijn 3 fasen geïdentificeerd: inspireren, verbinden, versnellen. In ◘ fig. 7.4 zijn op de kaart verschillende initiatieven te zien waar vitaliteit, participatie en betekenisgeving plaatsvindt door samen te werken binnen de wijk en regio. Om een illustratie

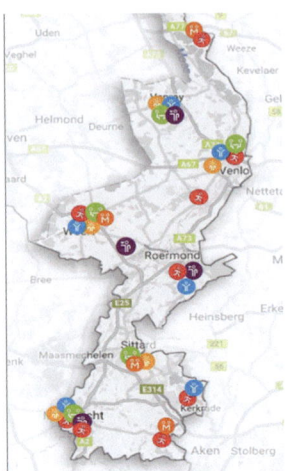

◘ Figuur 7.4   Samenwerken in de provincie (▶ www.limburgpositiefgezond.nl)

te geven wat dat concreet kan betekenen in het kader een voorbeeld vanuit het Netwerk Positieve Gezondheid Noordelijke Maasvallei. Een mooi voorbeeld van nazorg naar voorzorg. Gezondheidsinformatievoorziening georganiseerd vanuit bijvoorbeeld een bibliotheek en niet vanuit de zorg.

> **Wat is het Netwerk Positieve Gezondheid Noordelijke Maasvallei?**
> Het is gestart vanuit huisartsengroep Syntein (▶ www.syntein.nl). Om samen gezonder leven in de regio Noordelijke Maasvallei te bewerkstelligen, staat Syntein in dienst van huisartspraktijken en werkt zij nauw samen met betrokken zorgaanbieders: welzijnsorganisaties, zorgverzekeraars, gemeenten, GGD, onderwijs en bedrijfsleven. Syntein heeft een programma geschreven voor de implementatie van Positieve Gezondheid in de huisartspraktijk, dat te vinden is op de website ▶ www.netwerkpositievegezondheid.nl), zie QR-code achter in dit hoofdstuk.
>
> Een voorbeeld van een activiteit vanuit het netwerk: Positieve Gezondheid in de bibliotheken.
> Specifiek gericht op burgers organiseert het netwerk Positieve Gezondheid in de Noordelijke Maasvallei vanaf 2018 thematische workshops in alle bibliotheken in het Land van Cuijk en Noord-Limburg. Doel van de workshops is om aan de hand van het concept Positieve Gezondheid burgers concrete handvatten te bieden voor hoe zij hun eigen gezondheid meer ter hand kunnen nemen of anderen daarbij ondersteunen. De thema's zijn bepaald aan de hand van focusgroepen met burgers uit de regio en zijn: goed slapen, je energiek voelen, gezonde voeding en het levenseinde. De workshops worden procesmatig begeleid door een gespreksleider, de inhoud overgedragen door een huisarts. De toegang is gratis.
> Het aantal deelnemers per workshop nam gedurende de reeks telkens toe, er kwamen steeds meer mensen op af. De reacties zijn heel erg positief: de workshops werden gemiddeld met een 8 gewaardeerd. Deelnemers hadden aan het eind van de workshop bijna allemaal een persoonlijk voornemen geformuleerd!

> Het initiatief heeft inmiddels navolging gekregen in Venlo. Ook daar worden nu soortgelijke thema-workshops in de bibliotheek georganiseerd. In de Noordelijke Maasvallei gaat de reeks waarschijnlijk, gewoon met dezelfde thema's, in de reprise: wegens succes geprolongeerd!

Netwerk Positieve Gezondheid Noordelijke Maasvallei is een van de regionale netwerken aangesloten bij Alles is Gezondheid.

Alles is Gezondheid (▶ www.allesisgezondheid.nl) stimuleert regionale samenwerkingsverbanden die nieuwe kansen creëren om samen aan een gezonde omgeving te werken. Alles is Gezondheid is een zelfregulerend netwerk van ruim 3000 partners, dat de beweging naar een vitaler Nederland stimuleert. iPH werkt nauw samen met Alles is Gezondheid, onder andere om de regionale netwerken goed in kaart te brengen en te ondersteunen en verbinden. Er zijn naast de netwerken uit Limburg vele andere voorbeelden van regionale netwerken van Positieve Gezondheid te vinden op de website van Alles is Gezondheid, we noemen er een paar: Noordkop Gezondvoorelkaar, de Coalitie Positieve Gezondheid Texel (zie ▶ par. 6.4) en WEL (▶ www.welinflevoland.nl) in Flevoland (allesisgezondheid 2019). De netwerken stellen zich ten doel een positief gezonde regio te worden, lokaal wordt met elkaar ingevuld hoe dat er voor die regio concreet uitziet. Voor de huisartsen relevant omdat deze beweging ondersteunend kan zijn aan de regionalisering binnen de zorggroepen.

Een Positieve Gezondheid-netwerk bestaat uit verschillende organisaties of partners die integraal samenwerken vanuit een gezamenlijke visie met Positieve Gezondheid als uitgangspunt. Juist op lokaal en regionaal niveau wordt met elkaar aan gezondheidsvraagstukken en een gezonde leefomgeving gewerkt. In een Positieve Gezondheid-netwerk wordt nauw samengewerkt met gemeenten, provincie, zorginstellingen, werkgevers. Regionale netwerken kunnen variëren in schaalgrootte tot soms wel 600.000 inwoners.

De gemeenschappelijke doelstellingen zijn:
- Op eigen wijze regionale gezondheidsissues aanpakken
- Verbinden en versterken van partijen in de regio, en samen tot activiteiten komen om de gezondheid van de burgers te stimuleren
- Onderling ervaringen delen, werkzame elementen uitwisselen, samen leren, organiseren, implementeren

De regionale netwerken zijn nodig om het landelijk beleid – met meer aandacht voor preventie en gezondheid – zo veel mogelijk decentraal, in regio's en wijken vorm te geven. In het kader zijn de geleerde lessen en handvatten op een rij gezet voor succesvolle regionale samenwerking vanuit een brede blik op gezondheid.

> **Geleerde lessen en handvatten om te komen tot regionale samenwerking vanuit een brede blik op gezondheid**
>
> - Positieve Gezondheid leidt tot domeinoverstijgend werken (van nano naar macro). Werken vanuit een brede blik op gezondheid begint lokaal met inwoners en maatschappelijke partners. Zij dragen in beeld en taal uit wat ze anders doen dan voorheen.
> - Ieder initiatief acteert op alle niveaus (nano tot en met macro). Het maakt niet uit op welk niveau je begint, als je je maar realiseert dat alle niveaus van belang zijn. Het is raadzaam op alle niveaus te communiceren.
> - Je hebt opstartgelden nodig om initiatieven van de grond te krijgen voor een projectleider of -management. Dat kunnen eigen gelden van verzekeraars of gemeenten zijn (bijvoorbeeld gemeentepolis) of subsidieregelingen (preventiecoalities, JZoJP).
> - Je krijgt deelnemende organisaties mee als hun missie en visie aansluit bij een brede blik op gezondheid en je in netwerken kunt en wilt werken. Ga over schotten heen met elkaar in gesprek en durf inwoners een belangrijke stem te geven. Stel samen met partners een plan op met doelen om resultaten van jullie samenwerking te kunnen volgen en wie welke taak heeft in het ophalen van die gegevens. Het helpt om af te spreken wie wat doet en wanneer.
> - Bespreek bij het starten van initiatieven al hoe je wilt borgen en verduurzamen, bij een andere werkwijze kan een andere bekostiging nodig zijn. Bestuurlijke inbedding helpt.
> - Andere manier van inkoop vraagt andere mindset en werkwijze van medewerkers van zorgverzekeraars en van medewerkers van organisaties in de regio. Denk ook aan deskundigheidsbevordering en academie. Laat zakelijke en maatschappelijke belangen goed samenkomen.
> - Maak iemand in het netwerk verantwoordelijk voor communicatie en afstemming rondom thema's, stel een portefeuillehouder aan.
> - Betrek eindgebruikers actiever, bijvoorbeeld via de Wet verzekerdeninvloed (per september 2020) en organiseer met elkaar sociale inbedding.
> - Domeinoverstijgend werken heeft alleen impact als je krachten bundelt en samen investeert (verzekeraars en gemeenten).

7.3.2 Positieve Gezondheid in landelijk perspectief

Zoals beschreven onder de randvoorwaarden is het van belang dat de recent verschenen Landelijke Nota Gezondheidsbeleid 2020–2024 (fig. 7.5) zich richt op drie pijlers: achterliggende problematiek, samenwerking en Positieve Gezondheid. Het thema gezondheid staat breed op de agenda. Gezondheidsproblemen staan veelal niet op zichzelf, maar hangen samen met problemen op andere beleidsdomeinen. Daarmee kan ook een aanpak buiten het gezondheidsdomein leiden tot gezondheidswinst. "Een gezonde fysieke en sociale leefomgeving kan positieve invloed hebben op de participatie, het welbevinden en de gezondheid van burgers", aldus staatssecretaris Blokhuis in zijn brief aan de voorzitter van de Tweede Kamer (iPH 2019a). Positieve Gezondheid krijgt zo op macroniveau voet aan de grond, als paraplu en bindmiddel voor een veerkrachtige, weerbare samenleving.

7.3 · Positieve Gezondheid in regionaal en (inter)nationaal beleid

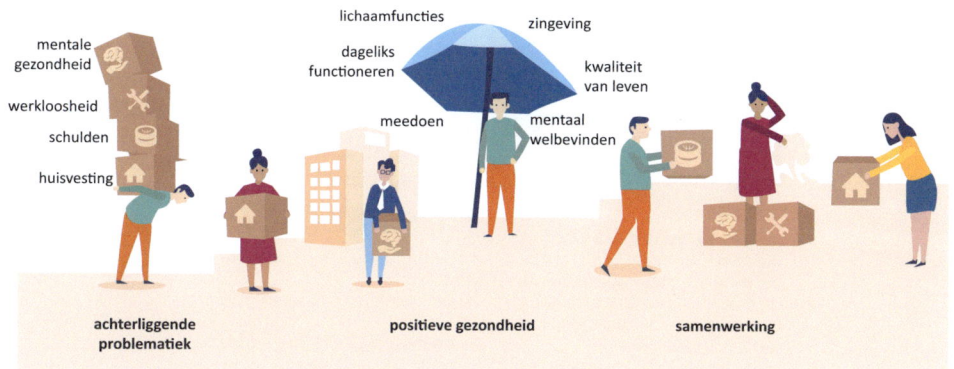

● **Figuur 7.5** Visualisatie van Landelijke Nota Gezondheidsbeleid 2020–2024. Bron: Rijksoverheid (2020a)

7.3.3 Landelijke organisaties

Op landelijk niveau zijn onder andere de koepelverenigingen, NHG, LHV, InEen betrokken bij de toekomst van de huisartsenzorg. Iedere organisatie heeft hierin eigen doelstellingen ten aanzien van het uitvoeren en ondersteunen van persoonsgerichte zorg en bevorderen van gezondheid op praktijk- en wijkniveau. NHG brengt de wetenschappelijke kennis in kaart en vertaalt dit naar praktische aanbevelingen en onderwijs voor de huisarts. De benodigde randvoorwaarden worden geregeld en vastgesteld door de LHV. De organisatie van de zorg, met name de programmatische, integrale aanpak in de eerste lijn wordt ondersteund en gefaciliteerd door InEen.

Zoals in ▶ H. 3 beschreven, zijn recent landelijk de kernwaarden en kerntaken voor de huisarts herijkt en verduidelijkt. *Persoonsgerichte continue, medisch-generalistische* en *gezamenlijk* uitgevoerde zorg zijn de kern van het vak, waarvoor goede randvoorwaarden nodig zijn om dit te faciliteren. InEen en NHG omarmen persoonsgerichte zorg. Op het moment van schrijven van dit boek wordt gewerkt aan ondersteuning voor huisartsen en zorggroepen bij scholing, communicatie en een plan van aanpak voor implementatie van persoonsgerichte zorg. Dit wordt gefaciliteerd met onder andere webinars, inspiratie en informatie voor de regionale samenwerkingsverbanden van zorggroepen. Professionals hebben training nodig voor de toepassing en inbedding van persoonsgerichte zorg, met de QR code achter in het hoofdstuk is hierover informatie te vinden. Randvoorwaardelijk is het van belang dat er meer tijd en financiering beschikbaar komt voor het voeren van *het andere gesprek*, de initiatieven die LHV hierop heeft ontwikkeld zijn reeds beschreven in ▶ par. 5.5.2 en ▶ par. 7.1.

Landelijke organisaties voor andere zorgverleners werkzaam in de eerste lijn, bijvoorbeeld voor de doktersassistente (▶ www.nvda.nl), de beroepsorganisatie voor de praktijkondersteuner somatiek (▶ www.nvvpo.nl) en de landelijke vereniging voor POH-GGZ (▶ www.poh-ggz.nl) dragen ook bij aan onderwijs, lezingen en scholing over het concept van Positieve Gezondheid. Ditzelfde geldt voor de paramedische beroepen,

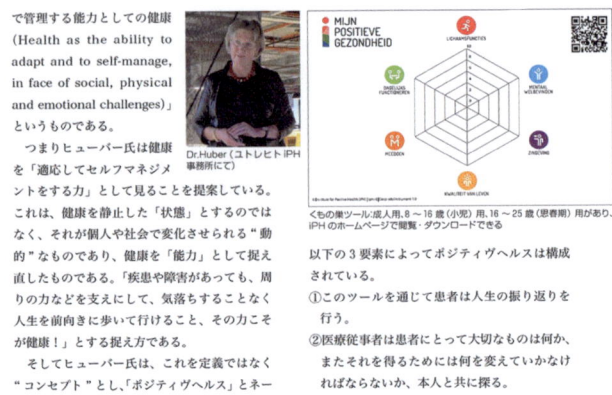

□ **Figuur 7.6**   Machteld Huber die de basismodule in Japan geeft. Bron: Hasegawa (2020)

verpleegkundige opleidingen (Laurant en Vermeulen2018) en bijvoorbeeld ROC-opleidingen in Sport en Welzijn. Zo heeft het ROC Midden Nederland in Utrecht in 2020 een vitaliteitslab geopend helemaal aan de hand van Positieve Gezondheid (▶ www.rocmn.nl/vitaliteitslab).

7.3.4 Positieve Gezondheid in het buitenland

In ▶ H. 2 werd reeds het internationale aspect van Positieve Gezondheid belicht, enerzijds met de wereldbekende blue zones als gezichtspunt waarop Positieve Gezondheid is geïnspireerd. Anderzijds ook de internationale bijeenkomst in opdracht van ZonMw over de definitie van gezondheid. *Positive Health* is internationaal al een bekend fenomeen. De uitdagingen in de zorg (zie crises ▶ H. 1) die in Nederland spelen met zowel vergrijzing en toename van chronische ziekten als druk op het zorgsysteem (kosten en capaciteit), zijn ook wereldwijd aan de orde. De ervaringen opgedaan in Nederland zijn, rekening houdend met een cultuur- en landspecifieke context, goed opschaalbaar naar het buitenland. Positieve Gezondheid is al in het beleid, in educatie, werk, publieke gezondheid en zorg, van jong tot oud toepasbaar (health in all policies). Internationaal zien we in vele landen ook de verschuiving van ziektegerichte naar gezondheidsgerichte zorg. *Personalized healthcare,* preventie, leefstijl en eigen regie zijn ook internationaal in de aandacht. Vanuit het buitenland komt steeds meer vraag naar *Positive Health.* Bij een start in het buitenland worden dezelfde fasen doorlopen als in Nederland: (zoals bij 'leren van Limburg': inspireren, verbinden, versnellen; na deze inspiratie en training, vindt verdere implementatie, inbedding en opschaling plaats.

Inmiddels zijn er twee internationale partnerschappen met iPH gesloten; met België en IJsland. Ook is er vraag en interesse vanuit Duitsland, Denemarken, Finland en Hongarije. Naast dat het spinnenweb in het Engels beschikbaar is, wordt er gewerkt aan vertaling in andere talen van het spinnenweb en de website. Zelfs in Japan hebben de eerste basismodulescholingen Positieve Gezondheid plaatsgevonden, zie □ fig. 7.6.

7.3 · Positieve Gezondheid in regionaal en (inter)nationaal beleid

Japan
In Japan gestart met Positieve Gezondheid vanuit de urgentie rondom vergrijzing. In 2019 is in Japanse Orange Home Care Clinic voor ouderenzorg hoorde een van de artsen over Positieve Gezondheid en hij heeft zich met zijn team middels verschillende bezoeken aan best practices in Nederland laten inspireren. Inmiddels is er reeds een Japans boek over Positieve Gezondheid uitgegeven zijn de eerste groepen medewerkers in Japan geschoold in Positieve Gezondheid (zie ◘ fig 7.6) staan er nieuwe scholingen op de planning. Ook is er een Japanse basisschool met Positieve Gezondheid gestart.

België
Positieve Gezondheid Belgiëwerd in 2018 gelanceerd tijdens het symposium 'Samen voor Positieve Gezondheid' van de Christelijke Mutualiteit (CM). CM is het grootste Belgische ziekteverzekeringsfonds met negentien regionale ziekenfondsen en vierenhalf miljoen leden. Nadat de directie het gedachtegoed had leren kennen, werd het onder bijna 10.000 verzekerden getoetst. Het draagvlak bleek meer dan 90 % te zijn, waarop de directie besloot van CM een gezondheidsfonds te gaan maken. Stap voor stap wordt daar naartoe gewerkt. In België werd een netwerk Positieve Gezondheid België opgezet. In België is ervoor gekozen te starten met gezondheidsconsulenten van CM die de Positieve Gezondheid gesprekken voeren. Op het moment van schrijven van het boek, volgt verdere implementatie ook in het zorgveld.
(► www.mijnpositievegezondheid.be)

IJsland
In 2020 is een partnerschap afgesloten tussen iPH en Oost-IJsland. Na een inspiratielezing zijn basismodulescholingen gestart. De implementatie van Positieve Gezondheid vindt plaats in de lokale *gemeenschap*, waaraan gezamenlijk met sociaal en medisch domein wordt gestart. Men gaat tegelijk op het niveau van spreekkamer, organisatie en wijk aan de slag. Ook zijn al sociaal werkers en twee groepen huisartsen in Reykjavik geschoold, die er ook mee in de huisartsopleiding willen starten.

Interessant is dat men in elke cultuur goed kan benoemen wat gezondheid voor hen betekent, en men de zes dimensies herkent en ook goed toepast in de verschillende landen. Toch zijn er wel cross-culturele verschillen; zo is het in Japan niet gebruikelijk te reflecteren op wat je als individu belangrijk vindt, en al helemaal niet om daarover met elkaar te spreken. Dat zijn ze in die cultuur niet gewend, groepsbelang staat voorop. De thema's van implementatie zijn overal herkenbaar. Ze moeten er eerst veel mee oefenen om het toe te passen in de praktijk. Ook zijn er ten aanzien van organisatievorm en samenwerking verschillen, tussen huisartsen, tussen gemeenschap en huisartsen, en samenwerking met ziekenhuizen. In IJsland zijn verwachtingen vanuit de patiënten nog heel ziektegericht.

7.4 Positieve Gezondheid in relatie tot andere gezondheidsconcepten en werkwijzen

Aan de hand van de verschillende voorbeelden en initiatieven van tools en werkwijzen die er allemaal zijn, kan worden geconcludeerd dat er al veel mensen aan de slag zijn met brede gezondheidsconcepten. Er is dus behoefte om breder te kijken. Positieve Gezondheid kan daarin een verbindend gedachtegoed zijn, zoals ook beoogd in de Landelijke Nota Gezondheidsbeleid. Het persoonsgerichte, gezondheidsgerichte perspectief staat in alle brede gezondheidsconcepten centraal, zoals ook in de horizontale as van de T-vormige professional (Zie ▶ par. 2.6 en ▶ par. 7.5). Bij de vergelijking van het concept Positieve Gezondheid met andere (veel)gebruikte brede gezondheidsgerichte methoden en visies in de Nederlandse gezondheidszorg blijken de thema's als dagelijks functioneren, zelfredzaamheid en eigen regie alle van belang. Er zijn verschillen ten aanzien van doelstellingen en doelgroep, aanpak, regie en soorten vragen.

Bij de verschillende gezondheidsconcepten beschreven in het kader, zijn er met name verschillen in de nuances voor het gebruik. Het ene concept is een theorie, visie of een aanpak, en andere voorbeelden zijn een gesprekstool of een classificatiesysteem. Er zijn ook verschillen in doelgroep: de ene is specifiek gericht op een bepaalde doelgroep, de ander is een brede holistische benadering. Er zijn verschillen tussen meer oplossings- of probleemgerichte benaderingen. Ook zijn er verschillen tussen wie de regie voert: is het de cliënt, of de hulpverlener? En is het een eenmalige interventie, of is opvolging gewenst? Aan de keuze voor een bepaald concept lijkt soms de doelstelling centraal te staan, maar overwegingen lijken ook vooral pragmatisch van aard te zijn. Zo kiezen organisaties voor een concept dat goed aansluit bij hun ambities, bijvoorbeeld om burgers meer regie te geven, of de gezondste regio van Nederland te willen worden. Verschillende handvatten, methodieken kunnen ook naast elkaar bestaan, afhankelijk van waar in de wijk of regio op wordt samengewerkt. Organisaties of initiatieven kiezen een concept dat hen, of de partijen waarmee zij samenwerken (zoals zorg- en welzijnsorganisaties, zorgverzekeraars, onderwijsinstellingen, vertegenwoordigers van burgers) verbindt. Dit is afhankelijk van inkoopbeleid van gemeente, contractering van verzekeraars, en ervaringen van verschillende koplopers in wijken of regio's.

Het is van belang de verschillende concepten en beschikbare tools te kennen en van enkele ook praktische handvatten te leren om ze toe te kunnen passen. In de praktijk blijken de verschillende methodieken elkaar goed aan te vullen en te versterken. Het gedachtegoed van Positieve Gezondheid blijkt vooral de basis, de onderlegger, de gezamenlijke visie of taal, die inmiddels ook in de landelijke volksgezondheidsnota (▶ par. 7.3) en in het raamplan voor de opleiding (par. 7.6) is terug te vinden. Het gemeenschappelijke doel, dat bij alle gezondheidsconcepten overeenkomt, is dat ze mensen inzicht willen geven en willen ondersteunen gezond(er) te leven.

Het feit dat er zoveel verschillende methodieken zijn, maakt het voor de Nederlandse huisarts en beleidmakers niet altijd makkelijk dezelfde taal te spreken. Positieve Gezondheid, zoals gehanteerd in dit boek, voorziet in een brede basis en gemeenschappelijke taal om *persoonsgerichte* zorg te kunnen leveren. Zelfzorg Ondersteund!, NHG, InEen, iPH en patiëntenfederatie maakten een overzicht tussen verschillende initiatieven van organisaties (Zelfzorgondersteund 2019a), waarbij Positieve Gezondheid in de gehele levensloop van mensen van toepassing (bij zowel preventie als ziekte), en bijvoorbeeld Zelfzorg Ondersteund! zich meer richt op mensen met een chronische ziekte.

7.4 · Positieve Gezondheid in relatie tot andere gezondheidsconcepten ...

De verschillende brede gezondheidsconcepten waarmee persoonsgerichte zorg in Nederland wordt vormgegeven is door RIVM in 2019 in kaart gebracht (RIVM 2018b). Het rapport beschrijft de concepten: Positieve Gezondheid, vitaliteit en leefstijl, van ZZ naar GG en Krachtige basiszorg, waarbij voor zowel concepten als de methoden *het andere gesprek* wordt benoemd. De verschillende concepten beogen allemaal hetzelfde doel. Alle hebben tot doel de gezondheid van de burgers te bevorderen, waarbij zoveel mogelijk de juiste zorg op de juiste plek (JZoJP) plaatsvindt (zie kader).

> **De meest gebruikte brede gezondheidsconcepten beschreven in factsheet van RIVM (Lemmens 2019)**
>
> **Positieve Gezondheid**
> Binnen het concept *Positieve Gezondheid* staat een brede kijk op gezondheid centraal. Gezondheid wordt gezien als het vermogen om je aan te passen en je eigen regie te voeren, in het licht van de sociale, fysieke en emotionele uitdagingen van het leven. Het wordt zowel als gedachtegoed en concept gezien, als praktisch toegepast met behulp van een gespreksinstrument. Met het spinnenweb Positieve Gezondheid kunnen mensen nagaan hoe het met ze gaat op zes domeinen van hun leven: lichaamsfuncties, mentaal welbevinden, zingeving, kwaliteit van leven, meedoen en dagelijks functioneren.
>
> **Van Ziekte en Zorg naar Gezondheid en Gedrag** (van ZZ naar GG)
> Van *ZZ naar GG* is een beweging waarin mensen met een aandoening niet vanuit een ziekte-georiënteerd perspectief benaderd worden, maar waar de nadruk ligt op het vergroten en behouden van de eigen gezondheid. Niet een patiënt met een probleem, maar een cliënt met zelfregie en eigen invloed op zijn gezondheid staan hierbij centraal; de GG-app ondersteunt hierbij (fig. 7.7).
>
> **Vitaliteit en leefstijl**
> Het concept *Vitaliteit en leefstijl* heeft als doel om de vitaliteit van mensen te verbeteren door een gezonde leefstijl te bevorderen gericht op goede voeding, voldoende beweging en genoeg slaap. Vitale mensen zijn fysiek, mentaal en emotioneel in balans. Daardoor presteren ze beter en kunnen ze beter met veranderingen omgaan.
>
> **Krachtige basiszorg**
> *Krachtige basiszorg* is een integrale aanpak gericht op bewoners met hoge gezondheidsrisico's in meerdere domeinen van het leven. Het is een manier van kijken, leren en doen voor alle professionals op het gebied van zorg, welzijn en preventie in de wijk. Krachtige basiszorg bouwt voort op het samenwerkingsverband Overvecht Gezond en de buurtteamorganisatie sociaal, met als missie en strategie de beweging van ZZ naar GG te versterken en aan te sluiten op de eigen regie en kracht. Binnen de aanpak Krachtige basiszorg staat het 4-domeinenmodel (4D-model) centraal (fig. 7.8).
> Met behulp van het 4-domeinenmodel wordt ernaar gestreefd om alle problemen die bewoners kunnen hebben boven tafel te krijgen, waarna doelen geprioriteerd worden en in beeld gebracht wordt welke professionals daar een bijdrage aan kunnen leveren (► www.krachtigebasiszorg.nl).
>
> **Juiste Zorg op de Juiste Plek (JZoJP)**

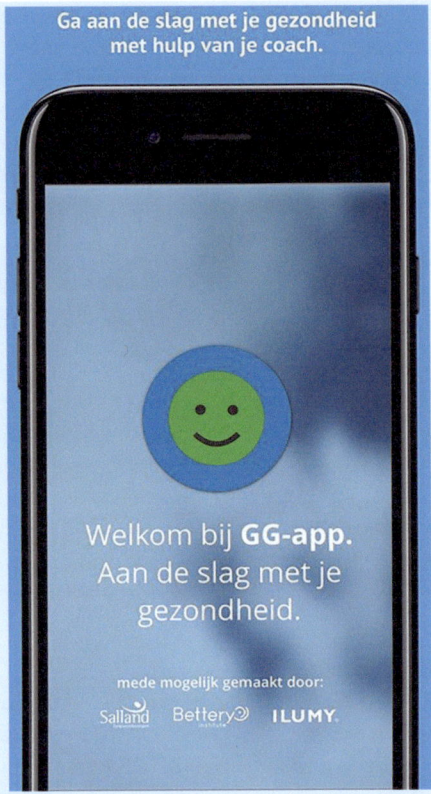

Figuur 7.7 GG-app. (Bron: ▶ www.bettery.nl)

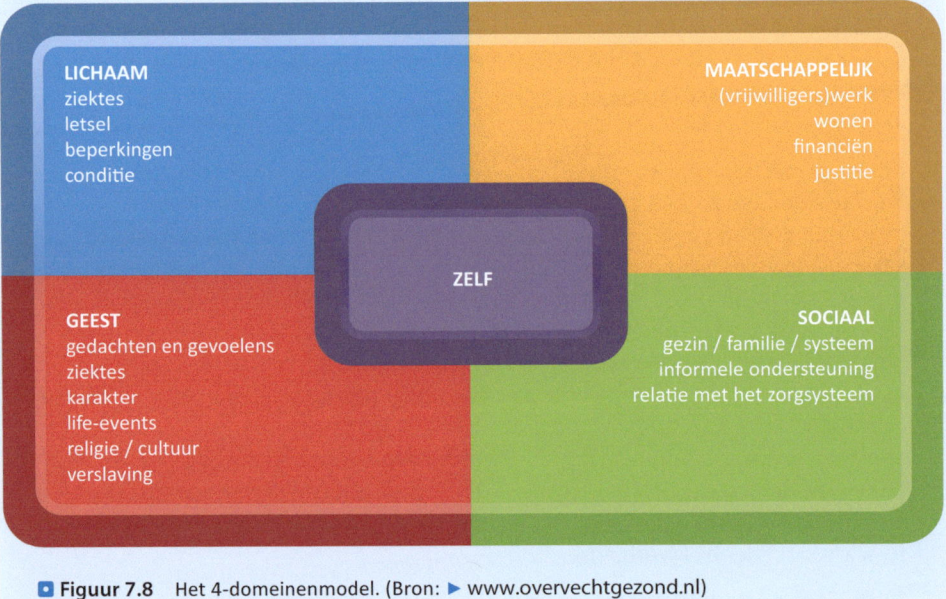

Figuur 7.8 Het 4-domeinenmodel. (Bron: ▶ www.overvechtgezond.nl)

> De essentie van JZoJP is het *voorkomen* van dure en overbodig zorg, *verplaatsen* van zorg (dichter bij mensen thuis in hun vertrouwde leefomgeving) en het *vervangen* van zorg door andere en nieuwe vormen van zorg (bijv. e-health). Belangrijke aandachtspunten bij deze beweging zijn: (i) uitgaan van het functioneren van mensen en hun omgeving; (ii) aandacht voor gezondheid, gedrag, preventie en tijdige signalering van ziekte; (iii) toegankelijke ondersteuning en zorg voor iedereen; (iv) passende en effectieve zorg, aansluitend bij leerervaringen en context; (v) met goede uitkomsten in termen van ervaren kwaliteit van leven en (vi) tegen betaalbare maatschappelijke kosten. Met de mogelijkheden van mensen als vertrekpunt, hun eigen vitaliteit, veerkracht en wensen, kunnen professionals, zo is de gedachte, waarde toevoegen aan de kwaliteit van leven van mensen gedurende hun leven en voor de samenleving als geheel. Het streven hierbij is om sneller zicht te krijgen op welke mensen kwetsbaar zijn, bijvoorbeeld door een combinatie van lichamelijke, psychische en sociale problemen (Taskforce Juiste Zorg op de Juiste Plek 2019).

In het kader zijn de brede gezondheidsconcepten weergegeven die door RIVM in kaart zijn gebracht. Het is goed onderscheid te maken tussen een visie, concept of gedachtegoed en de tools of methoden die concreet worden toegepast. Zo kun je bijvoorbeeld met zowel het spinnenweb van Positieve Gezondheid als het 4-domeinenmodel, of de GG-app komen tot de juiste zorg op de juiste plek. Enkele organisaties en netwerken koppelen het werken met een breed concept aan bredere lokale of regionale bewegingen, zoals Krachtige Basiszorg en de Juiste Zorg op de Juiste Plek. Er zit overlap in deze concepten, tools en methoden, zoals al gezegd hebben ze allen tot doel de gezondheid te bevorderen en zelfregie te stimuleren. De GG-app, 4D-model en het spinnenweb van Positieve Gezondheid kunnen allen worden gebruikt voor het voeren van *het andere gesprek.* In het project *Voer Eens Het Andere Gesprek* in Leidsche Rijn werden huisartsen en hun medewerkers samen met professionals uit het sociale domein geschoold met zowel Positieve Gezondheid als het 4D-model. Dit kon heel goed naast elkaar bestaan, de socialewijkteam medewerkers kenden het 4D-model al, maar vonden Positieve Gezondheid juist prettig als gemeenschappelijke taal. Het bleek dat bij mensen met complexe problematiek, lage SES die digitaal minder vaardig waren, vaker het 4D-model werd ingezet. Daar kan echter ook de eenvoudige tool van Positieve Gezondheid voor worden gebruikt. De toegevoegde waarde van het spinnenweb was dat bij het invullen online thuis, er al zelfreflectie begint. (Haalbaarheidsstudie, Oude Weernink et al. 2020).

Naast dat verschillende methodieken gebruikt kunnen worden om het andere gesprek te voeren, zijn er ook een aantal verschillende werkwijzen of concepten van persoonsgerichte zorg die we willen toelichten. Te beginnen met value-based health care (VBHC). Positieve Gezondheid betreft het welbevinden van de hele mens, VBHC is specifiek ziektegeoriënteerd. Toch zijn ze beide aanvullend aan elkaar. Niet voor niets won de praktijk van Jung 'Afferden initiative on Positive Health' de internationale Value-Based Health Care Primary Care Excellence Award.

7.4.1 Value-based health care (VBHC)

Value-based health care (VBHC) is geïntroduceerd door Michael Porter (Harvard-universiteit) in de New England Journal of Medicine (Porter 2010). Het concept van VBHC is ontstaan vanuit de behoefte de gezondheidszorg meer duurzaam te maken. De focus van VBHC ligt op het vergroten van de waarde van de gezondheidszorg voor de patient, waarbij tegelijkertijd ook geprobeerd wordt de kosten van die zorg te verminderen. De kern van VBHC is goede communicatie met de patiënt (persoonsgerichte zorg) en goede communicatie met het gezondheidszorgnetwerk in *Integrated Practice Units*, waar de zorgprofessional deel van uitmaakt. Financiering van de zorg vindt volgens VBHC idealiter plaats middels een abonnementssysteem (*Bundled Payments, Capitation System of Fee for Membership*). Goede monitoring van de gewenste uitkomst is een absolute voorwaarde (zie ► par. 7.1). VBHC zoekt met name oplossingen voor het voorkomen van onnodige of zelfs schadelijke zorg (Van Stratum 2019).

Een ander voorbeeld van een visie voor de brede benadering van gezondheid is het gebruik van ICF, waar in H. 2 al aan is gerefereerd.

7.4.2 International Classification of Functioning, Disability and Health (ICF)

De *ICF* is een door de WHO-partners geformuleerd begrippenkader waarmee het mogelijk is het functioneren van mensen en de eventuele problemen die mensen tijdens het functioneren ondervinden, te classificeren. Zoals in ► H. 2 beschreven kijkt het ICF-model naar functioneren van de mens vanuit drie perspectieven:
- Lichamelijk functioneren
- Menselijk handelen
- Participatie (deelname maatschappelijk leven)

De drie onderdelen staan in verband met elkaar en worden beïnvloed door externe en persoonlijke factoren. De ziekte of aandoening is in het model van ondergeschikt belang.

De ICF beschrijft hoe mensen omgaan met hun gezondheidstoestand. Het is *een classificatie* die voorziet in een standaard terminologie voor functioneren en externe factoren en een schema dat het conceptuele model van gezondheid representeert. Voor functies, anatomische eigenschappen, activiteiten, participatie en externe factoren zijn ca. 1500 categorieën uitgewerkt. Voor persoonlijke factoren is (nog) geen classificatie beschikbaar. De ICF schept een gemeenschappelijke taal om iemands functioneren te beschrijven waarbij de communicatie tussen beroepsbeoefenaren in de gezondheidszorg en in andere sectoren, als ook met de mensen met functioneringsproblemen, wordt verbeterd. In het onderzoek van Huber (► par. 2.4), dat leidde tot Positieve Gezondheid, is bij de categorisering van de begrippen, uitgebreid naar de ICF gekeken. Maar die leek onvoldoende aan te sluiten bij wat de mensen in de interviews hadden verteld. Ten eerste omdat een classificatie van persoonlijke factoren ontbrak en ten tweede omdat een relatief vrije, narratieve vorm beter aansloot bij de interviews dan de vorm van een classificatie (◘ fig. 7.9).

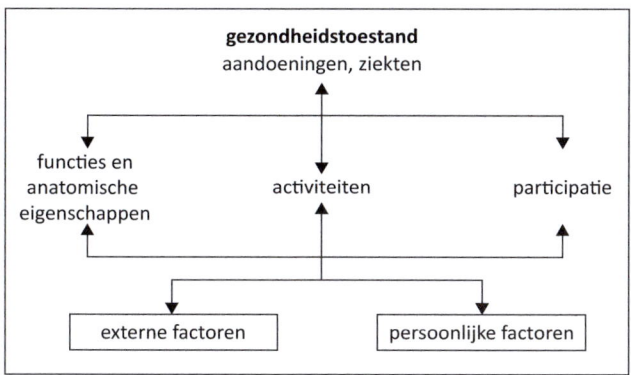

◘ **Figuur 7.9** ICF-classificatie (whofic.nl 2020)

Vervolgens beschrijven we een aantal methodieken die alle gebruikt kunnen worden voor het voeren van *het andere gesprek*. In eerste instantie enkele instrumenten die veel in het sociale domein worden gebruikt, zoals *Wat telt* en de *Zelfredzaamheidmatrix*. Daarna zullen een aantal voorbeelden voor *het andere gesprek* in de spreekkamer worden toegelicht in relatie tot het spinnenweb. De toegevoegde waarde van de genoemde werkwijzen oplossingsgericht werken en het leefstijlroer zijn in ▶ H. 4 reeds beschreven. Voor mensen met een chronische ziekte zoals diabetes mellitus is de diabetesgesprekskaart met pictogrammen heel toegankelijk, net als het zelfmanagementweb dat ook wordt ingezet bij diabetes, maar ook bij bijvoorbeeld jongeren.

7.4.3 Wat telt

Wat telt is een nieuw instrument voor gemeenten en professionals in het sociale domein dat gaat over wat telt in het leven van een inwoner: welke leefgebieden zijn voor hem belangrijk? Ook maakt het instrument verandering of beweging van de inwoner op die leefgebieden inzichtelijk.

Positieve Gezondheid en *Wat telt* kunnen elkaar goed aanvullen. Beide gaan uit van de eigen regie van inwoners, bieden inzicht in dat wat goed gaat, en wat aandacht behoeft. De nadruk ligt bij beide instrumenten op dat wat voor de inwoner zelf belangrijk is en het is gericht op het krijgen van inzicht en overzicht over het eigen leven. *Wat telt* is ontstaan vanuit een praktische vraag in twee gemeenten over de bestaande wijze van intake en monitoringsinstrument van de sociale wijkteams en ontwikkeld door movisie. *Wat telt* beschrijft veertien leefgebieden, waarop de burger kan bepalen waarmee hij aan de slag wil. De professional volgt de ontwikkeling van de burger op de leefgebieden en de gestelde doelen.

7.4.4 Zelfredzaamheidmatrix

Het doel van de *zelfredzaamheidsmatrix* is het toetsen van de zelfredzaamheid op verschillende leefgebieden. Het is bedoeld voor mensen met problemen op de leefgebieden van inkomen, werk en opleiding, tijdsbesteding, huisvesting, huiselijke relaties, lichamelijke en geestelijke gezondheid, middelengebruik, vaardigheden bij activiteiten van het dagelijks leven (ADL), sociaal netwerk, maatschappelijke participatie en justitie. Per leefgebied wordt aangegeven welke feitelijke omstandigheden bij welk niveau van zelfredzaamheid horen. Het instrument wordt met name gebruikt in het sociale domein bij een intake, de voortgang en bij de afsluiting van het ondersteuningstraject. Door op meerdere momenten te toetsen wordt inzicht verkregen of vooruitgang is geboekt.

7.4.5 Oplossingsgericht werken

Het stellen van oplossingsgerichte vragen vormt de kern van oplossingsgericht werken. Oplossingsgerichte vragen gaan over het formuleren van een doel of droom (het verlangen naar de eindeloze zee), uitzonderingen op het probleem of klacht en over wat patiënten wel kunnen. Oplossingsgerichte vragen geven hoop als positief perspectief, en die hoop stimuleert de behandelaar en de patiënt om door te zetten (zie ▶ H. 4). In 2017 verscheen het boek Positieve Gezondheidszorg Oplossingsgericht werken in de huisartspraktijk van Fredrike Bannink en Pieter Jansen (Bannink en Jansen 2017). Oplossingsgericht werken is een werkwijze, een manier van vragen stellen, die aanvullend kan zijn aan het spinnenweb.

7.4.6 Leefstijlroer

Het *leefstijlroer* (zie ◘ fig. 4.5) is reeds in ▶ H. 4. besproken als handelingsperspectief na het invullen van het spinnenweb om tot actie te komen ten aanzien van leefstijlthema's als voeding, slaap, ontspanning, beweging, verbinding en zingeving en is laagdrempelig inzetbaar om de patiënt zelf te laten bepalen welke leefstijl stappen hij wil of kan zetten. Het leefstijlroer kan voor mensen die al gemotiveerd zijn om met leefstijl aan de slag te gaan afzonderlijk in worden gezet. Maar het spinnenweb en het leefstijlroer vullen elkaar ook goed aan. Met Positieve Gezondheid wordt de intrinsieke motivatie aangesproken en het leefstijlroer geeft praktische stappen aan van waaruit de patiënt kan kiezen om stapsgewijs tot concrete gedragsverandering te komen.

7.4.7 De diabetesgesprekskaart

De diabetesgesprekskaart is een handvat voor het diabetesjaargesprek, uitgegeven door de Nederlandse Diabetes Federatie (NDF). Het doel is om zorgverleners met informatie en instrumenten te ondersteunen bij het aangaan van *het andere gesprek*. Waarin niet de aandoening maar de persoon centraal staat. De patiënt kan zelf aan de hand van de plaatjes aangeven welke bespreekpunten hij heeft voor het jaargesprek. Inmiddels wordt deze gesprekskaart ook breder ingezet dan alleen bij diabetes, hij kan ook worden toegepast bij een integraal jaargesprek bij mensen met chronische long- of hartklachten (◘ fig. 7.10).

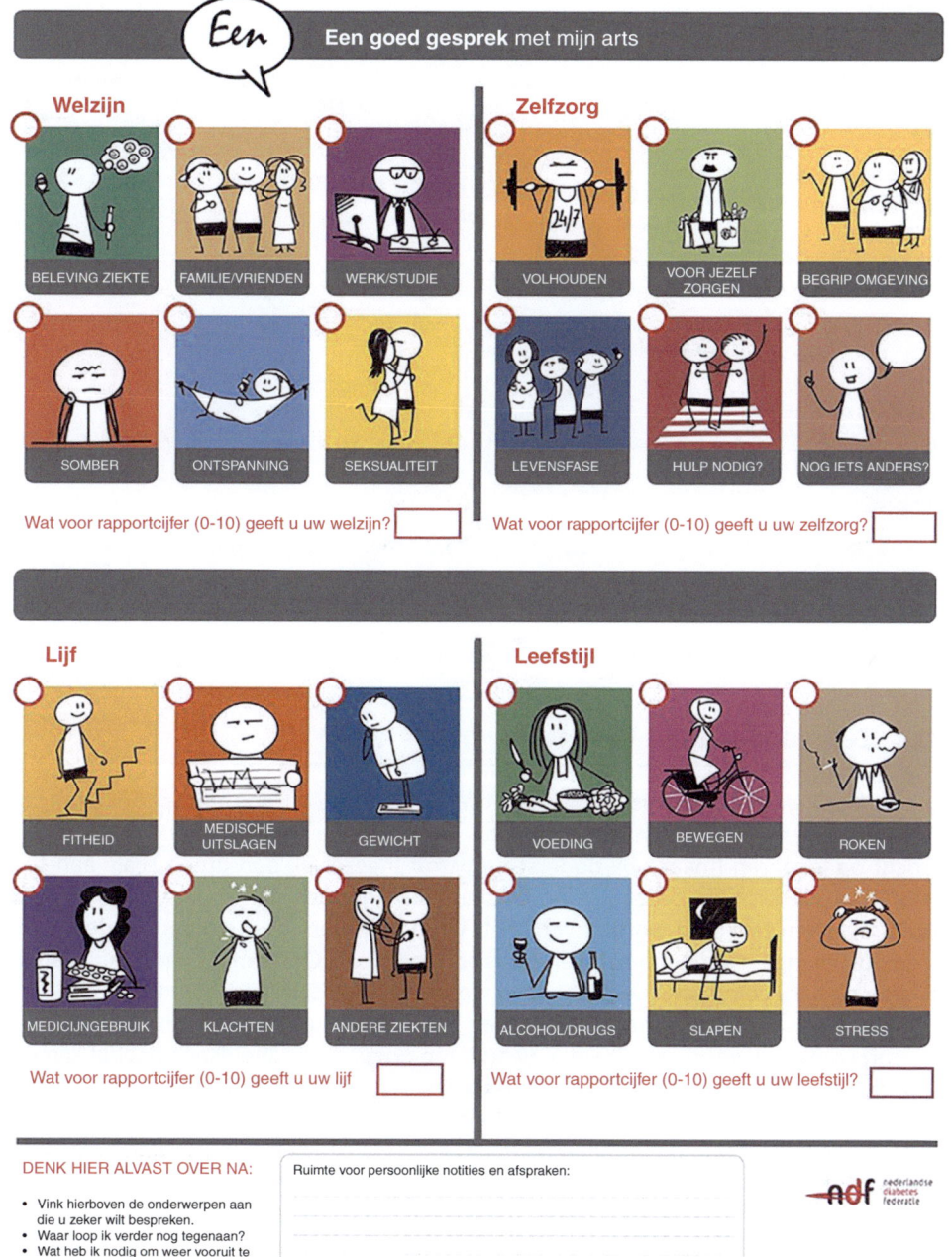

• **Figuur 7.10** NDF-toolkit-persoonsgerichte-diabeteszorg. Bron: ▶ www.diabetesfederatie.nl (2019)

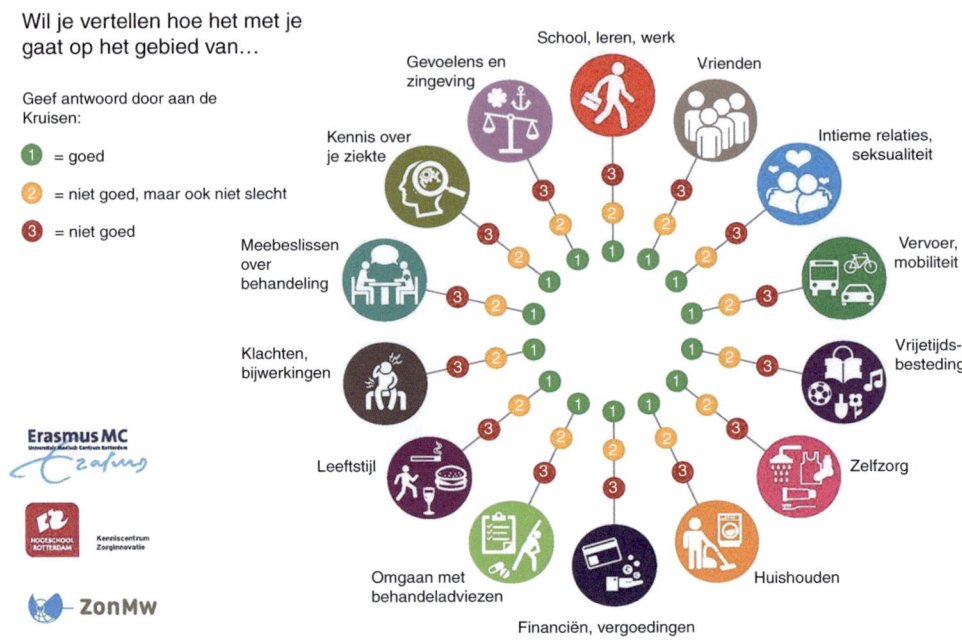

◘ **Figuur 7.11** Zelfmanagement Web. (Bron: ▶ www.opeigenbenen.nu)

7.4.8 Zelfmanagement Web

Het *Zelfmanagement Web* is ontwikkeld om te achterhalen hoe een patiënt omgaat met uitdagingen voor zelfmanagement op verschillende levensgebieden. De tool is gericht op jongeren (maar ook ouders) en wordt ingezet bij een breed scala aan thema's voor bijvoorbeeld de zorg rondom diabetes. Hiermee kan de autonomie en de eigen regie van jongeren worden vergroot, worden ouders of verzorgers ondersteund in de opvoeding en verlenen zorgverleners zorg op maat. Ook kan de voortgang van de jongere op het gebied van zelfstandigheid worden gemonitord (◘ fig. 7.11).

Al deze verschillende concepten, worden zowel lokaal, wijkgericht, als ook regionaal ingezet, en hierop wordt steeds vaker vanuit een breed gezondheidsperspectief samengewerkt. De eerstelijnszorg is bij de toepassing van brede gezondheidsgerichte concepten niet weg te denken. Bij bovenstaande initiatieven door RIVM in 2019 onderzocht blijkt in twee derde van de gevallen de eerstelijnszorg betrokken, net als de gemeente. In 60 % zijn zowel het sociaal domein als de burgers zelf actief.

Om de landelijk beoogde transitie in de gezondheidszorg van minder ziektegericht naar meer gezondheidsgericht denken en handelen te onderbouwen, is het van belang ook naar de uitkomsten te kijken van bovengenoemde interventies.

Uit het rapport van het RIVM over de brede gezondheidsconcepten blijken er bij de evaluatie van de toepassingen (onafhankelijk van de methode) vergelijkbare doelen:
- verbeteren van (ervaren) gezondheid en welzijn van burgers en cliënten (90 %)
- stimuleren van samenwerking en afstemming tussen professionals uit zorg en welzijn (62 %)
- verbeteren van de tevredenheid en het werkplezier van professionals (45 %)

- verbeteren van de toegang tot zorg en ondersteuning voor burgers en cliënten (38 %)
- beheersen van de zorgkosten (28 %)
- andere doelen die genoemd werden waren onder andere beter ervaren kwaliteit van zorg, een gemeenschappelijke taal spreken en burgers bij de zorg betrekken

7.5 Positieve Gezondheid: onderzoek en onderwijs

Goede wetenschappelijke onderbouwing is fundamenteel voor de verdere implementatie van Positieve Gezondheid in praktijk, beleid en onderwijs en voor de doorontwikkeling van de methode. iPH vervult een aanjaagfunctie door onderzoek rondom Positieve Gezondheid in het land te stimuleren en samenwerking op dit gebied tussen partijen te bevorderen. De doelstellingen voor onderzoek vanuit iPH zijn:
- Bijhouden welke onderzoeken er in Nederland en daarbuiten lopen met betrekking tot Positieve Gezondheid en aan welke onderzoeken er daarnaast nog behoefte is. Een overzicht hiervan vind je in de kennisbank op ▶ www.iph.nl.
- Onderzoek rondom Positieve Gezondheid stimuleren en faciliteren
- Samenwerken met verschillende universiteiten en instituten

iPH doet niet zozeer zelf onderzoek, maar adviseert hierin wel. iPH houdt het lopende onderzoek zo goed mogelijk in beeld en deelt daaruit voortkomende nieuwe kennis en ervaring met partijen in het land. Zo kan Positieve Gezondheid nader wetenschappelijk worden onderbouwd en verankerd. Er kan worden nagegaan of de geleverde investeringen opleveren wat we ervan menen te verwachten. In de praktijk leert men van elkaar, succesvolle initiatieven worden opgeschaald en kunnen worden ingebed. Waar mogelijk wordt onderzoek geordend naar de vier niveaus die worden onderscheiden: nano (een-op-eencontact, burgers), micro (praktijk, organisatie), meso (wijk, dorp, gemeente) en macro (provinciaal en landelijk). Op ▶ www.iph.nl kennisbank worden resultaten van lopend onderzoek aangevuld. In deze evaluatiewijzer zijn onder andere artikelen te vinden van Jung, Huber en van Vliet. Het onderzoek dat in de huisartsenwereld veel aandacht kreeg stond voor een deel al beschreven in ▶ par. 7.1 onder catch-22. Auteur Jung publiceerde in 2018 in Huisarts & Wetenschap het artikel 'Meer tijd voor de patiënt, minder verwijzingen' door te werken met Positieve Gezondheid (Jung et al. 2018). Ook bleek zowel de patiënt als de arts tevredener. Dit onderzoek dat in Afferden en omstreken plaatsvond, wordt voortgezet. Ook het project *Hotspotters* in Zoetermeer is een goed voorbeeld waaruit voorlopige conclusies laten zien dat het Positieve Gezondheidsgesprek het ziekenhuisbezoek verlaagt (Medisch Ondernemen 2019). Inmiddels lopen er veel meer onderzoeksprojecten in Nederland, maar er was de afgelopen jaren ook kritiek.

7.5.1 Kritiek op Positieve Gezondheid

Door verschillende auteurs is het concept van Positieve Gezondheid ook kritisch in ogenschouw genomen. De kritische artikelen beschrijven Positieve Gezondheid als modetrend en er wordt gesproken over verwarring van de aspecten gezondheid en gedrag (Poiesz et al. 2016) (Van der Stel 2016). Het woord gezondheid wordt gebruikt voor een toestand en voor het omgaan met een toestand. Afhankelijk van het perspectief van de beoordelaar, kan iemand zowel gezond als ongezond worden genoemd. Van der Stel et al. hebben opmerkingen over de implicatie dat mensen zich moeten aanpassen (actieve coping), als een verplichting om te werken aan je gezondheid. De nadruk ligt op het individuele gedrag en zelfzorg. Er is ook feedback over de gekozen zes dimensies, omdat ze elkaar onderling niet uitsluiten. Kwaliteit van leven wordt als een van de dimensies gepresenteerd, terwijl lichamelijk en mentaal functioneren een onderdeel zijn van kwaliteit van leven. Gezondheid is een onderdeel van kwaliteit van leven, maar niet andersom.

Arnoldus et al. verbazen zich in een dialoog over de kritiekloze omarming van Positieve Gezondheid in Nederland (Arnoldus et al. 2017). Hoe gezondheid wordt gezien, wordt bepaald door de culturele, sociale en politieke omstandigheden. In dat opzicht heeft ook het concept Positieve Gezondheid een morele dimensie. De neiging om alles te zien als gezondheid maakt het verlangen naar gezondheid grenzeloos. Bestaat er ook negatieve gezondheid? Ben je pas gezond als je je best doet of je aanpast aan de omstandigheden? Is er voldoende aandacht voor de omgevingsfactoren in de definitie? In de publieke gezondheidszorg is er juist aandacht voor salutogenese: (omgevings- en individuele) factoren die gezondheid en welzijn bewerkstelligen. De mobiliserende aandacht voor kansen bij Positieve Gezondheid is weliswaar waardevol, maar te veel nadruk op het positieve kan ook resulteren in het wegdrukken van ziekte en kwetsbaarheid, en leiden tot een beschuldigend discours. Ben je ziek geworden omdat je niet goed genoeg je best doet? Dan bekijk je ziekte als een individueel risico, terwijl het beter is om duidelijkheid te verschaffen over wat we als individueel en wat we als collectief risico moeten aanpakken.

Op het gebied van onderzoek ook een kritische noot van Prinsen en Terwee. Zij beschrijven hun doel om onder volwassenen te beoordelen of Positieve Gezondheid als meetinstrument zou kunnen dienen. Na zowel kwalitatief onderzoek van interviews en een kwantitatief onderzoek voor de ontwikkelingsfase wordt een validatiestudie gedaan. De conclusie van het onderzoek was dat de vragenlijsten van Positieve Gezondheid niet als een valide meetinstrument konden dienen en vervolgonderzoek nodig is om gezondheid te kunnen meten. (Prinsen en Terwee 2019) Er is toen vanuit iPH gekozen om het spinnenweb in te zetten als gespreksinstrument en niet als meetinstrument.

Ook vanuit filosofisch oogpunt worden vragen gesteld op zowel inhoudelijke, conceptuele als praktische gronden (Kingma 2019). De vragen zijn vooral gericht op het vermogen je aan te passen. Want wat is eigenlijk normaal, er is immers variatie. Kingma vindt dat de uitwerking hiervan ontbreekt voor een formulering van gezondheid en suggereert een verandering naar het vermogen om je 'goed' aan te passen. In bepaalde situaties (bijvoorbeeld huiselijke geweld) moet je je namelijk juist niet aanpassen. Het concept Positieve Gezondheid zou verder onvoldoende onderscheid maken tussen bijvoorbeeld een kind, depressieve volwassene of een actieve rolstoeler. Het gaat te veel over aanpassingsvermogen. Inmiddels zijn er vier verschillende versies (voor kinderen, jongeren, volwassenen en een eenvoudige tool) ontwikkeld (zie ▶ H. 4) voor specifieke doelgroepen.

Van Tol, ethicus en medisch socioloog vraagt zich af of gezondheid niet een morele plicht wordt vanuit het gezichtspunt van Positieve Gezondheid. Daarmee zou de solidariteit in de gezondheidszorg in het gedrang kunnen komen. Daarnaast vraagt hij zich af of Positieve Gezondheid medicaliserend zou kunnen zijn (Van Tol, 2020). De huisartsen Van Boven en Versteegde beschrijven in de uitgave Bijblijven over Positieve Gezondheid dat gezondheid een containerbegrip wordt. Ze vinden de perceptie van gezondheid complex en individueel. Ze willen meer tijd en ruimte in de praktijk om met de patiënt te bespreken wat gezondheid voor hem betekent, een nieuw concept maakt daarin geen verschil.

Voor hen is het een van de vele persoonsgerichte modellen. Van Boven en Versteegde beschrijven dat alle dimensies van Positieve Gezondheid reeds deel uitmaken van de ICF, de internationale classificatie van het menselijk functioneren (zie kader, ▶ par. 7.1) ICF is een classificatiesysteem, waarbij de *persoonlijke factoren* niet uitgewerkt zijn, terwijl die in Positieve Gezondheid een belangrijke plaats innemen. Recent is er wel een ICF-vragenlijst gemaakt om toe te passen bij mensen met een chronische ziekte (Postma et al 2018).

De feedback die iPH ontvangt houdt de organisatie scherp en het belang van wetenschappelijke onderbouwing voor doorontwikkeling is onomstotelijk. In 2019 heeft het iPH daarom een wetenschappelijke adviesraad opgericht.

7.5.2 Onderzoeksagenda Positieve Gezondheid

De onderzoeksagenda van iPH.
A. Positieve Gezondheid meetbaar maken: iPH ondersteunt onderzoekspartijen met kennis over geschikte methoden om (veranderingen) in Positieve Gezondheid op de verschillende niveaus (nano, micro, meso en macro) te kunnen meten. Zo kunnen onderzoeksresultaten onderling goed worden vergeleken, dit betreft:
   - Beschikbaar stellen van een nieuwe basisset meetinstrumentarium om Positieve Gezondheid op uniforme wijze te meten. Op basis van een verkenning naar bestaande valide meetinstrumenten, is er een eerste handreiking (▶ https://www.iph.nl/evaluatiewijzer/) en achterliggende aanbeveling geschreven met voorkeursinstrumenten voor het meten van Positieve Gezondheid. Projectleiderschap bij de ontwikkeling van een nieuw gevalideerd meetinstrument om gezondheid in lijn met Positieve Gezondheid te kunnen meten. Er wordt gekeken naar nieuwe mogelijkheden van dataverzameling waarbij eigenaarschap bij de burger ligt en waarbij de data ook gebruikt kunnen worden voor inzicht in ervaren gezondheid te verkrijgen.
B. Effect en effectiviteit van Positieve Gezondheid in de praktijk: Naast het adviseren en ontwikkelen van meetinstrumentarium stimuleert iPH onderzoek dat inzichtelijk maakt wat het werken met Positieve Gezondheid in de praktijk meetbaar en merkbaar oplevert. Er wordt niet alleen naar het totale concept, maar ook naar de losse onderdelen van de methodiek gekeken, met:
   - kwantitatieve effectonderzoeken om de toegevoegde waarde van Positieve Gezondheid in kaart te brengen op de Quadruple Aim-onderdelen:
     1. gezondheid van de populatie
     2. ervaren kwaliteit van zorg
     3. zorgkosten
     4. werkplezier en welzijn van de professional
   - kwalitatieve (proces)evaluaties en best practices om het inzicht in effectieve implementatiestrategieën te vergroten. Hierbij wordt tijdens de implementatie onderzocht wat werkt en op welke manier en wordt nagegaan welke lessen hieruit kunnen worden geleerd. Daarbij worden ook mogelijkheden verkend van *anders* meten en evalueren in lijn met Positieve Gezondheid. Zie hiervoor ook de beschreven trends in het rapport *Blijk van vertrouwen* vanuit de Raad voor Volksgezondheid en Samenleving (Meurs et al. 2021).

Naast de onderbouwing die van belang is voor vervolgimplementatie is het ook van belang dat Positieve Gezondheid voldoende terugkomt in de (na)scholing van huisartsen. Dit kan via trainingen en opleiding in het kader van persoonsgerichte zorg en de basismodule 'werken met Positieve Gezondheid' (zie https://www.iph.nl/basismodule, zie QR code eind van het hoofdstuk). De nieuwe generatie (huis)artsen, de zorgprofessionals van de toekomst, hebben daarbij een uitdaging in het ziektegerichte onderwijssysteem.

7.5.3 Positieve Gezondheid voor de zorgprofessional van de toekomst

De in ▶ par. 7.1 al aangehaalde schrijver Christensen, beschrijft in zijn reeds genoemde boek Innovators Prescription ook de dilemma's van de medische opleiding. Er worden meer en meer zorgprofessionals opgeleid die niet nodig zijn en er is geen gecoördineerd beleid om die dokters op te leiden die de maatschappij nodig heeft. In de VS is het medisch curriculum al honderd jaar oud en ziektegericht. Hij beschrijft de uitdagingen van de medische opleiding in de VS.

- De focus van de medische opleidingen. De medische opleidingen in de VS zijn zodanig vormgegeven dat dokters worden opgeleid als individuen die autonoom en onafhankelijk voor hun patiënten gaan zorgen. De complexiteit van de zorg vraagt echter dat dokters deel uitmaken van gezondheidsnetwerken en moeten samenwerken in teams, met burgers, met andere zorg- en welzijnsinstanties. Daarbij blijven meer en meer patiënten buiten het ziekenhuis, maar is het grootste gedeelte van de opleiding in het ziekenhuis gesitueerd. Hierdoor komen studenten minder in aanraking met de totale cyclus van ziekte, zeker bij chronische aandoeningen. Er is te veel nadruk op het opleiden van superspecialisten met veel status en inkomen en te weinig aandacht voor eerste lijn, voor preventie en voor gezondheid. Dit leidt dus tot meer en meer zorgprofessionals waar de maatschappij geen behoefte aan heeft.
- In de VS worden steeds meer verpleegkundigen opgeleid om de taken van eerstelijns dokters te gaan uitvoeren. Inmiddels heeft meer dan een kwart van de afgestudeerde en praktiserende eerstelijns geneeskundigen een opleiding in het buitenland gehad. Zij werken met name in de binnensteden en op het platteland, waar meer en meer vacatures voor dokters ontstaan. Dit tekort zal toenemen en hierdoor zullen verpleegkundigen en physicians assistents toenemende medische verantwoordelijkheden krijgen en taken overnemen van eerstelijns dokters. Tegelijkertijd zal er een enorm tekort aan verpleegkundigen ontstaan. Onder andere door de vergrijzing en doordat jongeren minder vaak kiezen voor een zorgopleiding, maar voor opleidingen met meer carrièreperspectief.

Bovenstaande omstandigheden zijn vergelijkbaar met de Nederlandse situatie. Christensen verwacht ook een disruptie door technische oplossingen waardoor (verpleegkundige) taken komen te vervallen of op een andere manier worden opgelost. Ook in Nederland is de toename van het aantal specialisten sinds de jaren vijftig van de vorige eeuw evident (fig. 7.12).

Vergrijzing zal zeker op het platteland (Zeeland, Friesland, Groningen, Oost-Nederland, Limburg) voor tekorten aan huisartsen en verpleegkundigen zorgen. In verband met de taalbarrière ligt het minder voor de hand dat deze tekorten aangevuld worden door in het buitenland opgeleide professionals, zoals in de Verenigde Staten gebeurt. Ook omdat in het directe buitenland (Europese Unie) de vergrijzing net zo toeslaat. Dat betekent dat ook in Nederland gezocht zal worden naar disruptieve oplossingen waarbij burgers taken van verpleegkundigen overnemen, en verpleegkundigen taken van

7.5 · Onderbouwing van Positieve Gezondheid

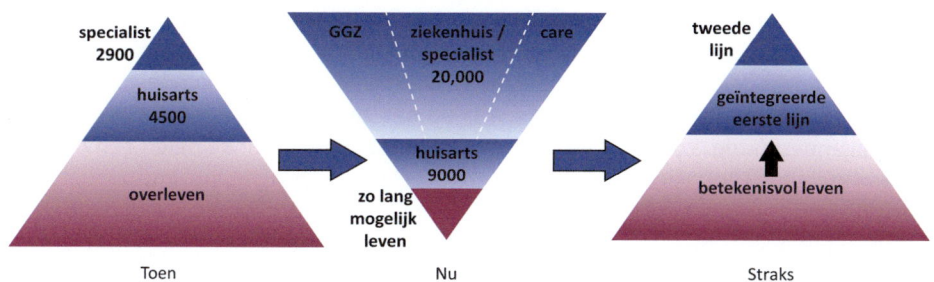

Figuur 7.12 De kanteling van de piramides in relatie tot onderwijsbehoefte. (Bron: vrij naar B. Leerink, zie fig. 1.3 en 6.1)

huisartsen. Huisartsen zullen weer meer taken van specialisten overnemen. Dat betekent dat ook in Nederland opleidingen hierop moeten inspelen om te zorgen dat die zorgprofessionals opgeleid worden waar in de toekomst het meest behoefte aan is.

7.5.4 Gezondheidsbevordering in de basisopleiding geneeskunde en de huisartsopleiding

Onderwijs is de basis voor duurzame implementatie van het gedachtegoed van Positieve Gezondheid. De kanteling van de piramides (fig. 7.12) en de uitleg van de T-vormige professional (fig. 2.4). De Commissie Innovatie Zorgberoepen en Opleidingen (zorginstituut.nl) adviseert dat zorgprofessionals verschillende bekwaamheden zouden moeten hebben. Zowel op de verticale as van de T, de ziektegerichte vakkennis, als op de horizontale as de persoonsgerichte bredere gezondheidsgerichte benadering. Niet de ziekte of aandoening, maar het functioneren, de veerkracht en de eigen regie van de burger staan dan centraal. Niet het bestaande aanbod aan zorg, beroepen en opleidingen is het uitgangspunt, maar de toekomstige vraag naar zorg (Kaljouw en Van Vliet 2015).

Zorgprofessionals op de horizontale as voldoende kennis en ervaring bieden en aandacht hebben voor Positieve Gezondheid, leefstijl en preventie in het onderwijs is essentieel. Het doel van iPH is dat Positieve Gezondheid zowel in de medische curricula (wo/hbo/mbo) als in het primaire en secundaire onderwijs (po/vo) komt. Recent is in het nieuwe raamplan voor het geneeskundecurriculum ruim aandacht voor Positieve Gezondheid. Ook op praktijk- en wijkniveau is bewustwording en scholing naar vaardige en veerkrachtige professionals van belang. In onderwijsinstellingen kunnen via een train-the-teacher-programma docenten worden opgeleid om Positieve Gezondheid te scholen.

Uit recent onderzoek van *Student en leefstijl* blijkt er meer behoefte aan onderwijs over voeding en leefstijl. Om de jonge nieuwe collega-artsen vanaf het begin bekend te maken met Positieve Gezondheid, preventie en leefstijl is het project 'Gezondheidsbevordering in de basisopleiding geneeskunde en de huisartsopleiding' in 2020 gestart. De organisaties *Student en leefstijl*, *Arts en leefstijl* en *iPH* hebben tot doel gesteld dat alle studenten geneeskunde in Nederland tijdens hun basisopleiding serieus en gedegen de kans krijgen een bredere blik op gezondheid te ontwikkelen en vaardigheden om gezondheid te kunnen bevorderen. Niet als facultatief bij- of keuzevak, maar bij voorkeur verweven in de gehele geneeskundeopleiding door één, en liefst meerdere blokken of modules over leefstijlgeneeskunde en Positieve Gezondheid. Deze toevoeging sluit aan bij de (internationale) ontwikkeling van beroepen in de zorg naar de toekomstige 'T-vormige professional' (zie fig. 2.4). De drie bovengenoemde organisaties werken samen in de ondersteuning van onderwijsmakers van de geneeskundestudie én huisartsopleidingen door middel van onderwijs op het gebied van Positieve Gezondheid en leefstijlgeneeskunde. Positieve Gezondheid en leefstijlgeneeskunde delen een brede blik op gezondheid. Leefstijlgeneeskunde brengt leefstijltherapeutische interventies in de spreekkamer met als doel chronische aandoeningen te voorkómen, te behandelen en of gunstig te beïnvloeden, voor zover deze direct of indirect samenhangen met leefstijl.

Kennis en vaardigheden bij alle niet-acute medische problemen zowel preventief als curatief moeten ingebed worden in persoonsgerichte gespreksvoering voor goede zorg op maat. Belangrijk hierbij is dat het gaat om wetenschappelijk bewezen basiskennis over leefstijlgeneeskunde, en dat de toekomstige arts niet de nieuwe diëtist moet worden. Juist hier speelt ook de verticale poot van de T-vormige professional een rol. Professionals moeten hun grenzen kennen en kunnen samenwerken.

In het project *Gezondheidsbevordering in de basisopleiding geneeskunde en de huisartsopleiding* dat in 2020 is gestart zijn verschillende huisartsopleidingen en geneeskundefaculteiten benaderd voor behoefte-inventarisatie aan onderwijs over Positieve Gezondheid en leefstijl in de opleiding. In de infographic van fig. 7.13 is te zien dat structureel onderwijs hierover op dit moment ontbreekt. Leefstijlonderwijs wordt met name gekoppeld aan een ziekte aangeboden en iedere faculteit heeft zijn eigen aanpak of couleur locale ten aanzien van gezondheidsbevordering in het onderwijs. In het kader van de recente curriculumwijziging zal er voor de (huisarts)geneeskundeopleiding een nieuw opleidingsplan worden opgesteld. Hoe dit er concreet uit gaat zien is ten tijde van het schrijven van dit boek nog niet helemaal uitgekristalliseerd.

Preventieonderwijs is voor de huisarts van de toekomst een van de tien beroepskernactiviteiten, al wordt daar in de acht huisartsopleidingen heel verschillend vorm aan gegeven. Duidelijk is dat voor de toepassing van Positieve Gezondheid in de huisartsopleiding gezamenlijk leren met de opleider wenselijk is. In 2020–2021 wordt dit project verder uitgewerkt met bestaand en nieuw onderwijsaanbod en onderbouwing, aanbod voor docentprofessionalisering en een interfacultaire klankbordgroep. Idealiter wordt al vroeg in de geneeskundeopleiding gestart met breder gezondheidsgericht perspectief en kan in de huisartsopleiding de gezondheidsbevordering en Positieve Gezondheid concreter worden toegepast.

Dit alles om de mens centraal te stellen, goed te luisteren, met gezondheid en eigen regie als vertrekpunt, net zoals we allen in de eed van Hippocrates hebben beloofd of gezworen of dat nog gaan doen.

7.5.5 Samenvatting

De uitdagingen voor zorgvernieuwing en disruptie voor een echte kanteling in de zorg worden beschreven. Randvoorwaarden zijn nodig om Positieve Gezondheid mogelijk te maken. Het is daarbij belangrijk dat Positieve Gezondheid is vastgelegd in de Landelijke Nota Gezondheidsbeleid. Het instituut van Positieve Gezondheid draagt bij om op zowel beleid, praktijk, onderzoek als onderwijs de beweging van Positieve Gezondheid verder te brengen. Ook wordt hierin meegenomen hoe Positieve Gezondheid zich verhoudt ten opzichte van andere brede gezondheidsconcepten en werkwijzen. Er zijn ook mensen

7.6 · Praktische tips

Figuur 7.13 Bevorderen van Positieve Gezondheid in het huidige opleidingssysteem, project gezondheidsbevordering in het onderwijs (► www.gezondheidinonderwijs.nl)

die kritisch kijken naar Positieve Gezondheid. Er wordt hard gewerkt aan verdere wetenschappelijke onderbouwing van de toegevoegde waarde van Positieve Gezondheid. Verdere inbedding van Positieve Gezondheid in de huisartspraktijk en daarbuiten kan bijdragen aan het vormgeven van betekenisvolle zorg. Positieve Gezondheid kan dan ook niet ontbreken in het onderwijs van de professionals van de toekomst.

Voor meer informatie, achtergrond of filmpjes over dit hoofdstuk zie QR scan.

Literatuur

Arnoldus, R., et al. (2017). Hoe bruikbaar zijn de begrippen vitaliteit, veerkracht en positieve gezondheid voor interprofessioneel samenwerken in zorg en welzijn? *Tijdschrift voor Gezondheidswetenschappen*. ▶ https://doi.org/10.1007/s12508-017-0052-7.

Bannink, F., & Jansen, P. (2017). *Positieve Gezondheidszorg. Oplossingsgericht werken in de huisartspraktijk*. Pearson Benelux B.V.

Bettery.nl (2020). *GG-app*. opgehaald van het web in oktober 2020 van ▶ https://www.bettery.nl/app/?utm_source=Jleague.jp&utm_medium=PC&utm_campaign=PCsite&dlink=jLis.

Christensen, C. M., Grossman, J. H., & Hwang, J. (2017). *The innovator's prescription. A disruptive solution for health care*. New York: McGraw Hill.

Diabetesfederatie (2019). *Diabetes gesprekskaart*. Opgehaald van het web in oktober 2020 van ▶ https://diabetesfederatie.nl/ndf-toolkit-persoonsgerichte-diabeteszorg/.

Hasegawa, F. (2020). You can be healthy, even with sicknesses! Origin Holland: 'Positive Health' From 'restoring to normal' to 'support ability to adapt'; JMCC [Japan Association of Healthcare Management Consultants]; Japans verslag opgehaald op augustus 2020 van ▶ www.iph.nl; ▶ https://www.1limburg.nl/japanners-onder-de-indruk-van-limburgs-zorgconcept.

Heller, H. (1961). Catch 22: Simon en Schuster.

InEen (2019). Persoonsgerichte zorg. Opgehaald van het web in oktober 2020 van ▶ https://ineen.nl/wp-content/uploads/2020/02/InEen-Nhg-ZO-Infographic-Persoonsgerichte-zorg.pdf.

InEen (2020). Visie regionale samenwerking en organisatievorming in de huisartsenzorg, opgehaald van web in oktober 2020 van ▶ https://ineen.nl/wp-content/uploads/2020/02/Visie_Organisatie_actief_def.pdf.

iPH Institute for Positive Health (2019a). *Paul Blokhuis over landelijke nota gezondheidsbeleid*. Opgehaald van het web in september 2020 van ▶ https://iph.nl/staatssecretaris-paul-blokhuis-over-de-landelijke-nota-gezondheidsbeleid-2020-2024-met-positieve-gezondheid-kunnen-we-vraagstukken-in-onze-samenleving-in-een-ander-licht-bekijken/.

iPH Institute for Positive Health (2019b). *Positieve Gezondheid prominent in landelijke nota gezondheidsbeleid*. Opgehaald van het web in augustus 2020 van ▶ https://iph.nl/positieve-gezondheid-prominent-in-landelijke-nota-gezondheidsbeleid/.

Iresearch (2018). *Positieve Gezondheid in Gemeentelijke beleidsnota*. Opgehaald van web in oktober 2020 van ▶ https://www.iresearch.nl/projecten/positief-gezonde-gemeenten-27-11-2018.

Jung, H. P. (2020). Overleven, zo lang mogelijk leven, betekenisvol leven. Kantelingen in de zorg aan de hand van de ervaringen van een plattelandsdokter. *Tijdschrift voor Geneeskunde en Ethiek, 30*(4), 118–122.

Jung, H. P., Jung, T., Liebrand, S., Huber, M., Stupar-Rutenfrans, S., & Wensing, M. (2018). Meer tijd voor patiënten, minder verwijzingen? *Huisarts en Wetenschap,61*(3), 39–41. ▶ https://doi.org/10.1007/s12445-018-0062-y.

Jung, H. P., Laurant, M., & Van Asten, C. (2019). Zinnige zorg dreigt utopie te worden. *Medisch Contact,47*, 18–20.

Kaljouw, M., & Van Vliet K., (2015). Naar nieuwe zorg en zorgberoepen: de contouren. Commissie Innovatie Zorgberoepen en Opleidingen. Opgehaald van het web in oktober 2020 van ▶ https://docplayer.nl/329738-Naar-nieuwe-zorg-en-zorgberoepen-de-contouren.html.

Kingma, E. (2019). Kritische vragen bij Positieve Gezondheid. *Bijblijven Positieve Gezondheid,8,* P49–P54.

Laurant, M., & Vermeulen, H. (2018). *Gezondheid organiseren. Leerboek voor verpleegkundigen*. Houten: Bohn Stafleu van Loghum.

Lemmens, L. et al. (2019). *Factsheet. Het gebruik van brede gezondheidsconcepten, inspirerend en uitdagend voor praktijk*. ▶ https://www.rivm.nl/documenten/gebruik-van-brede-gezondheidsconcepten-inspirerend-en-uitdagend-voor-praktijk-0), geraadpleegd in oktober 2020.

Medisch Ondernemen (2019). Ephraim M. Positieve Gezondheidsgesprekken geven huisartsenzorg een boost. ▶ https://www.medischondernemen.nl/medisch-ondernemen/positieve-gezondheidsgesprekken-geven-huisartsenzorg-een-boost.

Meurs, P.L. et al. opgehaald van het web in januari 2021 van ▶ https://www.raadrvs.nl/documenten/publicaties/2019/05/14/advies-blijk-van-vertrouwen---anders-verantwoorden-voor-goede-zorg.

Nederlandse Zorg Autoriteit (2020). Opgehaald van het web in oktober 2020 van ▶ https://puc.overheid.nl/nza/doc/PUC_277025_22/1/.

Opeigenbenen.nu (2020). *Zelfmanagementweb*. Opgehaald van het web in oktober 2020 van ► https://www.opeigenbenen.nu/professionals/transitie-toolkit/tool-zelfmanagement-web/.

Oude Weernink, T. (2020). Een persoonsgericht gesprek in de Huisartsenpraktijk – Een Haalbaarheidsstudie. Opgehaald van het web in oktober 2020 van ► www.lrjg.nl/nieuws/ander-gesprek.

Poiesz, T., Caris, J., & Lapré, F. (2016). Gezondheid: Een definitie? *TSG,94,* 252–255.

Porter, M. E. (2010). What is value in health care? *New England Journal of Medicine,363*(26), 2477–2481.

Postma, S. A. E., Van Boven, K., et al. (2018). The development of an ICF-based questionnaire for patients with chronic conditions in primary care. *Journal of Clinical Epidemiology,2018,* 92–100.

Prinsen, C. A. C., & Terwee, C. B. (2019). Measuring positive health: For now, a bridge too far. *Public Health,170,* 70–77.

Rijksoverheid.nl (2020a). Landelijke Nota Gezondheidsbeleid 2020-2024. Opgehaald van het web in september 2020 van ► https://www.rijksoverheid.nl/documenten/rapporten/2020/02/29/gezondheid-breed-op-de-agenda.

Rijksoverheid.nl (2020b). Zorg goed voor jezelf. Opgehaald van het web in oktober 2020 van ► https://www.rijksoverheid.nl/onderwerpen/coronavirus-covid-19/documenten/publicaties/2020/07/15/poster-zorg-goed-voor-jezelf.

RIVM (2018b). Samenwerken aan gezondheid in de wijk loont, e-magazine, opgehaald van het web in oktober 2020 van ► https://www.nhg.org/preventieindebuurt.

RIVM (2020). *Nieuwe versies van internationale classificaties ICF.* ► https://www.rivm.nl/nieuws/nieuwe-versies-van-internationale-classificaties-icf-en-icf-cy-gepubliceerd; ► https://www.whofic.nl/familie-van-internationale-classificaties/referentie-classificaties/icf.

ROS-netwerk (2020). *Samenwerken aan zorg en gezondheid.* Opgehaald van het web in oktober 2020 van ► https://www.ros-netwerk.nl/.

Studentenleefstijl (2020). *Onderzoek implementatie voeding in onderwijs*. Opgehaald van web in oktober 2020 van ► https://www.studentenleefstijl.nl/implementatie/.

Taskforce Juiste Zorg op de Juiste Plek (2019). ► https://www.rijksoverheid.nl/documenten/rapporten/2018/04/01/de-juiste-zorg-op-de-juiste-plek.

Van Boven, K., & Versteegde, T. (2019). Positieve Gezondheid een omsamenhangend concept. *Bijblijven Positieve Gezondheid,8,* P55–P58.

Van der Stel, J. (2016). Definitie 'gezondheid' aan herziening toe. *MedContact.,71,* 18–19.

Van Stratum, L. (2019). *Requirements for implementing VBHC in primary care organizations. Thesis Science, Management and Innovation*. Amsterdam: The Decision Group.

Van Tol, D (2020). Van individuele naar gedeelde verantwoordelijkheid. *Tijdschrift voor Gezondheidszorg en Ethiek* (30), 123-124.

Whofic.nl (2020). *ICF.* Opgehaald van het web in november 2020 van ► https://www.whofic.nl/familie-van-internationale-classificaties/referentie-classificaties/icf.

Zelfzorgondersteund (2019a). Infographic samen gezonder worden. Opgehaald van het web in september 2020 van ► https://zelfzorgondersteund.nl/wp-content/uploads/Infographic-Samen-gezonder-worden.pdf.

Zilverenkruis.nl (2020). *Inkoopbeleid toekomstbestendige huisartsenzorg*, opgehaald van het web in oktober 2020 van ► https://www.zilverenkruis.nl/zorgaanbieders/zorgsoorten/huisartsenzorg/nieuws/inkoopbeleid-toekomstbestendige-huisartsenzorg.

Bijlagen

Praktische tips – 254

Zeven tips voor het werken met Positieve Gezondheid in de huisartspraktijk – 255

Dankwoord – 257

Afkortingenlijst – 258

Lijst met Casuïstiek – 260

Definities van begrippen in sociaal en medisch domein (Addendum H.6) – 261

Register – 263

© Bohn Stafleu van Loghum is een imprint van Springer Media B.V., onderdeel van Springer Nature 2021
M. Huber et al., *Handboek Positieve Gezondheid in de huisartspraktijk*,
https://doi.org/10.1007/978-90-368-2653-2

Praktische tips

Na het lezen van dit boek, kun je aan de slag met Positieve Gezondheid. Veel mensen vragen zich dan af: hoe, waarmee en wanneer begin ik? Dit hangt af van je situatie en de behoefte die er is.

Het doel om dit boek te schrijven was enerzijds (wetenschappelijke) achtergrond bieden hoe Positieve Gezondheid is ontstaan en hoe dit in de praktijk kan worden toegepast. Positieve Gezondheid is een breed concept met gezondheid als vertrekpunt. Anderzijds kan Positieve Gezondheid als methode worden gezien, waarbij het gebruik van het spinnenweb wordt ingezet om het andere gesprek in de praktijk echt toe te passen. Hierbij staat de mens centraal en wordt zelfregie gestimuleerd. Je kunt beginnen door te oefenen met Positieve Gezondheid-gesprekken en kijken wat het je oplevert. Om Positieve Gezondheid in een breder kader te implementeren kun je op de verschillende niveaus, in de spreekkamer, in de praktijk, de wijk en in de regio stappen zetten.

Positieve Gezondheid kan bijdragen aan de transformatie waarin de huisartsenzorg zich anno 2020 bevindt. In hoofdstuk 7 zijn de uitdagingen van innovatie geschetst. Landelijk is er al langere tijd aandacht voor meer tijd voor de patiënt in de huisartsgeneeskunde. En dan vooral meer tijd voor *het andere gesprek*. Verzekeraars stimuleren inmiddels zorggroepen meer aandacht te hebben voor persoonsgerichte zorg, voor het anders organiseren, voor zorg op afstand en efficiënter werken. Dit kan met substitutie, taakverschuiving en differentiatie tussen enkelvoudige klachten en chronische zorg worden vormgegeven. Met het stimuleren van zelfzorg, e-health, preventie en gemeenschapskracht blijft het leveren van zorg in de toekomst mogelijk. We hopen dat Positieve Gezondheid jullie handvatten biedt om hier concreet mee aan de slag te gaan.

Tot slot kan Positieve Gezondheid ook elke keer voor jezelf weer een spiegel zijn. Wat vind je van waarde, en wat heb je nodig om als vitale en gezonde professional in de huisartsenzorg dit mooie vak uit te oefenen.

Om je nogmaals op weg te helpen, hebben we de meest praktische tips uit dit boek voor je op een rij gezet.

Van bovenstaande tips zijn video's beschikbaar, scan hiervoor de QR code

Zeven tips voor het werken met Positieve Gezondheid in de huisartspraktijk

1. Vraag jezelf als huisarts af waarom je met Positieve Gezondheid aan de slag zou willen gaan?

Wat gebeurt er nu in de praktijk en in consulten en wat zou je willen veranderen? Wat vind je belangrijk? En wat is een eerste stap? Werken met Positieve Gezondheid maakt het werk niet alleen leuker, maar patiënten voelen zich door Positieve Gezondheid ook meer gehoord en gezien. Je beslist samen met de patiënt welke stappen er genomen zullen worden. Dat resulteert in zorg op maat. Alsmede betere doorverwijzing en effectieve afstemming met collega's in de wijk. Uiteindelijk leidt het werken met Positieve Gezondheid tot efficiëntere zorgverlening.

2. Ga aan de slag met je eigen Positieve Gezondheid, zodat je ervaringsdeskundige wordt.

Vul het spinnenweb zelf regelmatig in. Wat is voor jou persoonlijk belangrijk? Waar wil je aan werken? De beste manier om te leren hoe je Positieve Gezondheid in kunt zetten is door het zelf te ervaren. Het spinnenweb van Positieve Gezondheid werkt als een spiegel. Je ontdekt ermee wat voor jou belangrijk is. En je beslist zelf wat je zou willen veranderen. Zo word je zelf een ervaringsdeskundige voor je patiënten.

3. School je in de gespreksvoering voor Positieve Gezondheid.

Het toepassen van Positieve Gezondheid vergt oefening en tijd. Het gaat om aandachtig luisteren en begeleiden en leren op je handen te zitten. Scholing is waardevol om te leren goed met Positieve
    Gezondheid te werken. Je leert dan hoe je het gesprek kunt introduceren, hoe je het gesprek voert en hoe je de patiënt kunt helpen tot handelingsperspectieven te komen.

4. Start een coalition of the willing.

Wanneer je persoonsgerichte zorg wil leveren en de patiënt echt centraal wil stellen, werk je met Positieve Gezondheid. Draagvlak in de praktijk is van groot belang om het werken met Positieve Gezondheid te laten slagen. Samenwerken is leuk en zinvol. Je kunt samen reflecteren, beslissen en bekijken naar manieren om Positieve Gezondheid toe te passen. Patiënten ervaren bovendien een veilig gevoel omdat er in de keten wordt samengewerkt op een eenduidige manier.

5. Bed Positieve Gezondheid in je missie, visie en strategie in, zodat het een new way of working wordt.

Daarmee maak je Positieve Gezondheid onderdeel van de praktijkvoering. De vertaalslag naar de dagelijkse praktijk wordt eenvoudiger wanneer het in beleid is geborgd. Als huisarts ben je gewend breed te kijken en integraal te werken. Het inbedding van Positieve Gezondheid in de missie, visie en strategie ondersteunt dit nog specifieker en met eenzelfde taal te doen.

6. Zoek samenwerking met de wijk en doe dat breed. Alles is Gezondheid; het gaat verder dan zorg en het sociale domein.

Door Positieve Gezondheid breed te implementeren in de huisartsenpraktijk en in de wijk spreken alle sociaal werkers en zorgverleners dezelfde taal. Dat leidt tot een prettige samenwerking. Je weet elkaar te vinden voor het ondersteunen en stimuleren van gezondheid en welbevinden van patiënten. Als huisarts ken je het maatschappelijk leefstijlaanbod alsook thema's voor jeugd, GGZ en ouderen. Dit zijn bij uitstek doelgroepen waarbij Positieve Gezondheid kan helpen om samen te werken en te verbinden. Aansluiting van wijksamenwerkingsnetwerken gaat beter waar Positieve Gezondheid-netwerken zijn.

7. Communiceer over je ervaringen en leer er ook van.

Inspireren leidt tot verbinding en versnelling. Zo help je mee de olievlek verder te verspreiden. Niet alleen in je eigen praktijk en wijk, maar ook op regionaal niveau. Communiceer over ervaringen en leer van elkaar. Zorg dat iedereen dezelfde taal gaat spreken en de toegevoegde waarde van Positieve Gezondheid voelt en ervaart. Door ervaringen te delen, worden mensen enthousiast. En laat vooral patiënten hun ervaringen met Positieve Gezondheid delen.
Bekijk ook de Evaluatiewijzer om te leren van werken met Positieve Gezondheid.

Dankwoord

Een eerste woord van dank verdient het Netwerk Noordelijke Maasvallei. De aanvankelijke kleine, maar steeds groter groeiende groep van bevlogen mensen, ging als eerste aan de slag met Positieve Gezondheid als een antwoord op de gezondheidsvraagstukken die in Limburg speelden. Zij brachten het gedachtegoed voor het eerst in praktijk. Het jonge iPH mocht dankbaar gebruikmaken van hun ervaringen.

Onze dank gaat uit naar ervaren schrijfster Cecile Vossen, die nog voordat het schrijfproces startte heeft gewezen op het maken van belangrijke keuzes en schetsen van heldere contouren. Toen de tekst eenmaal stond, was de frisse en professionele blik van redacteur Tirza van Hengstum een hulp om de tekst toegankelijker te maken.

De uiteindelijke vorm van dit boek werd medebepaald door het enthousiast meedenken, meelezen en meedoen aan de focusgroepbijeenkomsten of interviews voor dit boek door vele mensen. In het bijzonder willen wij hiervoor bedanken Pim Assendelft, Saskia Benthem, Simone Dekker, Hylke de Waart, Kees Jan Dijkstra, Marco Ephraïm, Neelke Groen, Simone Helmer, Theo Hermsen, Frederik Jaspers Faijen, Selma Jonkers, Lili Jung, Robin Jung, dichter J.K., Karlijn Marissink, Dante Mulder, Carola Penninx, Jessie Roelofs, Estelle Schatorié, Thomas Steensma, Janneke van den Berg, Paul van den Brekel, Naomie van der Ven, Martijn van der Waart, Luz-Anne van Diest, Wim Venhuis, Chantal Walg en Rene Wolters.

Dank aan Ella Kalsbeek voor het schrijven van het voorwoord en het vertrouwen dat het boek de moeite waard zou worden.

Dank ook aan Gideon van Voornveld die de foto's van de artseneed maakte en Thomas Jung voor de foto van de auteurs.

Dank aan Anouk Middelkamp en Ronald Bakvis van uitgeverij Bohn Stafleu van Loghum voor de prettige samenwerking en het vertrouwen.

En dank aan het Institute for Positive Health. Voor onze collega's met hun scherpe oog. En voor Alles is Gezondheid, voor het scheppen van ruimte voor ons om aan dit boek te kunnen werken.

Dank aan Vlieland, waar we ons gedrieën meerdere malen hebben teruggetrokken om aan dit boek te werken.

Dank aan alle mensen de wij in onze huisartsencarrière in onze spreekkamer mochten ontmoeten, waarvan er enkele in casusvorm in dit boek aan de lezer worden voorgelegd. Jullie in dit dankwoord patiënt noemen zou geen recht hebben gedaan aan wat we van jullie geleerd hebben en met dit boek beogen. Zonder jullie was dit boek er nooit gekomen.

En tot slot; dank aan de lezers. Voor jullie interesse in Positieve Gezondheid. Wij hopen dat het jullie net zoveel brengt als het ons heeft gedaan!

Machteld Huber, Hans Peter Jung, Karolien van den Brekel-Dijkstra

Afkortingenlijst

AVG	Algemene Verordening Gegevensbescherming
CBP	Centraal Planbureau
GEZ	Geïntegreerde Eerstelijns Zorg
GGD	Gemeentelijke of Gemeenschappelijke Gezondheidsdienst
GGZ	Geestelijke Gezondheidszorg
HRMO	Het roer moet om
ICPC	International Classification of Primary Care
InEen	Vereniging van organisaties voor eerstelijnszorg
IOH	Interfacultair Overleg Huisartsgeneeskunde
IPH	Institute for Positive Health
LSA	Landelijk Samenwerkingsverband Actieve bewoners
LOVAH	Landelijke Organisatie Van Aspirant Huisartsen
LHOV	Landelijke Huisartsen Opleiders Vereniging
LHV	Landelijke Huisartsen Vereniging
NZa	De Nederlandse Zorgautoriteit
NHG	Nederlands Huisartsen Genootschap
NPF	Nederlandse Patiënten Federatie
NWO	Nederlandse Organisatie voor Wetenschappelijk Onderzoek
O&I	Organisatie en Infrastructuur
PGZ	Persoonsgerichte Zorg
POH	Praktijkondersteuner Huisarts
POH GGZ	Praktijkondersteuner Huisarts Geestelijke Gezondheidszorg
POH-s	Praktijkondersteuner Huisarts Somatiek
PPS	Publiek Private Samenwerking
SER	Sociaal-Economische Raad
SPV	Specialistisch Praktijk Verpleegkundige
RIVM	Rijksinstituut voor Volksgezondheid en Milieu
ROS	Regionale Ondersteuningsstructuur Eerstelijnszorg
RVS	Raad voor Volksgezondheid en Samenleving
RVZ	Raad voor Volksgezondheid en Zorg
SROI	Social Return on Investment
VNG	Vereniging Nederlandse Gemeenten

VPHuisartsen	Vereniging Praktijkhoudende Huisartsen
VWS	Ministerie van Volksgezondheid Welzijn en Sport
WOR	Welzijn op Recept
WMO	Wet Maatschappelijke Ondersteuning
Wpg	Wet Publieke Gezondheid
ZonMw	Zorg Onderzoek Nederland Medische Wetenschappen
Zvw	Zorgverzekeringswet
ZZ-GG-MM	van Zorg en Ziekte naar Gezondheid en Gedrag en Mens en Maatschappij

Lijst met Casuïstiek

Casus nr 1.   Betekenisvol Leven (H.1), pagina 4
Casus nr 2.   Het gaat zo niet langer, pagina 12
Casus nr 3.   De taxichauffeur en een motorcross, pagina 18
Casus nr 4.   Hervonden levensenergie door de fotocamera (H.2), pagina 40
Casus nr 5.   De kernwaarden van de huisartsenzorg en hepatitis C (H.3), pagina 46
Casus nr 6.   Vier oplossingsgerichte vragen (H.4), pagina 89
Casus nr 7.   Het actiewiel (kindtool), pagina 92
Casus nr 8.   Positieve Gezondheid-gesprekken bij grootgebruikers Huisartspraktijk Zoetermeer, pagina 95
Casus nr 9.   Eenvoudige tool – in samenwerking met de begeleiding verstandelijke beperking, pagina 97
Casus nr 10. Patiënt met somberheid en moeheid, pagina 98
Casus nr 11. Patiënte met recidiverende somatische klachten, zoals moeheid en hoofdpijn, pagina 100
Casus nr 12. GGZ-klachten, pagina 101
Casus nr 13. Hartkloppingen verdwenen na aandacht voor zingeving, pagina 103
Casus nr 14a. Terminale zorg en het spinnenweb; b. Pijn bij kanker en advanced care planning, pagina 105
Casus nr 15. Leefstijl, pagina 110
Casus nr 16. Positieve Gezondheid bij een kwetsbare oudere (H.6), pagina 183
Casus nr 17. Meisje van dertien met gedragsproblemen, pagina 186
Casus nr 18. Complexiteit – samenwerking medisch en sociaal domein, pagina 187
Casus nr 19. Biowalking, pagina 206

Definities van begrippen in sociaal en medisch domein (Addendum H.6)

Begrippen

Informele zorg (zie kader par. 6.3.3)
Rondom de burger staan in eerste instantie de buren, familie, vrienden en vrijwilligers. Onder informele zorg worden de drie pijlers, lotgenotencontact, mantelzorg en vrijwilligerszorg gedefinieerd. Bewonersinitiatieven, burgerparticipatie, samenredzaamheid zijn, dichtbij, rondom de bewoners vormgegeven. (Struijs 2006).

Burgerinitiatieven
Burgerinitiatieven zijn initiatieven van één of meer burgers die onverplicht worden opgestart ten behoeve van anderen of de samenleving.

Gemeenschapskracht
Gemeenschapskracht is de positieve energie die vrijkomt als mensen elkaar helpen om steeds meer doelen beter te bereiken door hun middelen te delen. Lees voor meer informatie de brochure *Samen recht doen aan gemeenschapskracht* (Van der Aa 2018).

Gemeente
Een gemeente is een groep van woonkernen (dorpen, steden) met het bijbehorende gebied die samen worden bestuurd door een politiek apparaat. De gemeente is in de meeste landen de onderste laag uit het politieke bestuursstructuur. De lagen boven de gemeente zijn de provincie en de rijksoverheid. Gemeenten spelen een steeds grotere rol in lokale zorg en ondersteuning aan burgers en dat maakt dat huisarts en gemeente elkaar vaker tegenkomen en moeten samenwerken.

Welzijn
In het huidige gezondheidszorgsysteem is er een scheiding tussen zorg en welzijn. Gezondheidszorg is het geheel aan activiteiten dat gericht is op de verbetering van de gezondheid van de mensen in dat land. Binnen het dagelijks leven heeft de term welzijn primair betrekking op de brede waaier van aspecten van de gezondheid. Vanuit het sociale domein wordt met welzijn de organisaties bedoeld die meedoen en zingeving ondersteunen in de buurten en wijken.

Sociaal domein
Onder de term *sociaal domein* worden alle inspanningen verstaan die de gemeente verricht rond werk, participatie, zelfredzaamheid, zorg en jeugd, op basis van de Wet Maatschappelijke Ondersteuning (WMO) 2015, de Participatiewet, Jeugdwet en de Wet gemeentelijke schuldhulpverlening.

Gemeentelijke gezondheidsdiensten (GGD)
GGD'en beschermen, bewaken en bevorderen de gezondheid van de inwoners van Nederland. Dit heet ook wel *publieke gezondheidszorg*. De GGD'en hebben een aantal wettelijke taken, beschreven in de *Wet publieke gezondheid* (Wpg). Hieronder vallen onder andere:

jeugdgezondheidszorg (consultatiebureau en 'schoolarts'), medische milieukunde, infectieziektebestrijding, bevolkingsonderzoeken en gezondheidsvoorlichting. Naast de wettelijke taken voert iedere GGD voor zijn gemeente(n) ook aanvullende taken uit, beschreven in de gemeentelijke nota's over het lokale beleid gezondheidszorg.

Wijkverpleging
Wijkverpleging kan gezien worden als verbinding tussen *medisch* en *sociaal* domein. Langer thuis wonen is een wens van veel cliënten. Dit betekent meer zorg door onder andere de huisarts, de wijkverpleegkundige en mantelzorgers.

Medisch domein
Onder de term *medisch domein* wordt verstaan de zorg die geleverd wordt door de geïntegreerde eerste lijn (als de huisartsen en paramedici) en de tweede lijn, de specialisten. Het betreft de zorg die wordt vergoed vanuit de Zorgverzekeringswet (Zvw).

Geografische afbakening: regio, wijk, dorpskern, stadsdeel, wijk of buurt
Regio's betreffen minimaal 100.000 inwoners. Bij gezondheid in de wijk wordt uitgegaan van een schaalgrootte van ongeveer 10–15.000 inwoners. Dit zijn bijvoorbeeld verschillende dorpskernen bij elkaar, of een wijk of stadsdeel dat meestal bestaat uit verschillende buurten.

Register

A

aandacht 87, 93
aanpassingsvermogen 131
ABCD-methode. *Zie* asset-based community development 175
abonnementstarief 93
achterstandsfondsen 138
actieve benadering 96
Actiewiel 90
- vragen van het Actiewiel 90
acute zorg 102, 126, 140
adaptatiemodel 131
ADHD 102
administratie(ve) lasten(druk) 50, 66, 139, 143
advanced care planning 105, 184
Adviescommissie Innovatie Zorgberoepen & Opleidingen 37, 58
Afferden 7, 15, 125, 144, 154–156
afvinklijstjes 14
alcohol, bewegen, roken en voeding 111
Alles is Gezondheid 229
Amsterdam 138, 200
ander gesprek 65, 68
anderhalvemetereconomie 16
Anders Beter 138
Anders Gezond 136
angst 13, 103
animatiefilmpjes 84
Antoine de Saint-Exupery 77
Antonovsky 31, 36
ANW-zorg 49, 64, 131
apotheker 104, 154
arbeidsmarktproblematiek en werkdrukbeheersing 226
architectuur en Positieve Gezondheid 152, 202, 203
Argumentenfabriek 51, 61
Aristoteles 28
Arnhem 151
Arts en Leefstijl 207
arts-patiëntrelatie 49
asset-based community development 175
assistentenspreekuur 148
astma 143
atrium fibrilleren 144
attitude van de huisarts 133
Austerlitz 175
automutilatie 146
Aveyard 109

B

balans 28
Bannink 18, 58, 88, 89, 134, 135, 154
Barnhoorn 16
Barometer Nederlandse Gezondheidszorg 50
Bas van de Goor Foundation 206
basisartsen 138
basiscurriculum 17
basishuisartsenzorg 49
basismodule Positieve Gezondheid 81, 134, 176
basisopleiding geneeskunde en de huisartsopleiding 247, 248
basisverzekering 109
bedrijfsplan 124
begeleider 97
begrenzen 134
begrenzen van de zorg 137
begrippen 166
behoeften 218
bekostiging van positieve gezondheid 221, 223
bekwaamheden 15
beleid, praktijk, onderzoek en onderwijs 217
beleidsnota 185
België 179, 233
beroepsbegeleidende leerweg 19
beroepskrachten 15
besparing van ziektekosten 111
best practice 190
betaalbaarheid 60
betekenisvol leven 4, 9, 12, 13, 15, 68, 78, 103, 107
betekenisvolle zorg 168
beter oud 181
betrokkenheid van de burger 182
Bettery Institute 136
bevorderen van de gezondheid 38
bewonersinitiatieven 175, 180
bezuiniging 14
bibliotheken 228
bijwerkingen 46
biowalking 206
blaaskanker 95
blinde vlek 167
Blitterswijk 14
bloeddrukcontrole 103, 148
bloedonderzoek 100, 103
bloedtransfusie 46
Blokhuis 230

Blue Zones 36
Blumer 32
BMJ. *Zie* British Medical Journal
Bohlmeijer 28
boosheid 158
borgen 156
borstkanker 98
Boxmeer 137
Brabers 7
brandjes blussen 127
brede gezondheidscentra 182
brede gezondheidsconcepten 235
Brenda Ott 183
British Medical Journal (BMJ) 31, 170
Broersen 50
bronchitis 143
bruggenbouwer 55, 57, 59, 68, 132
Bruijn 174
Bruntink en Wapenaar 98
budget 153
Buettner 36
buikpijn 17, 133
buitenland 232
bureaucratie 14
burger 62, 166, 167, 182, 189
burgerinitiatieven 65, 166, 179
Burgerkracht Limburg 172, 173
burn-out 14, 82, 127, 139, 150
businessinnovatiemodel 219
buurtcoöperatie 175

C

Calnan 96
Cardol 62
Catch-22 190
CBS 12, 14, 18
center for nonviolent communication (CNVC) 158
Centraal Plan Bureau 16
charitas 8
Christensen 217, 218
chronic diseases 218
chronic wellness 218
chronische ziekten 14, 18, 64, 68, 94, 143
chronos 93
classificatie 30, 238
CNVC. *Zie* center for nonviolent communication
co-expert 60
coachen 10, 100
coachende houding 101

collectieve preventie 205
Commissie Innovatie Zorgberoepen & Opleidingen 15, 247
Commissie Toekomst Huisartsenzorg 52, 56, 61, 63
communicatie 153, 156, 190
complexe hulpvragen 139
complexe problematiek 61, 95
comprehensibility 36
concentratieprobleem 19
concept van gezondheid 30, 32
concurrentie 14
consulten 64, 131, 139
consumentisme 60
contextfactoren 101
continuï(teit) van zorg 6, 7, 47, 48, 59, 62, 64, 219
contractering 67
contractvorm 49
controlemodel 131
coördinatie van zorg 52, 179
COPD 95, 104, 143
coschappen 17
couleur locale 248
Covey 126, 127
COVID-19 12, 13, 16, 95, 139, 174, 175, 217, 218, 220
crisis 5, 13, 15, 167
culturele iatrogenese 97
cultuur 153, 156
cyclisch proces 197

D

dagelijks functioneren 56, 57, 59, 144, 146
dagindeling 133
daginvulling 19
dagopvang 13
De Maeseneer 77
De Vries en De Weijer 207
deadlines 126, 153
decentralisering 14, 51
Deeg 11
deeltijd 65
definitie van gezondheid 9, 30, 32
dementie 18
Den Haag 138
Den Outer 143
denkmodellen 17, 39
depressieve klachten 19
Deventer 138
diabetes 18, 92, 143, 145
diabetes wandelchallenge 205
diabetesgesprekskaart 240
diagnose-receptmodel 17, 55, 58, 131
diagnostiek 17, 21, 100, 137

dicht bij de burger 182
diëtist 111, 145, 152, 193, 205
digitale ondersteuning 170
digitale transformatie 17
digitale vragenlijst 85
disruptie 217–221, 246, 248
documentatie 153
doelmatige zorg 100, 126
doktersassistente 124, 129, 134, 136–139, 148–150, 156, 158, 231
doktersperspectief 101
domotica 68
doorverwijzen 133
dorpen en wijken 169
draagkracht 126
draaglast 126
draagvlak 32, 124
DSM-classificeerbare stoornis 146
dubbelconsult 93
Duitsland 172, 179
dynamisch evenwicht 39

E

e-health 68, 171, 219, 221, 237
early adopters 143
eed van Hippocrates 4, 5, 26, 29
Eekhof 8
eenvoudige tool 80, 97
eenzaamheid 11, 13, 14, 68, 95, 191, 195
eerste harthulp 183
eerstelijns gezondheidszorg 152, 191
eerstelijnsverwijzers 172
eetlust 144
effectief communiceren 157
effectief leiderschap 129
effectief persoonlijk management 129
efficiënte praktijkvoering 137, 139
Eger 37
eHealth4All 171
eigen regie 15, 21, 68
eindverantwoordelijkheid 49, 142
elektronisch patiëntendossier 219
elektronische inzage 68
Ella Kalsbeek 217
Elseviers Weekblad 8
empirie 28
enquête over de Toekomst van de Huisartsenzorg 52
Ephraim 95
epiduraal hematoom 19
ergotherapeut 138
ervaren gezondheidstoestand 126
ervaren kwaliteit van zorg 245
escaperoom 135
Estelle Schatorié 194

eudaimonia 28
evidence based 125
evidence-based richtlijnen 60
extramuralisering 50

F

facilitating networks 218
factsheet van RIVM 235
familiegesprek 12
Federatie Medisch Specialisten 2015 184
fibroscan 47
financiële prikkels 14
financiering 18, 144, 153, 224
financieringsmodel 137
Flevoland 229
folder 85
follow-upafspraken 98
Frankl 37
Frederik Jaspers Faijer 194
fulltime 50
functioneren 15
fysiek niet fit 103
fysieke werkplek 150
fysiotherapeut 58, 91, 97, 138, 145, 148, 152, 193, 194, 205

G

Galenus 28
gecombineerde leefstijlinterventie (GLI) 109, 111, 205, 207
gedrag 18
gedragsverandering 111, 186
geestelijk functioneren 56
geestelijke gezondheidszorg 50
gegevensuitwisseling 190
gehandicaptenzorg 51
geheugen 145
geïntegreerde eerste lijn 167, 168
geldzorgen 135
geluksmoment 40
gemeenschap 21, 146, 233
gemeenschappelijke taal 184, 191, 237
gemeenschapskracht 174
gemeentelijke gezondheidsdiensten (GGD) 189
gemeentelijke ondersteuning 188
gemeenten 14, 51, 129, 185, 190
generalistisch 6, 47
geruststellen 18
gespecialiseerde consultatieteams 104
gespreksinstrument 55, 87
gespreksmethodieken voor bewustwording, zelfreflectie 183

gespreksroutes 88
gespreksvaardigheden 133
gespreksvoering 59
gevolgen van een ziekte of ongeluk 99
geweld 146
geweldloze communicatie 157
gewichtsreductie 109
gezamenlijk 7, 60, 166, 179, 180, 182, 185
gezamenlijke besluitvoering 60, 182
gezond ouder worden 135
Gezond Texel 2030 178
gezonde levensverwachting 14
gezondewijkaanpak 198
gezondewijkalliantie 200
gezondheid 10
gezondheid bevorderen 21, 26, 248
gezondheid en gedrag (GG) 13, 55, 137, 167
gezondheidsachterstanden 168
gezondheidsconcepten 217, 234, 235, 237, 242, 248
gezondheidsoppervlak 12
Gezondheidsraad 10, 31
gezondheidsvaardigheden 51, 96, 97, 171
gezondheidsverschillen 14
GG. Zie gezondheid en gedrag
GG-app 235
GGD. Zie gemeentelijke gezondheidsdiensten
GGD-appstore 107, 113, 225
GGZ 50, 94, 100, 102, 135, 176
gids 4, 21, 55, 57, 59, 68, 179
gidsfunctie 7
Gijzel 39
giraffe 158
GLI. Zie gecombineerde leefstijlinterventie
glucosemeting 148
Gorinchem 137
grenzen 100
Griekse geneeskunde 28
grijze druk 15
groepsconsulten 134, 145–147
groepsdynamiek 148
groepsinterventie 109
Grol 152, 153, 156
Groningen 15
gynaecologie 17, 133

H

handboek leefstijlgeneeskunde 207
handelingsperspectieven 107, 108, 172
handreikingen 183

hart- en vaatziekte 143
hartfalen 144
hartinfarct 104
hartkloppingen 103
hartmonitoringprogramma 103
hartproblemen 95
hartwacht 103
Harvey 28
healthyLIFE 207
Heerlen 146
Heijmans et al. 170
Heijnders en Meijs 193
Heijnders et al. 192
Heller 222
helpende vragen 87
Hengelo 139, 155
hepatitis C 46
herhaalrecepten 148
Hermsen 93
hersencontusie 19
hersenscan 129
Hesdahl 134
het andere gesprek 10, 19, 78, 82, 100, 124, 144, 153, 168
Het Roer Moet Om 5, 6, 14, 47, 51
HIDHA 65
Hippocrates 26, 28
hobby's 19
Holt-Lunstad 14, 36
hometeam 140
hoofddimensies 33
hoofdlijnenakkoord Huisartsenzorg 137
hoofdpijn 17–19, 100, 129, 133
hoogcomplexe zorg 182
Hoorn 137
hotspotters 95
Houben 5
Huber 6, 10, 31, 56, 123, 134
huisarts en gemeente 189
huisartsbezoeken 170
huisartseninformatiesysteem 155, 156, 200
huisartsenpost 50, 64, 103, 183
huisartsentekorten 50
Huisartsopleiding Nederland 5
hulpvraag 57, 62, 64, 82, 99, 137, 138, 140, 148, 149
hulpzinnen 84
hypothyreoïdie 144

I

iatrogene schade 17
ICF. Zie International Classification of Functioning, Disability and Health
ICPC 153

ict 49
ict-hulp 219
ict-infrastructuur 226
IJsland 233
Illich 97
implementatie 121, 133, 136, 217
implementatieplan 153
implementatieprojecten 153
implementatiestrategieën 245
implementeren 129, 133
impressiefractuur 19
inbedding in reguliere zorg 223
Indekerngezond 103, 175, 176
indicatoren 32
individueel zorgplan 144
InEen 5, 6, 20, 47, 146, 152, 171, 223
infographic 223, 248
informele zorg 166, 169, 173
inloopspreekuur 139
innovatie 49, 129, 223
innovatie- en adoptiemodel van Rogers 134, 142
Innovators Prescription 218
inspiratie 121, 133
inspiratiesessies Positieve Gezondheid 134, 135
instellingen voor verstandelijk gehandicapten 50
Institute for Positive Health (iPH) 35, 124, 134
intake 147
integrale gezamenlijke aanpak 168, 191
integrale gezondewijknetwerken 166
integrale samenwerking 195, 204
integrale zorg 144
Interfacultair Overleg Huisartsen 5, 47
International Classification of Functioning, Disability and Health (ICF) 30, 238
interne geneeskunde 17, 46, 133
intervisie 60
intrinsieke motivatie 107, 111, 176
introduceren 84
iPH. Zie Institute for Positive Health
iPH Academie 225
iPH-gecertificeerde trainers 225
iPH-nieuwsbrief 134

J

Jadad 31, 35
Jager en Grijpma 108
jakhals 158
Jansen 58, 134, 135, 154
Japan 232
Jeroen Bosch Ziekenhuis 184

jeugd-GGZ 108
Jeugdwet 185
jeugdzorg 14, 51
jicht 144
jongerentool 80
Juiste Zorg op de Juiste Plek (JZoJP) 123, 223, 237
Jung 7, 50, 56, 60–62, 96, 134, 137, 155, 190, 222
JZoJP. *Zie ook* Juiste Zorg op de Juiste Plek (JZoJP)

K

kaderhuisartsen 104
kairos 93
Kaljouw 14, 15, 58
kamerstuk preventief gezondheidsbeleid 18
kanker 105
kanteling 8, 26, 135, 167, 217, 218, 222, 247, 248
karakterisering 32
Keer diabetes om-programma 205
kennismaking 94, 121, 124
kennismakingsgesprek 150
kennismakingsspel Positieve Gezondheid 135
kerntaak 109
kerntaak medisch-generalistische zorg 99
kerntaak preventieve zorg 106
kerntaak spoedeisende huisartsenzorg 102
kerntaak terminaal-palliatieve zorg 104
kerntaak zorgcoördinatie 106
kerntaken 6, 47, 52, 61, 99, 131, 140
kernwaarde persoonsgerichte zorg 19
kernwaarden 6, 21, 46, 47, 52, 56, 94, 107, 123, 133
– continu 46
– gezamenlijk 46, 52
– medisch-generalistisch 21, 46, 52
– persoonsgericht 46
– persoonsgericht, generalistisch en continu 52
ketenzorg 64, 143, 144
kettingbrief 134, 155, 156
keuzehulp 170
kindtool 80, 92
Kingma 134, 244
kleinere praktijk 137
Klomp 143
knelpunten in de huisartsenzorg 13
kortetermijndenken 129
kosten en baten 190

kosten van de zorg 16
krachtige basiszorg 55, 138, 235
Kreuzer 7
krimp 15
krimpregio 15
kritiek op Positieve Gezondheid 243
Kroenke 17, 18, 133
kwaliteit 129
kwaliteit van leven 55–57, 59, 144, 146, 147
kwaliteit van zorg 126
kwetsbare burgers 135
kwetsbare ouderen 144, 183

L

laaggeletterden 51, 68, 135
laatste levensfase 105
lage gezondheidsvaardigheden 68
lage SES 68
lager opgeleiden 14
Laila 195
Lambregtse 136
landelijk beleid 224
landelijk kennisnetwerk 193
landelijk perspectief 230
Landelijk Samenwerkingsverband Actieve bewoners 175
Landelijke Huisartsen Opleiders Vereniging 47
Landelijke Huisartsen Vereniging (LHV) 5, 6, 14, 47, 50, 136, 137, 139, 189
Landelijke Nota Gezondheidsbeleid 2020–2024 168, 231
Landelijke Organisatie van Aspirant Huisartsen 5, 47
landelijke organisaties 231
Landelijke Vereniging Georganiseerde (LVG) 146
Landelijke Vereniging POH GGZ 146
langer consult 137
Laurant en Vermeulen 232
LEAN-coach 138
LEAN-methode 139
LEAN werken 156
leefbaarheid 135
leefomgeving 15, 180, 201
leefstijl 11, 18, 21, 22, 55, 66, 94, 104, 106, 107, 109, 110, 144, 145, 166, 169, 207
leefstijlcoaching 136
leefstijlfactoren 28
leefstijlgeneeskunde 39, 132, 140, 248
leefstijlgesprek 109
leefstijlroer 111, 112, 240
leefstijlverandering 109

leefstijlvragen 94
leiderschap 129, 152
Leidsche Rijn en Vleuten-De Meern 179, 200
levensdomeinen 144
levenskwaliteit 11
levensverwachting 7, 8, 11
levercirrose 46
leverfibrose 47
leverkanker 46
lezingen, workshops en basismoduletrainingen 225
LHV. *Zie* Landelijke Huisartsen Vereniging
LHV, NHG en InEen 226
lichamelijk functioneren 238
lichamelijke klachten 18, 145
Limburg 15
Limburg Positief Gezond 135, 227
Lindeboom 28
Lister 176
lockdown 16, 174
logotherapie 37
lokaal 229
lokaal, wijkgericht, regionaal 242
loket gezond leven 198
longemfyseem 143
longontsteking 17
loondienst 65
lotgenotencontact 145, 172, 173
Louis Bolk-wijkmodel 200
luisteren 87
Luyten 8
LVG. *Zie* Landelijke Vereniging Georganiseerde

M

maag-, darm en leverarts (MDL-arts) 47
maatschappelijk 100
maatschappelijk werk 146
maatschappelijke kosten-batenanalyse 192
maatschappelijke problemen 191
maatschappij 21
maatwerkvoorzieningen 189
Maes 50
Mak 8
manageability 36
mantelzorgers 18, 104, 144, 173, 174, 180
marktwerking 14
masterclasses 134
materialen iPH 80
– A5-folders 80
– A5-scheurblokjes 80

- bijpassende poster 80
- tafelkleden 81
McCarthy 18
McClenahan 152, 153
MDL-arts. *Zie* maag-, darm en leverarts
meaningfulness 36
medewerker van gemeente of welzijn 190
medicaliseren 131
medicalisering 10, 66, 68, 150, 180
medicatie 137
medisch 168
medisch-analytisch 29, 58, 102
medisch-analytisch denkmodel 17, 21, 55, 58, 60, 96, 131
medisch-analytische kennis 82
medisch-analytische werkwijze 14, 15, 17, 127
medisch domein 141, 149, 166
medisch-generalistisch 6, 56, 107, 166
medisch-generalistische zorg 131
medisch-sociaal domein 61
medisch specialist 16, 47, 57, 104
medisch-specialistische zorg 17
medisch studenten 17
medische antenne 98
medische opleidingen 246
medische studie 82
meedoen 56, 57, 59, 101, 144
meedoen in de samenleving 146
meer tijd voor de patiënt 62, 64, 67, 134, 136, 137, 141, 149, 222
meermanspraktijk 64
meerwaarde 172
meetbaar maken 245
mens en maatschappij (MM) 167
mens zelf centraler 182
menselijk handelen 238
mentaal welbevinden 146
mentale, sociaal-maatschappelijke of leefstijlproblemen 167
mentaliteitsverandering 167
Meppel 145, 151, 152
Mesman et al 192
metafoor van de taxichauffeur 18
Meyboom-de Jong 134
migranten 14
migratie-achtergrond 68
Mijn Positieve Gezondheid 78
mijnbuurtje 175
mindfulness 146
mindset 101
minister van Volksgezondheid, Welzijn en Sport (VWS) 18, 175
ministerie van VWS 146
mismatch 14
missie 121, 123, 133, 138, 152

MM. *Zie* mens en maatschap
mobiel geriatrisch team 182
moeheid 98, 100, 150
Mol 158
monitoren 67
morbiditeit 11
Movisie 14
multi-etnische achtergrond 201
multidisciplinair overleg 182
multidisciplinair team 61
Munstergeleen 138
myocardinfarct 89

N

Nakos 172
naoberzorgpunt 175
Nationale Diabetes Challenge 206
natuur en gezondheid 135
nazorg 98
NCD. *Zie* non-communicable diseases
NDF. *Zie* Nederlandse Diabetes Federatie
Nederland Zorgt Voor Elkaar 174
Nederlands Huisartsen Genootschap (NHG) 148, 189
Nederlands Huisartsen Genootschap 5, 6, 19, 47
Nederlandse Diabetes Federatie 240
Nederlandse Triage Standaard 148
Nederlandse Vereniging voor Doktersassistenten 134
Nederlandse Zorgautoriteit (NZa) 16, 223
negatieve gezondheid 35
neppatiënt 155
netwerk 138, 145, 180, 182, 199
netwerk Positieve Gezondheid 61, 228
netwerk Positieve Gezondheid België 233
netwerk Positieve Gezondheid Noordelijke Maasvallei 134, 229
netwerkzorg 49, 64
neurocognitief onderzoek 19
NHG. *Zie* Nederlands Huisartsen Genootschap
NHG, LHV, InEen 231
NHG-praktijkaccreditatie 66
NHG-triagewijzer 148
NHG-zorgmodules leefstijl 111, 207
nierschade 144
niet-aangeboren hersenletsel 19
niet-medische oplossingen 146
niet-medische vragen 100
niet-pluisgevoel 98
nieuwe praktijk 204
nieuwsbrieven 150

Nimnuan 17, 133
Nivel 49
non-communicable diseases (NCD) 30
Noord-Limburg 15
Noordelijke Maasvallei 137, 223, 228
Noordkop Gezondvoorelkaar 229
normaliseren 131
normpraktijk 64
nudging 151
Nusselder 11
NZa. *Zie* Nederlandse Zorgautoriteit

O

obese 104
obesitas 110
oefentherapeut 194
Olde Hartman 17, 18, 57, 133
omgevingswet en Positieve Gezondheid 135
omslag in de zorg 217
omvormen van de zorg 225
onderbouwing 243
ondersteuning 189
onderwijs 224
onderzoek 49, 192, 217, 224
onderzoeksagenda 245
oneigenlijke hulpvragen 149, 150
ongeval 98
online dienstverlening 171
ontgroening 50
Ontroerend goed 201
onverklaarde medische klachten 17
onvoldoende tijd 129
oorlogstaal 16
opbrengsten 199
OPEN 171
open vragen 87
operationalisering 32, 34
opleiding 49
oplossend vermogen 101
oplossingsgericht 57, 60, 146
oplossingsgericht model 58, 131
oplossingsgericht vergaderen 154
oplossingsgericht werken 18, 88, 135, 240
oplossingsgerichte basisvragen 89
- vier basisvragen 89
oplossingsgerichte vragen 88, 148, 156
oplossingsgerichte werkwijze 55
optimale zorg 52
opvoeding 185
opvolgingsproblematiek 50
oren uitspuiten 148
organisatie 224
organisatiecultuur 153

organisatievorming 226
osteoporose 144
Oude Weernink 200, 237
ouderen 68, 95, 183
ouderenzorg 51, 194
overall-benadering 133
overbelasting 127
overgewicht 109
Overgoor 15
overheid 137, 185
overleven 8, 98
Overvecht 197

P

palliatieve terminale zorg 49, 104, 126
Palm 8
paradigma 28, 58
paradigmaverschuiving 9, 38
paramedici 193
parkinsonnet 180
participatie 238
participatiesamenleving 51
parttime 8, 64
passend onderwijs 19
passende zorg 60, 61
passieve benadering 96
Pasteur 28
paternalisme 60
paternalistisch 49
pathogenese 36
pathologie 131
patiënt-artsrelatie 49
patiënt centraal 35
patiëntenfederatie 60
patiëntengroepen 218
patiëntgebonden activiteiten 50
patiëntgericht 149
PatientsLikeMe 172
patiënttevredenheid 137
patiëntvriendelijk 149
pensioen 40
personalized healthcare 232
persoonlijk gezondheidsdossier 171
persoonlijke gezondheidsomgevingen (PGO) 180
persoonsgerichte benadering 6, 38, 47, 48, 52, 55, 56, 64, 66, 143
persoonsgerichte zorg 20, 62, 83, 144
PGO. Zie persoonlijke gezondheidsomgevingen
Pharos 51, 80, 171
physician assistants 138
pijn 105
PIM-men. Zie positief incident melden
pionierregio 223
pluis/niet pluis-gevoel 83

podotherapeut 152
POH. Zie praktijkondersteuner 138
- GGZ 90–93, 108, 134, 138, 146, 148
- ouderen 95
- somatiek 91, 93, 95, 134, 152
POH-ouderen, fysio- of oefentherapeut 183
Poiesz 243
Polder 15, 167
politiek 129
poortwachter 4, 7, 21, 49, 55, 57, 59, 102, 179
populatie 61, 62
populatieniveau 166
Porter 238
positief gezonde hulpverlener 82
positief incident melden (PIM-men) 134, 155
positief vergaderen 134, 154
Positieve Gezondheid België 233
Positieve Gezondheid-gesprek 95
Positieve Gezondheid-netwerk 226, 229
Positieve Gezondheid-spreekuur 93
Positieve Gezondheidszorg 135
positieve psychologie 28
positive health 35, 232
praktijkaccreditering 121
praktijkassistente 125, 145
praktijkconsulten 148
praktijkgrootte 137, 138
praktijkhandleiding 189
praktijkhouder 65
praktijkmanager 65, 138
praktijkondersteuner 67, 95, 109, 125, 148, 149, 156, 199
praktijkondersteuner GGZ 19, 136, 146
praktijkondersteuner somatiek 136, 143–145, 231
praktijkondersteuners en WMO-consulenten 173
praktijkorganisatie 142
praktijkoverleg 125, 153, 155
praktijkteam 154
praktijkverkleining 137
praktijkverpleegkundige 65, 138, 199
praktijkvisie 121
praktijkvoering 139
preventie en leefstijl 204
Preventie in de Buurt 197, 199
preventieonderwijs 248
preventieve zorg 18, 49, 52, 109, 129, 131, 132, 204, 205
prikkelverwerking 19
Prinsen en Terwee 2019 244
prioriteiten 199

privacy 189
proactieve houding 126
proactieve zorg 101, 144, 150
probleemgericht vergaderen 154
professional van de toekomst 58
programma Preventie in de Buurt 198
programmatische, integrale aanpak 231
programmatische zorg 143
project Toekomst Huisartsenzorg 46, 47, 56, 131
protocollen 66, 143
provinciaal niveau 227
psychiatrische aandoeningen 146
psychische klachten 56, 94, 146
psycholoog 148
psychosociaal-maatschappelijk 169
psychosociale problematiek 146, 192
publieke gezondheidszorg 244

Q

quadruple aim 60, 224
quadruple-aim-onderdelen 245
Quin 40

R

Raamplan NFU 26
Radboudumc 144
randvoorwaarden 217, 224, 230, 231
Rapport Taskforce De juiste zorg op de juiste plek 15
re-integratie 99
reflectie 188
regie 59, 61, 144, 150
regie bij de burgers 175
regie bij mensen 100
regio 61, 137, 168
regionaal 182, 190, 217, 224, 226, 229
regionale gezondheidsissues 229
Regionale Ondersteuningsstructuur (ROS) 136
registratie 153
Reitz 148
resilience 131
revalidatie 97
richtlijnen 143
Rijksoverheid 11, 137, 168, 217
risicofactor 14
RIVM 8, 197–199
ROC Midden Nederland 232
rode-draad-workshop 135
Rogers 142, 152
- early adopters (pioniers) 142
- early majority (voorlopers) 142

Register

- innovators (innovatoren) 142
- laggards (achterblijvers) 142
- late majority (achterlopers) 142

roken 14, 19, 109
rooms-katholieke kerk 8
ROS. *Zie* Regionale Ondersteuningsstructuur 223
Rosenberg 157
Rosendal 17, 133
Rotterdam 138
Russell, Cormac 175

S

Saint Exupery 121
salutogenese 36, 217
samen beslissen 60
samenleving 14, 166, 174, 178
samenredzaamheid 9, 146
samenwerken 178, 182, 189
samenwerking 125, 152, 166, 184, 189, 190, 194, 197, 199, 217, 226
samenwerking sociaal en medisch domein 184, 190
schaalgrootte 229
Scheffer 38
scheurblokje 85
Schnabel 32
scholen 156, 185
scholing 133, 217
scholings-, implementatie- en netwerkpartners 225
school 185
schuldsanering 135
self-limiting klachten 18
Seligman 35
Semmelweis 28
Sense of Coherence 31, 36
SER. *Zie* Sociaal Economische Raad
Seuren 16
shared decision making 50
signaleren 190
signaleren en bespreekbaar maken 205
slaapproblemen 19
Slagt 93
slapen 144, 191
sleutelfiguur 142
Smelik 174
Sociaal Economische Raad (SER) 17
sociaal-maatschappelijk (domein) 19, 55, 64, 100, 132, 137, 138, 140, 146, 155, 166, 168, 169, 182
sociaal-medisch netwerk 48, 61
sociaal netwerk 101
sociaal team 13, 140, 146

social return on investment (SROI) 172
sociale basisinfrastructuur 174
sociale context 140
sociale iatrogenese 97
sociale kaart 108
sociale problematiek 140
SOLK. *Zie* somatisch onbegrepen lichamelijke klachten
SOLK of chronische pijn 194
solopraktijk 50, 64
solution shops 218
somatisch onbegrepen lichamelijke klachten (SOLK) 18, 95, 133
somatische klachten 94
somatische, psychische of sociale problematiek 100
somberheid 98
specialismen 52, 56
specialisten 8, 21, 129
specialistische GGZ 108
specialistische verpleegkundigen 104
Spectrum Medisch Centrum Meppel 182
speelbal 127
speerpunten 200
spelverdeler 127
spiegel 101
spinnenweb 10, 12, 37, 46, 55, 68, 78, 84, 121, 124, 134, 144, 145, 147, 150, 156, 159
spoedeisende hulp 103
spoedeisende zorg 131
spoedvisite 148
spoedzorg 99
Spoelman 170
spreekkamer 152, 182
spreekuur 149
SROI. *Zie* social return on investment
stageplaatsen 67
standaarden 143
statisch evenwicht 39
stille ramp 14
stilte 87
strategie 121, 124, 133
stress 127
structurele samenwerking en regionale planvorming 226
Struijs 173
Student en leefstijl 247
substitutie 50, 51, 66, 137, 219
suïcide 146
symptoombestrijding 127
Syntein (www.syntein.nl) 228
systeemverstoring 39

T

T-vormige professional 37, 58, 78, 234
taakdelegatie 139
taakverschuiving 65, 139, 219
taoisme 28
taxichauffeur 88
Te Brake 95
team 99
teamspirit 125
technologie 219
tekort aan huisartsen 65
telefonische beschikbaarheid 149
telefonische consulten 64
telefoon 134, 148
telemedicine, point of care testing 219
Ten Velde 144
terminaal-palliatieve zorg 105, 131
terminale fase 184
Texel Samen Beter 175, 178, 179, 229
Theo Hermsen 40
therapietrouw 18
Thomas Steensma 203
Thuisarts.nl 100, 113, 148, 149, 170
thuiswonende ouderen 226
thuiszorg 15, 145, 154
tijd 190
tijdmanagementmatrix 121, 126, 130, 132, 140, 150, 159
- kwadrant I 126, 131
- kwadrant II 121, 129, 131, 133, 140, 142, 150
- kwadrant III 129, 131–133, 150
- kwadrant IV 127, 131–133

tijdsdruk 129
tipping point 39
Toekomst Huisartsenzorg 6, 7, 21, 180
toekomstbestendige huisartsenzorg 223
Toekomsthuisartsenzorg.nl 46, 48, 53, 54, 56, 62, 63, 131, 204
toekomstige 217
Toekomstvisie 2022 6
toetsvraag 88
toolkit 197, 226
toolkit samenwerken aan gezondheid in de wijk 198
train-de-trainer-programma 135
training 81, 87, 93, 133, 135
trainingen Positieve Gezondheid 90
transformatie 168
transitie 9, 185
trends 48, 51, 61, 63
trends en factoren in de huisartsenzorg 46
triage 129, 134, 137, 148, 150

triage vanuit Positieve Gezondheid 149
triagesysteem 148
triple aim 126
trusted networks 35
Tweede Kamer 230
tweede lijn 57, 100, 155
Twello 138

U

uitdagingen 169
uitstellers 126
Unicum 124
urgente taak 126
urgente zaken 127
urgentie 99, 148
urgentiegraad 148
utopie 221
Utrecht 138

V

vaccin 16
vaccinatieprogramma's 28
value adding processes 218
Value-based health care (VBHC) 238
Van Boven 134
Van Boven en Versteegde 244
Van de Lucht 15
Van den Brekel-Dijkstra 14, 50, 82, 94, 103, 134, 139, 184, 200
Van der Aa 175
van der Aa en De Jager 174
Van der Stel 243
Van Gorp 192
Van Grinsven en Andries 134
Van Muijsenberg en Assendelft 195
van nazorg naar voorzorg 179
Van Stratum 238
Van Veen 26
Van Vliet 14, 15, 58
Van Wijck 193
veelgebruikers 96
veerkracht 9, 15, 36, 38, 39, 58, 97, 131, 147, 150, 178
veerkrachtig 174, 178
veilig incident melden (VIM-men) 155
Venserpolder 201
veranderwens 91
verankerd 217
verankering 121, 133
verantwoordelijkheden in beeld 205
verantwoordelijkheid 166, 185, 199, 204
verbeterproject 121

verbindende (geweldloze) communicatie 125, 134, 157, 158
verbinding Positieve Gezondheid en Welzijn op Recept 193
verbondenheid 125
verder leven 98
verdriet 158
Verenigde Naties 29
Vereniging Arts en Leefstijl 111, 112
Vereniging Praktijkhoudende Huisartsen 5, 6, 47
vergoeding 220
vergrijzing 15, 50, 246
verkoudheid 149
verloskundige 193
verpleeghuizen 16, 50
verpleegkundig specialist 138
verpleegkundige 58, 184
verrichtingen 64
verrichtingendeclaratie 219
verschillende werkwijzen 217, 224
verstandelijke beperking 97
Versteegde 134
vertragen 87
vertrouwen 35, 125, 190
vertrouwensrelatie 56
vervolgafspraak 91
vervolggesprek 91
vervolgonderzoek 32
verwaarlozing 146
verwijzing 16, 46, 57, 129, 137, 155
verzorgingstehuizen 16
verzuimcijfers 14
Vesalius 28
Vier (4)D-model. *Zie* Vier (4)-domeinenmodel
Vier (4)-domeinenmodel 55, 94, 237
Vilans 136
Vilans en Movisie 174
Virchow 28
visie 121, 124, 125, 133, 138, 152
visiedocument Medisch Specialist 2025 184
Visiom 136
visite 158
Vissers 192
visualiseren 147
vitale en sociale gemeenschappen 174
vitale medewerkers 136
vitaliteit 55
vitaliteit en leefstijl 235
vitaliteitslab 232
vliegwiel 166
voeding 145
voeding en leefstijl 247
voer eens het andere gesprek 84, 94, 237

voldoende tijd 56, 133, 150
volksgezondheidenzorg.info 50
voorbeeldfunctie 153
voorbeeldmodel 142
voorloper 122
vraag naar zorg 15
vrijwilliger 19
vrijwilligershulp 174, 180
vrijwilligerswerk 103
VWS. *Zie* minister van Volksgezondheid, Welzijn en Sport

W

waarneemgroepen 50
waarnemer 65, 137, 138
waarnemers 64
waarschijnlijkheidsdiagnose 102
wachtkamer 150, 151
Walburg 35
Walg 134
wat levert het de professionals op 178
webinars 134
website Limburg Positief Gezond 134
weerstand 91, 95
Weiner 152
WEL 229
welzijn 146, 154
Welzijn en Bewegen op Recept 178
welzijn en jeugdzorg 182
Welzijn op Recept 108, 168, 191
welzijn, sport, jeugdhulpverlening, de wijkverpleegkundige 184
welzijnscoach 191
welzijnsproblematiek 21, 55
Wensing 152, 153, 156
Wereldgezondheidsorganisatie (WHO) 8
werk 99, 185
werkdruk 14, 48, 60, 62, 64, 65, 67, 125, 133, 138
werkgever 101
werkplek 134
werkplezier 60, 64, 123, 129, 137, 138, 140, 245
werksessie 200
werksfeer 125, 139
werkwijzen 234
wet- en regelgeving, financiën, samenwerking met de gemeente 175
Wet kwaliteit klachten en geschillen zorg (Wkkgz) 155
Wet langdurige zorg/Zorgverzekeringswet 175
Wet Maatschappelijke Ondersteuning (WMO) 175, 185
Wet publieke gezondheid (Wpg) 185

Register

wetenschap 9
wetenschappelijk onderzoek 56, 67
wetenschappelijke onderbouwing 32
WHO. *Zie* Wereldgezondheidsorganisatie; World Health Organization
WHO-definitie van gezondheid 29
WHO Family of International Classifications (WHO-FIC) 30
WHO-FIC. *Zie* WHO Family of International Classifications
WHO-vragenlijsten 30
Wietmarschen 200
Wijergangs 57
wijk 14, 104, 168, 182, 199, 200, 224
wijk- of buurtgerichte doelen 199
wijkconnect 175
wijkcoöperaties 174
wijkdata naar wijkdoen 200
wijkgerichte oplossingen 200
wijkinformatiepunt Utrecht-Oost 175
wijkinitiatieven 166
wijkmodel 201
wijkproject 177
wijkteams 62
wijkverpleegkundige 138
wikiwijk 175
Wilhelmina Kinderziekenhuis (WKZ) 80
Wind 144, 182
window of opportunity 104
WKZ. *Zie* Wilhelmina Kinderziekenhuis
WMO. *Zie* Wet Maatschappelijke Ondersteuning
wondervraag 147
wonen 144
woonomgeving 185
workshop 124, 133
World Health Organization (WHO) 29, 35
- WHO Constitutie 29
Woudschoten-conferentie 6, 47, 131, 140
Wpg. *Zie* Wet publieke gezondheid
www.atma.nl 90
www.netwerkpositievegezondheid.nl 228
www.nvda.nl 231
www.nvvpo.nl 231
www.overvechtgezond.nl 236
www.parkinsonnet.nl 180
www.waarstaatjegemeente.nl 226
Wye 152, 153

Z

Zeeland 15
zelfhulp 19, 170, 172

zelfhulpgroepen 172, 174
zelfmanagement 66, 171
Zelfmanagement Web 242
zelfmanagementvaardigheden 97
zelfoplossend vermogen 107, 169, 174
zelfredzaamheid 22, 51, 97, 145, 146, 185
zelfredzaamheidsmatrix 239
zelfreflectie 172
zelfregie 64, 68, 111, 141, 167
zelfregie en samenredzaamheid 166
zelfstandig gevestigd 48
zelfzorg, gemeenschapskracht, preventie en e-health 179
zelfzorg 65, 100, 166, 167, 170, 173
Zelfzorg Ondersteund! (ZO!) 20, 170, 223
zelfzorgadviezen 148
zes dimensies 46, 108, 134, 138, 151
zes dimensies van Positieve Gezondheid 55
zes domeinen 152
ziekenhuis 14, 16, 47, 50, 137, 155
ziekte en zorg (ZZ) 55, 167
ziekte-inzicht 97
ziekte van Parkinson 183
ziektegerichte benadering 62, 143, 146
ziektegerichte deskundigheid 38
ziekteverzuim in de zorg 17, 50
Zilveren Kruis 223
zingeving 35, 37, 55–57, 59, 101, 103, 144, 146, 149, 168
zingevingsgesprekken 133
zinnige zorg 222
ZonMw 10, 31, 32
zorgconsumptie 50, 192
zorgcoöperatie Texel Samen Beter 178
zorgcoöperaties, zorgcollectieven of stadsdorpen 175
zorgcoördinatie 104, 131, 179, 180, 182
ZorgDomein 155
zorggebruik 170
zorggerelateerde preventie 106, 109, 186
zorggroepen 64, 136
Zorginstituut Nederland 37, 50
zorgketen 52, 61
zorgkosten 62, 222, 245
zorgnetwerk 62
zorgopleidingen 221
zorgpremies 16
zorgprofessional van de toekomst 246
zorgprofessionals 15, 21, 217
zorgprogramma 143
zorgverleners 104

zorgvernieuwing 224
zorgverzekeraars 14, 129, 137, 199, 234
Zorgverzekeringswet (Zvw) 186
Zvw. *Zie* Zorgverzekeringswet
Zwitserland 179
ZZ. *Zie* ziekte en zorg
ZZ naar GG 235

"Now this is not the end, It is not even the beginning of the end. But it is, perhaps, the end of the beginning"
(*Winston Churchill*)

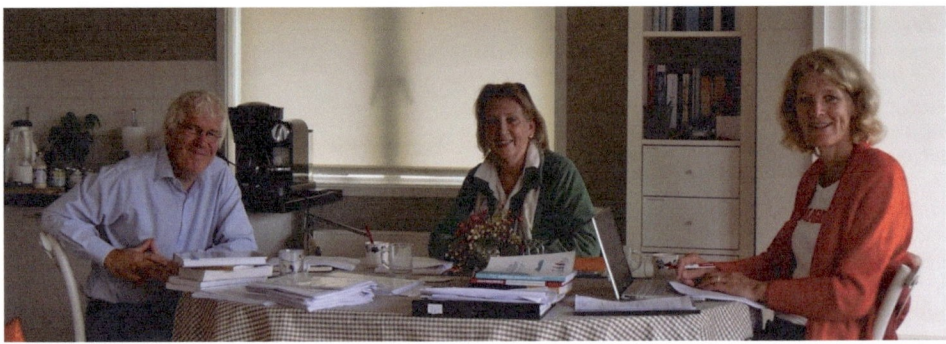

Auteurs: Hans Peter Jung, Machteld Huber en Karolien van den Brekel-Dijkstra

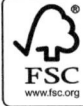

MIX
Papier aus verantwortungsvollen Quellen
Paper from responsible sources
FSC® C105338

If you have any concerns about our products,
you can contact us on
ProductSafety@springernature.com

In case Publisher is established outside the EU,
the EU authorized representative is:
Springer Nature Customer Service Center GmbH
Europaplatz 3, 69115 Heidelberg, Germany

Printed by Libri Plureos GmbH
in Hamburg, Germany